AF704862

MIT YOGA ZUR SELBSTHEILUNG

ANNA TRÖKES

Mit Yoga zur Selbstheilung

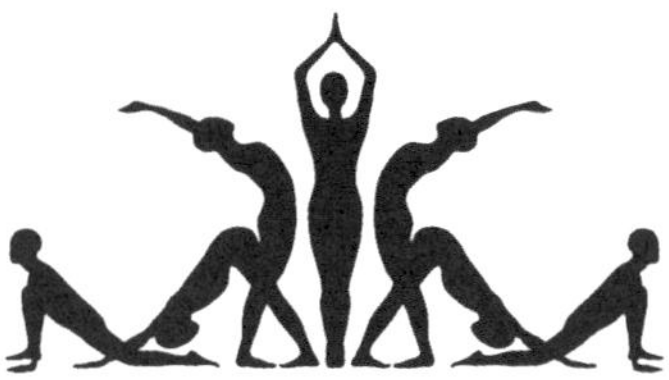

ÜBUNGEN ZUR STÄRKUNG UNSERES IMMUNSYSTEMS

MIT EINER EINFÜHRUNG VON
DR. HOLGER CRAMER

NIKOL
VERLAG

Wichtiger Hinweis
Die in diesem Buch vorgestellten Techniken, Methoden und Informationen ersetzen nicht den Rat und die Begleitung durch eine(n) erfahrene(n) Yogalehrer/in, Arzt / Ärztin oder Heilpraktiker/in. Eine Haftung für den Eintritt des Erfolges oder eine Haftung für Personen-, Sach- oder Vermögensschäden, die sich aus dem Gebrauch oder Missbrauch der in diesem Buch dargestellten Methoden oder sonstigen Hinweise ergibt, ist für den Verlag, die Autorin und/oder deren Beauftragte ausgeschlossen.

1. Auflage 2023

Genehmigte Lizenzausgabe 2023 für
Nikol Verlagsgesellschaft mbH & Co. KG, Hamburg

© Verlag Herder GmbH, Freiburg 2019

Alle Rechte, auch das der fotomechanischen Wiedergabe (einschließlich Fotokopie) oder der Speicherung auf elektronischen Systemen, vorbehalten.
All rights reserved.

Satz & Layout: Felicitas Holdau, Gräfelfing
Umschlaggestaltung: Nele Schütz Design unter Verwendung von Shutterstock/Carla Francesca Castagno
Illustrationen und Grafiken: Katharina Middendorf
Druck: Graficki zavod Hrvatske d.o.o.
Printed in Croatia

ISBN: 978-3-86820-772-9

Besuchen Sie uns im Internet:
www.nikol-verlag.de

Inhalt

Einleitung

Wir leben in einer Welt, in der einerseits der Standard unserer Gesundheitsversorgung immer besser wird und andererseits der Krankenstand allgemein immer weiter ansteigt. Gleichzeitig erlebt jeder von uns, dass viele der Ärzte, denen wir uns seit Jahren anvertrauen, immer weniger Zeit für uns haben, weil sie mit Bürokratie und Kostenfaktoren kämpfen. Und wenn wir wirklich einmal ins Krankenhaus müssen, können wir plötzlich am eigenen Leib spüren, was das Wort »Pflegenotstand« bedeutet.

Dies gehört wahrscheinlich mit zu den Gründen, warum immer mehr Menschen ihre Heilung und Gesundheitsvorsorge selbst in die Hand nehmen wollen und nach Möglichkeiten suchen, sich wirksam um ihr eigenes Wohlergehen zu kümmern. Und Yoga ist dafür ein Übungsweg, der mit seinen gut erforschten und seit Langem bewährten Methoden helfen kann, die Selbstheilungskräfte zu unterstützen, die in jedem von uns angelegt sind.

Der Begriff der »Selbstheilung« gewinnt offensichtlich gerade sehr an Bedeutung, und viele Vertreter der Mind-Body-Medizin wie Anna Paul, Tobias Esch und Andreas Michalsen finden mit ihren Büchern ein großes Echo.

Die Vorstellung, dass unser Körper, unsere Seele und unser Geist starke Selbstheilungskräfte besitzen, ist seit der Antike in allen naturheilkundlichen Systemen fest verankert. Und irgendwie weiß auch jede und jeder von uns aus eigener Erfahrung, dass wir die meisten Erkrankungen irgendwann hinter uns lassen, auch ohne genau zu verstehen, was die Heilung begünstigt oder manchmal auch verzögert hat.

Die wissenschaftlichen Erkenntnisse der Mind-Body-Medizin ergänzen heute diese Erfahrungsmedizin und helfen uns, mehr und besser zu verstehen, welche Faktoren wichtig sind, damit unser Körper seine Selbstheilungs- und Regenerationsprogramme starten und erfolgreich durchführen kann. Als besonders wichtig erweisen sich dabei die Forschungen der Psychoneuroimmunologie, die deutlich gemacht haben, wie machtvoll, ungünstig und schädlich Stress auf uns wirkt. Noch vor einigen Jahren wurden stressbedingte Beschwerden fast abschätzig als »einfach (nur) psychosomatisch« abgetan, und wenn es uns nicht gut ging, kam noch das ungute Gefühl hinzu, dass wir uns unsere Symptome nur einbilden. Heute wird Stressbelastung mit ihren komplexen biochemischen Wirkweisen, die bis tief in die Zellen hineinreichen, zunehmend in ihrem umfassenden Krankheitswert erkannt.

Und wir können erkennen, was uns krank macht! Es ist tatsächlich fast immer Stress – also das allumfassende Phänomen, das die Weltgesundheitsorganisation WHO zur »bedeutendsten Seuche des 21. Jahrhunderts« erklärt hat!

Es ist der Stress, den wir uns in unserer Arbeitswelt erschaffen haben, die den Bedürfnissen der Leistungs- und Konsumgesellschaft – und nicht des einzelnen Menschen – gehorcht. Es ist der Stress, der entsteht, weil so viele von uns verinnerlicht haben, dass es unabdingbar sei, immer zu funktionieren, immer gut dazustehen und leistungsfähig und stressresistent zu sein.

Die Stressforschungen der letzten Jahre zeigen sehr deutlich, dass unser Nervensystem nicht unterscheiden kann zwischen einem Gedanken, der uns Stress macht (»Oh Gott! Werde ich den Abgabetermin schaffen?«), oder dem immer wieder gern zum Leben erweckten Säbelzahntiger. Während wir die Gefährdung durch den Säbelzahntiger in grauer Vorzeit aber zumeist durch Kampf oder Flucht lösen konnten, sind wir unserem eigenen Denken in der Regel ständig ausgeliefert. Wenn uns der Abgabetermin »nicht mehr aus dem Kopf geht« – wie man so treffend sagt –, dann ist das Stresssystem des Körpers ständig aktiviert. In der Folge bekommt der Körper Probleme, weil seine Reparatursysteme unter Stress nicht wie benötigt arbeiten, das Immunsystem schwächelt, die Verdauung stockt oder zu aktiv wird, die nächtliche Ruhe gestört ist und so weiter.

Unser Stress beginnt also im Kopf! Folglich muss Selbstheilung auch genau dort beginnen. Und hier kommt der Yoga ins Spiel. Sein Übungsweg und seine Konzepte sind inzwischen auch klinisch gut erforscht und werden zunehmend im Rahmen der Mind-Body-Medizin eingesetzt.

Yoga hat sich – wie der Buddhismus – von alters her als ein Weg der Selbsterforschung verstanden. Die Meister des Yoga haben über die Jahrhunderte hinweg eine Vielzahl von Konzepten entwickelt, die uns verstehen lassen, warum wir Leid (im Yoga *Duhkha* genannt) erfahren und welche Möglichkeiten es gibt, dieses Leid zu lindern und zu vermeiden. Die Meister wussten auch, dass leidvolle Gedanken dazu führen, dass wir uns schlecht fühlen, und dass uns eine innere Ausrichtung, die wir als belastend erfahren, auf Dauer krank macht.

Deswegen gilt im Yoga schon immer der Grundsatz: *Wenn Stress und Leid im Kopf beginnen, dann enden sie auch dort!* Yoga schaut in seinen vielen Lehrtexten genau darauf, wie unser Geist und unser Gemüt funktionieren und unter welchen Bedingungen *Duhkha,* das Leid (wörtlich: ein dunkler, enger Raum), entsteht. Die Texte bieten uns Erkenntnisschritte aus dem Leid an und Übungsmethoden, die uns ermöglichen, über die Wiedererlangung unseres mentalen Gleichgewichts zu dem körperlichen Gleichgewicht zurückzufinden, das wir Gesundheit nennen.

Yoga setzt dabei immer auf die Kräfte der Selbstheilung. Seine Konzepte helfen uns, zur Einsicht zu gelangen und zu verstehen, wie wir uns unseren eigenen Geist zum Freund machen können *(Chitta Prasadana),* damit er uns darin unterstützt, dem Leben mit mehr Gelassenheit *(Vairagya)* und Zufriedenheit

(Santosha) zu begegnen – denn beides baut uns innerlich auf und macht uns dadurch stressresistenter.

Yoga betrachtet uns immer als eine Geist-Seele-Atem-Körper-Einheit und hat deswegen immer ganzheitliche Heilung beziehungsweise ein Heilwerden an sich im Blick. Der Yogaweg beginnt mit Erkenntnis *(Jñana-Yoga).* Dann sollen wir uns mit dem Erkannten – mit unseren Einsichten – Zeit nehmen für die Selbstreflexion *(Dhyana-Yoga),* um zu überdenken, wie wir sie in unser Leben integrieren können. Und dann erst kommt das Handeln *(Karma-Yoga)* – ein Handeln, dass sich bewusst nicht an Erwartungen und Resultaten ausrichtet. An diesem bewährten Weg orientiert sich auch der Aufbau dieses Buches.

Zuerst werden Dr. Holger Cramer und ich erläutern, wie unser Nervensystem, unser Immunsystem und vor allem unser Geist und Gemüt funktionieren, damit wir erkennen können, warum sich bestimmte Denk-, Gefühls-, Verhaltens- und Handlungsmuster in uns entwickelt haben – und wie sie sich in jeder und jedem von uns auswirken.

Ich werde die Grundlagen der Selbstheilung mit dem modernen Konzept der Allostase (Selbstregulation des Organismus) erklären und erläutern, warum wir immer dann, wenn unser Körper auf eine Stresserfahrung antwortet, zwingend eine Entspannungsantwort brauchen, um ihm zu helfen, das innere Gleichgewicht wiederherzustellen.

Ich möchte Ihnen helfen zu verstehen, warum genau unser Körper so stark darauf reagiert, was wir denken, und in welche Richtungen unsere inneren Einstellungen und Haltungen weisen. Dabei werden uns die Erkenntnisse von Antonio Damasio (unter anderem über die »somatischen Marker«) ebenso hilfreich sein wie das Konzept der »emotionalen Reaktionstypen«, das der Neurowissenschaftler Richard Davidson entwickelt hat.

Beide Wissenschaftler arbeiten schon lange, vermittelt durch das *Mind & Life Institute,* mit dem Dalai Lama zusammen, und beide lassen uns wissen, über welch unglaubliche Gestaltungskraft unser Geist verfügt – wenn wir sie nur erkennen und richtig einzusetzen wissen.

Für mich persönlich war die Erkenntnis, dass unser Vagusnerv in seinen Funktionen eindeutig zweigeteilt ist, äußerst wichtig, weswegen ich ausführlich auf die Polyvagal-Theorie von Stephen Porges eingehen werde. Sie half mir nicht nur, meine Reaktionen auf bestimmte Situationen (überhaupt erst einmal!) zu verstehen, sondern auch, die wahre Rolle des sympathischen Anteils unseres vegetativen Nervensystems im Stress zu erkennen. Daher kann ich es heute mehr als einen Mobilisator sehen und nicht nur als eine Kraft in mir, die nichts anderes kann, als mich zur Flucht oder zum Kampf zu bewegen.

Und ich habe sehr von der Selbsterforschung meines persönlichen Stress- und Wohlfühlprofils profitiert: Ich kenne jetzt die Faktoren, die mich stressen und die mir guttun, und die Ressourcen, die mir, wenn ich Stress erfahre, zur Verfügung stehen, um mich ganzheitlich zu unterstützen (zum Beispiel Yoga machen ☺).

Bei der Durcharbeitung der Lehrbücher und beim wiederholten Hören der Vorträge von Christian Schubert, der führend in der Erforschung der Psychoneuroimmunologie ist, habe ich plötzlich verstanden, warum ich wann (seit meiner Kindheit) krank war und warum meine Eltern sich in Krankheiten verstrickten, die sie kein sorgloses Alter erfahren ließen. Aber auch Prof. Schubert weiß, dass jede und jeder von uns zu jedem Zeitpunkt beginnen kann, besser für sich zu sorgen und so die eigene Gesundung und Gesundheitsvorsorge zu unterstützen. Er setzt dabei – neben Yoga – darauf, dass schon die Erkenntnis krankmachender Muster hilfreich ist, denn erst dann können wir sie durch gesundheitsfördernde Muster ersetzen.

Mit diesen Erkenntnissen im Gepäck werden wir uns schließlich der praktischen Umsetzung zuwenden, aber noch nicht gleich auf der Matte. Das würde nichts nützen, weil erst noch die so wichtige Phase folgen muss, in der das Erkannte integriert wird.

Wichtig ist daher nun die Frage, *wie* wir üben sollten, damit wir uns damit wirklich etwas Gutes tun. Heute wissen wir, dass in dieser Hinsicht Achtsamkeit die Haupttugend jeder Übungspraxis sein muss. Nur sie kann uns von unseren Automatismen erlösen und uns zu vertiefter und genauer Körper- und damit Selbstwahrnehmung führen. Wir werden auch erfahren, warum Selbstfürsorge und Selbstmitgefühl unverzichtbar sind, damit wir nicht immer wieder unbewusst in die Falle unserer eigenen Erwartungen tappen, und dass uns nur aus diesen heilsamen Geisteskräften wahre innere Entspannung erwachsen kann.

Ich werde dann alles, was wir bis dahin an Erkenntnissen, Einsichten und Wissen gesammelt haben, noch einmal eng mit den Yogakonzepten verknüpfen – und dann geht es ab auf die Matte.

Sie werden erfahren, warum bestimmte Asanas, Bewegungsabläufe und Atemübungen (Pranayamas) Ihre Selbstheilungskräfte besonders effektiv unterstützen und warum die Meditation als die Königsdisziplin für jede Form des Heilwerdens angesehen wird. Ich werde versuchen, Ihnen den Weg dahin immer so leicht und zugänglich wie möglich zu machen, sodass Sie Yoga in seiner Gesamtheit genießen können.

Möge Ihre Übungspraxis Sie unterstützen, auf allen Ebenen Heilung zu erfahren. Mögen Sie gesund und sicher sein. Mögen Sie glücklich und frei von Leid sein.

Lokah samastah sukhino bhavantu – OM!

Die zentrale Rolle von Immun- und Nervensystem

von Dr. Holger Cramer

Wir Menschen sind überaus komplexe Wesen, in denen ununterbrochen die Kräfte der mentalen Ebene (Geist, Gemüt), der Umwelt und der Innenwelt unseres Nerven-, Hormon- und Immunsystems aufeinander wirken – und damit auf alle Zellen unseres Körpers. Allmählich beginnen wir, viele dieser engmaschigen Wirkzusammenhänge zu verstehen. Aus dem Verständnis heraus, was unser Organismus braucht, um gesund zu werden und zu bleiben, erwächst uns zunehmend Selbstkompetenz. Und wir lernen dadurch auch zu verstehen, wie und warum die Methoden des Yoga uns helfen können, selbstverantwortlich und selbstwirksam etwas für unsere Gesundung und Gesundheit zu tun.

Dr. Holger Cramer arbeitet als Forschungsleiter an der Klinik für Naturheilkunde und Integrative Medizin (Kliniken Essen-Mitte) und damit an einer Schnittstelle zwischen Schulmedizin und Mind-Body-Medizin. Viele der Patienten, die diese Klinik aufsuchen, leiden unter den Folgeerkrankungen von chronischem Stress und suchen ganzheitliche Heilung. In diesen Rahmen eingebettet wird uns Dr. Holger Cramer nun – gut verständlich – in die komplexen Zusammenhänge unseres Immun- und Nervensystems einführen. (A. T.)

Wie funktioniert das Immunsystem?

Wir leben in einer gefährlichen Welt. Über unsere Haut und Schleimhaut sind wir beständigen Angriffen von Viren, Bakterien und sonstigen Mikroorganismen ausgesetzt. Milliarden jeden Tag. Vielleicht haben Sie davon gehört, dass allein beim Händeschütteln mehr Bakterien übertragen werden als bei einem innigen Kuss. Umso bedrohlicher, wenn man weiß, dass beim Küssen schon ca. 80 Millionen Bakterien von einem Körper zum anderen wechseln.[1] In und

1 Kort, R. et al.: »Shaping the oral microbiota through intimate kissing«; Microbiome 2014;2:41

auf unserem Körper tragen wir ca. zwei Kilogramm dieser unsichtbaren Organismen mit uns herum. Die meisten sind ungefährlich, sogar nützlich, aber bei weitem nicht alle. Dass wir trotz all dieser blinden Passagiere gesund bleiben können, verdanken wir unserem Immunsystem.

Das Immunsystem ist das Abwehrsystem des Menschen. Es sorgt dafür, dass Krankheitserreger nicht zu Schäden führen. Allerdings ist das nicht seine einzige Aufgabe, denn unser Körper braucht gar keine äußeren Einflüsse, um in Gefahr zu geraten. So kommt es durch wiederholte Zellteilungen zu Fehlfunktionen in unseren Körperzellen, die dann durch das Immunsystem beseitigt werden müssen. Da unsere Zellen sehr sozial eingestellt sind – schließlich können einzelne Zellen ohne ihren Organismus nicht überleben –, rufen geschädigte Zellen selbst mittels Botenstoffen das Immunsystem um Hilfe, bitten also darum, zum Wohle des Ganzen vernichtet zu werden.

Verschiedene Abwehrmechanismen

Es gibt eine Reihe von Mechanismen zur Abwehr von Gefahr: Im Ideal- und Normalfall scheitern Mikroorganismen bereits beim Versuch, in den Körper einzudringen, an Haut oder Schleimhaut. Neben *mechanischen Barrieren* spielen hier auch weitere Schutzfaktoren wie die Magensäure, die Keime abtöten kann, und die gesunde Bakterienflora zum Beispiel im Darm oder im Mundraum eine Rolle, die eine Einnistung krankheitserregender Keime verhindert. Zahlreiche Körperflüssigkeiten enthalten darüber hinaus Stoffe, die die Zellwand von Bakterien angreifen und diese so vernichten.

Das eigentliche Immunsystem besteht aus sogenannten zellulären und humoralen Bestandteilen. Der Begriff *humorale Abwehr* leitet sich von lateinisch *humor* ab, was flüssig bedeutet und tatsächlich auch Ursprung des Begriffs Humor ist. Als humorale Abwehr bezeichnet man Immunbestandteile wie Eiweiße und Antikörper, die gelöst in den Körperflüssigkeiten enthalten sind. Die *zelluläre Abwehr* umfasst bestimmte Abwehrzellen, die im Knochenmark gebildet und anschließend in spezifischen Organen des Immunsystems weiterentwickelt und für ihre Abwehraufgaben trainiert werden. Solche Organe sind zum Beispiel die Milz, die Lymphknoten sowie die Mandeln, die man aus diesem Grund bei Entzündungen heutzutage nicht mehr so leichtfertig entfernt wie noch vor einigen Jahrzehnten.

Die Abwehrzellen gehören zu den sogenannten weißen Blutzellen (Leukozyten). Diese Zellen entwickeln sich aus Stammzellen, den Vorläufern aller Blutzellen, im Knochenmark, spezialisieren sich dann weiter und patrouillieren im Körper auf der Suche nach Eindringlingen. Sind diese aufgespürt, steigt die

Zahl an Abwehrzellen im betroffenen Gebiet an, was sich zum Beispiel durch tastbar geschwollene Lymphknoten bemerkbar macht, aber auch durch Entzündungen mit ihren typischen Schwellungen und Rötungen. Auch wenn wir Entzündungen eher als Krankheitssymptome wahrnehmen, sind sie – genauso wie Fieber – eher Ausdruck der Immunabwehr. Entzündungen und Fieber zu unterdrücken kann daher zum Teil mehr schaden als nützen – schwere oder chronische Entzündungen und sehr hohes Fieber natürlich ausgenommen.

Unspezifische und spezifische Abwehrsysteme

Funktionell kann man zwischen unspezifischen und spezifischen Abwehrsystemen unterscheiden. Die *unspezifische Abwehr* reagiert schnell und unabhängig vom jeweiligen Erreger, sie ist sozusagen die erste Front im Kampf gegen Eindringlinge. Dazu gehören die äußeren Barrieren des Körpers sowie Fresszellen, die Mikroorganismen umfließen und verdauen können. Der humorale Anteil der unspezifischen Abwehr ist das *Komplementsystem,* ein System aus Eiweißen, die sich gegenseitig aktivieren und wie eine Kettenreaktion zu einer massiven Ausbreitung der Abwehrreaktion führen. Dabei werden zum Beispiel schädliche Mikroorganismen »markiert«, die dadurch für Fresszellen noch schmackhafter sind und eher gefressen werden.

Die *spezifische Abwehr* ist langsamer als die unspezifische, aber viel treffsicherer. Sie geht enorm effektiv gegen Eindringlinge vor, braucht aber Tage bis Wochen, um zu reagieren. Diese Zeitverzögerung ist der Grund, warum wir uns auch bei banalen Infektionen zunächst einmal richtig krank fühlen – zumindest beim ersten Mal. Doch die spezifische Abwehr besitzt eine Art *Immungedächtnis,* das sich die Erreger merken kann und dann bei der nächsten Konfrontation so schnell reagiert, dass es oft gar nicht erst zu Krankheitssymptomen kommt. Dieses Gedächtnis ist der Grund, warum wir an Masern oder Windpocken nur einmal erkranken, und auch, warum Impfungen vor vielen Infektionskrankheiten schützen. Wie genau funktioniert das?

Die spezifische Abwehr bedient sich spezifischer Zellen, der Lymphozyten. Diese Zellen lernen zunächst, fremd von eigen zu unterscheiden, also nur Eindringlinge und keine körpereigenen Zellen zu bekämpfen. Einige dieser Zellen spezialisieren sich auf die Erkennung des Feindes. Haben sie einen spezifischen Erreger identifiziert, so vermehren sie sich und geben Botenstoffe ab, die andere Zellen aktivieren. Diese bilden sogenannte Antikörper, große Eiweiße, die genau auf – Antigen genannte – Eiweiße auf den Mikroorganismen passen. Die Antikörper aktivieren die unspezifische Abwehr, vor allem Fresszellen und das Komplementsystem, können aber auch selbst große Mengen an Erregern binden, verklumpen und so unschädlich machen. Außerdem werden sogenannte Gedächtniszellen gebildet, damit beim nächsten Mal alles schneller geht und wir (im Idealfall) immun gegen diesen spezifischen Erreger werden.

Grippeviren und das Immungedächtnis

Dass das nicht immer funktioniert, kann zum Beispiel – wie im Fall der Grippeviren – daran liegen, dass die Erreger sich jedes Jahr leicht verändern und so von den Gedächtniszellen nicht erkannt werden. Darum wirkt eine Grippeimpfung auch nur eine Saison lang, und es ist immer ein bisschen Glückssache, ob der aktuelle Impfstoff genau dem tatsächlichen Erreger entspricht. Dass Gedächtniszellen zur spezifischen Abwehr gehören, ist übrigens auch der Grund, warum Grippeimpfungen nicht vor Erkältungen schützen: Erkältungen sind zwar ebenfalls meist durch Viren bedingt, aber eben durch andere Virenstämme, die die Gedächtniszellen für Grippeviren nicht als Gefahr erkennen.

Viren sind sowieso sehr interessante Strukturen, die streng genommen gar nicht zu den Mikroorganismen, nicht einmal zu den Lebewesen gehören, da sie sich nicht selbst vermehren können. Dazu müssen sie sich in Körperzellen einnisten und diese dazu bringen, die Vermehrung für sie zu übernehmen. Dadurch sind sie theoretisch auch vor der Immunabwehr geschützt, da diese ja köpereigene Strukturen nicht angreift. Allerdings können virenbefallene Zellen eine Art SOS-Flagge hissen und sich selbst als infiziert outen, wodurch die spezifische Abwehr auf sie aufmerksam wird.

Gestörte Abwehr bei Autoimmunerkrankungen

Der gerade beschriebene Schutz körpereigener Strukturen ist bei den Autoimmunerkrankungen, also bei Krankheiten, die durch das eigene Immunsystem verursacht werden, gestört. Aufgrund genetischer Dispositionen und Umweltbedingungen greift die spezifische Abwehr hier körpereigene Zellen an, die fälschlich für Erreger gehalten werden. Folgen können zum Beispiel rheumatische Gelenkentzündungen, chronisch entzündliche Darmerkrankungen oder auch Multiple Sklerose sein, eine Krankheit, die durch Angriffe des Immunsystems auf das eigene Nervensystem bedingt ist.

Dass starker oder chronischer Stress unser Immunsystem länger und vor allem auch langfristig schwächen kann, zeigen die Forschungen der Psychoneuroimmunologie in großer Deutlichkeit und Dringlichkeit. Auch ohne ein besonderes Fachwissen ist nachvollziehbar, dass dann, wenn unser Immunschutz geschwächt ist, seine Akteure Krankheitskeime und Entzündungsstoffe nicht gut in Schach halten können.

Ebendiese Forschungen machten aber auch deutlich, dass wir unseren Immunstatus bedeutend verbessern können, wenn wir immer wieder zu einer Grundentspannung von Geist, Gemüt und Körper zurückfinden. Die damit erfahrene Muße stärkt unser Immunsystem ebenso wie eine selbstwirksame und mit Freude ausgeführte Yogapraxis.

Einblicke ins Nervensystem

Damit uns unser Immunsystem immer angemessen schützen kann, braucht es die Unterstützung unseres vegetativen Nervensystems. Es verarbeitet jeden der unablässig auf uns einwirkenden äußeren und inneren Reize und erkennt so, ob sie unser Wohlbefinden bedrohen oder unterstützen. Wenn uns etwas irritiert, verunsichert oder beunruhigt, fährt das Vegetativum sicherheitshalber das Stresssystem hoch. Solange diese Funktion aktiv ist, sinkt die Abwehr des Immunsystems und damit die Chance auf Selbstheilung. »Stress ist einer der größten Saboteure der Selbstheilung, er ist so etwas wie ihr natürlicher Gegenspieler«, bringt es Dr. Cramers Kollege, der Arzt und Neurowissenschaftler Tobias Esch, auf den Punkt.

Es ergibt also Sinn, wenn wir lernen, die Funktionsweisen unseres vegetativen Nervensystems besser zu verstehen, damit es nicht ständig in den Stressmodus umschalten muss. Gleichzeitig wird uns Dr. Camers Einführung helfen, auch den Ansatz des Yoga zur Selbstheilung besser zu verstehen. Wie eng das für den Yoga so typische Stressmanagement mit dem sicheren Funktionieren unseres Immunsystems zusammenhängt, wird später noch genauer im Kapitel »Erkenntnisse der Psychoneuroimmunologie« (ab Seite 67) betrachtet werden. (A. T.)

Das Ende der Trennung von Körper und Geist

Die modernen Neurowissenschaften sind dabei, unser Menschenbild – und damit unser Selbstbild – grundlegend zu verändern. Unsere Alltagssicht auf Körper und Geist geht auf den Philosophen René Descartes zurück, der im 17. Jahrhundert den sogenannten Dualismus von Körper und Seele begründete. Descartes postulierte, Körper und Geist seien zwei völlig voneinander unabhängige Instanzen, die jeweils ohne die andere existieren könnten.[2] Anders,

[2] Descartes, R.: Meditationen. Mit sämtlichen Einwänden und Erwiderungen; übersetzt und herausgegeben von Christian Wohlers. Hamburg: Felix Meiner 2009

ohne dieses Postulat, wäre zum Beispiel eine unsterbliche Seele schwer vorstellbar. Und auch im Alltag erscheint ja der Geist als autonom. Zwar »fühlen« wir unser Denken vor allem im Kopf und nicht zum Beispiel in den Füßen, aber dennoch empfinden wir, dass »wir« hier denken und nicht unser Gehirn. Diese Sichtweise aber und viele daraus folgende ethische Annahmen werden von der Neurowissenschaft in Frage gestellt.

Schon in den 1990er-Jahren argumentierte der Nobelpreisträger Eric Kandel, Gehirn und Geist bedingten sich gegenseitig, seien nur die Kehrseiten einer Medaille. Die Neurowissenschaften rütteln an den Grundfesten unseres Selbstverständnisses. Nicht nur soll es keinen Geist unabhängig vom Körper, insbesondere vom Nervensystem, geben, auch wird die Rolle des Bewusstseins als zentrale Instanz, sogar der freie Wille in Frage gestellt. Nicht nur in der Neurobiologie und Neurologie, sondern vermehrt auch in der Psychologie spiegelt sich diese Sicht auf Vorgänge im Gehirn und im sonstigen Nervensystem auch in einem Aufstieg bildgebender Verfahren wider. Diese schaffen die Möglichkeit, bunte Bilder der Gehirnfunktionen zu erzeugen, also Gehirnaktivitäten und damit auch psychische Vorgänge sichtbar zu machen. Vermeintlich reicht schon ein roter Fleck auf einem Gehirnscan, um Emotionen, Schmerzen und Denkprozesse zu verstehen.

Betrachten wir im Folgenden dieses neue Lieblingsobjekt der Erforschung des Menschen, das Nervensystem, einmal im Detail.

Die vier Instanzen des Nervensystems

Grundlegend unterscheidet man, sowohl anatomisch als auch funktionell, das zentrale Nervensystem vom peripheren Nervensystem.

Das *zentrale Nervensystem (ZNS)* umfasst das Gehirn und das Rückenmark. Für viele überraschend bildet das Rückenmark mit dem Gehirn eine Einheit, beide sind sowohl vom Aufbau als auch von der Funktion her untrennbar miteinander verbunden und entstammen einer gemeinsamen Anlage im Embryo. Das zentrale Nervensystem ist die Steuerzentrale des Körpers wie auch des Geistes, es nimmt Sinneseindrücke auf, interpretiert sie und setzt sie in Handlungen um, steuert Bewegungen, soziale Interaktion und Entscheidungsfindung. Die Bedeutung des ZNS für unsere bewussten und unbewussten Handlungen zeigt sich zum Beispiel im Bild der Querschnittslähmung, bei der die Verbindung vom ZNS zum restlichen Körper unterbrochen ist: Ohne die impulsgebende Instanz des ZNS ist der Rest des Körpers handlungsunfähig, selbst wenn er vielleicht ansonsten völlig intakt ist.

Das *peripäre Nervensystem (PNS)* wird auch als Wahrnehmungs- und Ausführungsorgan des ZNS bezeichnet.[3] Es umfasst die Nerven, die den gesamten Körper durchziehen. Diese Nerven leiten entweder Wahrnehmungen aus dem ganzen Körper zum ZNS oder umgekehrt Bewegungsimpulse aus dem ZNS zum Körper. Man sieht: Ohne das periphäre Nervensystem ist auch das zentrale Nervensystem nicht handlungsfähig, die Zusammenarbeit beider Systeme ist wichtig, um mit der Umwelt interagieren zu können.

Entsprechend gibt es eine weitere, mehr auf die Funktion bezogene Einteilung: Die Unterscheidung zwischen *willkürlichem* Nervensystem und *vegetativem* (oder *autonomem) Nervensystem.* Beide Systeme umfassen sowohl zentrale als auch periphäre Anteile. Willkürlich heißt in diesem Zusammenhang nicht etwa zufällig, unsystematisch oder auf Willkür beruhend (wie der Duden das Wort definiert), willkürlich bedeutet hier einfach, dass diese Abschnitte des Nervensystems dem menschlichen Willen unterworfen sind, dass hier mehr oder weniger bewusst gefasste Entscheidungen in willentliche Handlungen übersetzt werden. Das vegetative Nervensystem, auf das wir im Weiteren noch etwas genauer eingehen werden, ist nicht der willentlichen Steuerung unterworfen – deshalb wird es auch autonom genannt. Über dieses System werden unter anderem Herzschlag, Atmung und Verdauung gesteuert, die wir zum Glück nicht immer bewusst kontrollieren müssen.

Das zentrale Nervensystem (ZNS)

Bewusstsein und Großhirn

Das Großhirn ist die äußerste Hirnoberfläche und befindet sich direkt unter unserem Schädelknochen. Es ist der primäre Sitz des Bewusstseins, also aller bewussten Empfindungen, Handlungen, des Willens, der Kreativität und des Gedächtnisses. Die *Großhirnrinde,* die Oberfläche des Großhirns, ist optisch durch die Hirnwindungen charakterisiert. Das sind Auffaltungen der Gehirnoberfläche, die insbesondere der Oberflächenvergrößerung dienen. Weiterhin fällt die Aufteilung in zwei Hälften auf, die sogenannten Großhirnhemisphären, die wiederum in jeweils vier Großhirnlappen unterteilt sind.

Wie das gesamte Nervensystem besteht die Großhirnrinde aus *Nervenzellen,* den *Neuronen.* Obwohl die Großhirnrinde im Vergleich zu anderen Nerven-

3 Trepel, M.: Neuroanatomie. Struktur und Funktion; München: Urban & Fischer 2004

strukturen relativ klein ist, liegen hier ca. 70 Prozent aller Neurone dichtgepackt beieinander. In anatomischen Schnittpräparaten erscheint die Großhirnrinde grau, daher der Ausdruck »graue Zellen« für den Sitz des Denkens. Nervenzellen bestehen – grob gegliedert – aus drei Anteilen: den eigentlichen Zellkörpern sowie den Dendriten (was von griechisch *dendron* für »Baum« kommt, da die Dendriten sich astartig verzweigen) und dem Axon, einem einzelnen langen Zellfortsatz. Neurone sind die kleinsten Einheiten der Informationsverarbeitung und -weiterleitung. Die Informationen werden im Neuron als elektrische Impulse geleitet, in den Dendriten von anderen Nervenzellen aufgenommen und über das Axon an seiner Synapse an andere Zellen weitergeleitet.

An der Synapse passiert Erstaunliches: Hier werden die elektrischen Impulse in chemische Signale umgewandelt; die Synapse schüttet Neurotransmitter aus, also Botenstoffe, die jeweils ganz eigene Funktionen haben, von der nächsten Nervenzelle aufgenommen und wiederum in elektrische Signale umgewandelt werden. Störungen einzelner Neurotransmitter stehen mit verschiedenen neurologischen, aber auch psychischen Erkrankungen in Zusammenhang.

Allein die Großhirnrinde besteht aus Milliarden von Neuronen, jede über Tausende, zum Teil mehr als 20 000 Synapsen mit anderen Zellen verschaltet. Nur durch diese gewaltigen neuronalen Netzwerke wird die Funktion des Gehirns und damit unser menschliches Handeln und Erleben erst möglich. Dies ist auch anatomisch der große Unterschied zwischen ZNS und PNS: Im Gehirn und Rückenmark findet man im Allgemeinen die gesamte oben beschriebene Struktur der Nervenzellen, während in der Peripherie überwiegend Nervenfortsätze gefunden werden, die gebündelt als Nerven den Körper durchziehen. Die Zellkerne dieser Fortsätze liegen meist im ZNS.

Funktionsfelder der Großhirnrinde

Zurück zur Großhirnrinde. Hier unterscheidet man nach den Funktionen bestimmter Bereiche sogenannte Funktionsfelder:

Im *primären motorischen Rindenfeld* liegen sämtliche Nervenzellen zur Steuerung bewusster Bewegungen (unserer Motorik) gebündelt beieinander. Jede Körperregion hat dort ihren eigenen Abschnitt. Interessanterweise ist die Größe dieser Abschnitte (und damit die Anzahl der Nervenzellen) aber nicht von der tatsächlichen Größe der Körperregion abhängig, sondern von der bei der Bewegung benötigten Präzision. So sind zum Beispiel die Gehirnregionen riesig, welche die Bewegungen der Finger, der für das Sprechen notwendigen Muskeln oder der Augen steuern, während der anatomisch große, aber eher grobmotorische Rumpf aus einem sehr kleinen Gebiet gesteuert wird.

Neben dem primären gibt es auch noch *sekundäre Funktionsfelder* sowie *prämotorische Felder,* die für die Bewegungsplanung zuständig sind. Hervorzuheben ist hier das motorische Sprachzentrum, das interessanterweise fast immer in der linken Gehirnhälfte liegt, und zwar sowohl bei Links- als auch bei Rechtshändern.

Das *primäre sensorische Rindenfeld* ist das Gegenstück zum primären motorischen Feld, hier wird die bewusste Tastempfindung verarbeitet. Die beiden Felder liegen sich genau gegenüber vor und hinter der Zentralfurche. Das ist die von links nach rechts verlaufenden Einkerbung, die jede Gehirnhemisphäre teilt. Auch in diesem Feld hängt die Größe der Bereiche nicht von der tatsächlichen Größe der jeweiligen Körperregion ab, sondern von der Dichte der Wahrnehmungszellen, auch Rezeptoren genannt. Der Bereich, der die Wahrnehmungen der sehr tastempfindlichen Lippen verarbeitet, ist entsprechend viel größer als der des wiederum recht unempfindlichen Rumpfes.

Neben der primären sensorischen Rinde hat jedes Sinnesorgan ein weiteres eigenes Feld, etwa das Sehzentrum, welches ganz hinten im Hinterhauptslappen liegt. Es fügt die extrem reduzierten Impulse aus den einzelnen Neuronen (die für sich allein nur »Ein« oder »Aus« signalisieren können) zu den komplexen Wahrnehmungen zusammen, die wir »Sehen« nennen. Hier wird auch deutlich, dass alle Wahrnehmungen der Welt letztlich nur ein Abbild sind: Unsere Sinnesorgane bestehen aus einzelnen Zellen, die die Außenwelt in kleinste Happen Information zerlegen und in Richtung Großhirn schicken, das daraus wiederum ein Abbild des Gesehenen erzeugt. Ob dieses Abbild nun genau der Wirklichkeit entspricht oder ob es für jeden Sehenden genau gleich ist – diese Fragen beschäftigen Philosophen seit Jahrhunderten.

Das »Ich« und das Frontalhirn

Wo in unserem Gehirn liegt denn nun das »Ich«, das »Selbst«, wo bin ich in meinem Gehirn? Die Antwort kann eigentlich nur »überall« lauten. Oder »nirgends«. Auch wenn Neurowissenschaftler gern mit Gehirnregionen arbeiten und diesen abgegrenzte Funktionen zuordnen, sind gerade an der Entstehung des Bewusstseins große Teile des Gehirns gemeinsam beteiligt. Bewusste Wahrnehmungen und Handlungen entstehen wie dargestellt in bestimmten Arealen, die aber immer gemeinsam aktiv werden. So sind in einem Gespräch immer sensorische und motorische Felder beteiligt.

Gleichzeitig sind aber auch die *Exekutivfunktionen* aktiv. Diese Funktionen helfen uns, unser Verhalten unter Berücksichtigung der Umwelt und unserer Lebenserfahrungen zu steuern. Wichtigste Region ist hier das *Frontalhirn,* also der Bereich direkt hinter der Stirn, auf den wir uns schlagen, wenn uns endlich ein Licht aufgeht.

Überraschenderweise ist einer der wichtigsten Aspekte der Exekutivfunktionen die Reaktionshemmung, also die Fähigkeit, nicht immer der ersten spontanen Reaktion nachzugeben, sondern vorausschauend die möglichen Folgen unserer Handlungen abzuschätzen.

Menschen, deren Frontalhirn zum Beispiel durch einen Unfall geschädigt ist, erscheinen oft völlig normal; da sie aber die Folgen ihrer Handlungen nicht abschätzen und Reaktionen nicht hemmen können, handeln sie oft aus den Gefühlen heraus und stürzen sich so ins Unglück. Ein berühmter Fall war Phineas Gage, ein Eisenbahnarbeiter im amerikanischen Vermont des mittleren 19. Jahrhunderts. Bei einer Sprengung schoss ihm eine drei Zentimeter dicke Eisenstange durch den Kopf und verursachte massive Verletzungen vor allem des Frontalhirns. Gage war nach der Verletzung körperlich schnell wiederhergestellt, nur auf einem Auge erblindet. Auch seine Intelligenz, sinnliche Wahrnehmung, Motorik und Gedächtnisleistung waren in keiner Weise beeinträchtigt. Nur war Gage nicht mehr derselbe Mensch. Der besonnene, zuverlässige Gage wurde kindisch, impulsiv und aggressiv. Manche Patienten, die wie Gage unter einem Frontalhirnsyndrom leiden, verändern vollständig ihre Persönlichkeit, verlassen ihre Familie, geben ihre Karriere auf und leben nur noch ihre unmittelbaren Impulse aus.

Kein Wunder, dass die Neurowissenschaften das Wesen des Menschen im Gehirn verorten.

Emotionen und Reflexe: weitere wichtige Hirnregionen

Aus Teilen des Großhirns, aber auch anderer Gehirnregionen wird das *limbische System* gebildet, dem viele der Impulse entstammen, die das Frontalhirn dann regulieren muss. Hier ist vor allem der Mandelkern (Amygdala) vielfach untersucht worden, der Emotionen wie Furcht, Wut, Aggression, aber auch Freude oder Lust, erzeugen kann. Daneben gehören Strukturen zum limbischen System, die an der Gedächtnisbildung beteiligt sind. Durch diese räumliche, vor allem aber funktionelle Nähe erklärt sich auch, warum Erinnerungen so oft Emotionen und umgekehrt Emotionen oft Erinnerungen auslösen.

Unterhalb des Großhirns liegen mit dem Zwischenhirn und dem Hirnstamm weitere wichtige Hirnregionen. Bedeutsame Strukturen sind hier zum Beispiel der Thalamus und der Hypothalamus. Der *Thalamus* nimmt als »Tor zum Bewusstsein« eine erste Filterung der unfassbaren Menge an Sinneseindrücken vor, die uns in jedem Augenblick zu überfluten droht. Die Informationen, die er als relevant für den Gesamtorganismus einstuft, leitet er weiter. Der *Hypothalamus* sorgt in vielen Körpersystemen für Balance und kontrolliert zum Beispiel den Wasserhaushalt, die Körpertemperatur, aber auch Hunger- und Durstempfindungen. Noch weiter unten finden sich im *verlängerten Rückenmark* Steuerungszentren für lebenswichtige Regelkreise wie das Herz-Kreislauf- und das Atemzentrum.

Schließlich findet sich als letzte Instanz des ZNS, oder auch als erste – je nachdem, aus welcher Richtung man schaut – das *Rückenmark,* das innerhalb des Wirbelkanals der Wirbelsäule verläuft und zwischen dem Gehirn und dem PNS vermittelt. Es verschaltet aber auch besonders schnell benötigte Reaktionen direkt in Form von Reflexen, ohne dass diese von uns bewusst auszulösen oder zu verhindern wären. So ziehen wir automatisch unsere Hand weg, wenn sie eine heiße Herdplatte berührt, da hier der Körper vor Schäden bewahrt werden soll. Langes Nachdenken wäre in den meisten Fällen kontraproduktiv.

Fühlen und Verhalten – und die Botenstoffe im Gehirn

Bei der Beschreibung der Synapse, der Schaltstelle zwischen zwei Nervenzellen, haben wir bereits die Neurotransmitter angesprochen. Diese Botenstoffe vermitteln die Signale zwischen zwei Nervenzellen. Ganz grob kann man zwischen erregenden und hemmenden Neurotransmittern unterscheiden, je nachdem, ob sie die Aktivität der nachgeschalteten Zelle steigern oder senken. Es gibt zahlreiche verschiedene Neurotransmitter, die in unterschiedlicher Weise auf unser Erleben und Verhalten einwirken. Die wichtigsten sollen im Folgenden kurz beschrieben werden:

Acetylcholin ist der wichtigste Botenstoff im PNS und wirkt grundsätzlich erregend. Im Gehirn ist Acetylcholin an der Aufrechterhaltung der Aufmerksamkeit und an der Gedächtnisbildung beteiligt.

Noradrenalin ist ein erregender Botenstoff, der im Hirnstamm unseren Wachzustand steuert. Insbesondere ist Noradrenalin aber auch an der Anpassung an psychische Belastungen und an der unmittelbaren Reaktion auf akuten Stress beteiligt.

Serotonin ist an der Regelung der Körpertemperatur und des Schlaf-Wach-Verhaltens beteiligt, insbesondere wird es aber auch mit unserer Stimmung in Verbindung gebracht. Serotonin bewirkt eine gelassene, zufriedene Stimmungslage und hemmt Impulsivität und Aggressivität. Serotoninmangel wird als eine mögliche Ursache von Depressionen diskutiert, auch wenn hier nie nur ein Faktor auslösend ist. Allerdings zeigen Medikamente, die die Wirkungsdauer von Serotonin zwischen den Synapsen verlängern, bei vielen depressiven

Personen stimmungsaufhellende Wirkungen. Auch hier ist allerdings die rechte Balance das Maß der Dinge: Halluzinogene Drogen wie LSD simulieren die Wirkung von Serotonin – ein Übermaß an Serotonin führt also nicht zu übermäßiger geistiger Gesundheit, sondern zu Halluzinationen, Unruhe und Bewusstseinsstörungen.

Dopamin ist ein erregender Botenstoff, der emotionale und geistige Reaktionen sowie unsere Bewegungsplanung steuert. Dopamin wird oft als Glückshormon bezeichnet, was nicht ganz korrekt ist, da Dopamin einerseits gar kein Hormon ist und andererseits auch mehr mit Belohnung als direkt mit Glück zu tun hat. So kündigt Dopamin im »Belohnungssystem« im Gehirn eine Belohnung an. Dies bewirkt, dass wir Dinge, die uns Lust und Freude verschaffen, genau mit diesen Empfindungen verbinden. Dopamin bewirkt also Lerneffekte über freudvolle Empfindungen – und spielt dadurch auch bei Suchterkrankungen eine wichtige Rolle, indem bei Rauchern zum Beispiel bereits das Halten einer Zigarette Belohnungsgefühle auslösen kann. Die Spannweite der Dopaminwirkungen zeigt sich an den damit verknüpften Krankheiten: So liegt bei Schizophrenie ein Überschuss an Dopamin vor, bei der Parkinsonerkrankung mit ihren typischen motorischen und psychischen Symptomen ein Dopaminmangel.

Neben Neurotransmittern gibt es noch die *Neuropeptide,* die die Wirkung der Neurotransmitter beeinflussen und daher auch Neuromodulatoren genannt werden. Bekannt sind hier vor allem die *Endorphine,* die durch die Feinabstimmung vieler Nervenfunktionen eine wichtige Funktion für alle körperlichen und psychischen Abläufe haben. Sie werden aber auch in Extremsituationen ausgeschüttet und ermöglichen hier zum Beispiel zielgerichtetes Verhalten nach schweren Unfällen und bewirken Glücksgefühle bei großen körperlichen Anstrengungen (das *»Runner's High«).*

Wenn wir gleich das vegetative Nervensystem genauer betrachten, werden Sie erkennen können, dass chronischer Stress – so wie ihn viele von uns heute erfahren – unserem Nervensystem bis in die Zelle hinein zusetzt. In einem Zustand vegetativen Ungleichgewichts (einer Dysbalance), können wir uns auf der Zellebene nicht mehr erholen und deshalb auch nicht heilen. Wie wir später sehen werden, kann eine angemessene, ruhige Yogapraxis hier wahre Wunder bewirken und uns wieder in die vegetative Balance zurückführen.

Das vegetative Nervensystem (VNS)

Das vegetative (oder: autonome) Nervensystem dient der automatisierten Steuerung lebenswichtiger Funktionen und ist nicht direkt willentlich zu beeinflussen. Trotzdem ist es ein wichtiger Ansatzpunkt für Meditation und Yoga. Das vegetative Nervensystem umfasst sowohl zentrale als auch periphäre Anteile und ist in einen aktivierenden Anteil, den Sympathikus, und einen eher entspannenden Anteil, den Parasympathikus, aufgeteilt.

Der Sympathikus und die Stressreaktion

Der Sympathikus dient der Vorbereitung von nach außen gerichteten Aktivitäten und ist Teil der Stressreaktion (Stressantwort): Akuter Stress versetzt unseren Körper in einen Zustand, der es uns ermöglicht, auf bedrohliche Situationen zu reagieren. Evolutionär bedeuten Reaktionen auf Stress immer vor allem körperliche Reaktionen, entsprechend versetzt der Sympathikus uns in Alarmbereitschaft, die eine körperliche Aktion – Kampf oder Flucht – begünstigt: Die Pupillen erweitern sich, die Muskulatur wird vermehrt mit Blut versorgt, die Eingeweide dafür weniger, die Atemwege werden weitgestellt und das Immunsystem aktiviert (mehr über diese »Stresskaskade« ab Seite 70).

Problematisch ist die Stressreaktion heute vor allem, weil viele stressauslösende Situationen eher psychischer als körperlicher Natur sind und Kampf eine denkbar schlechte Antwort auf verspätete Straßenbahnen oder unfaire Chefs darstellt. Deshalb bleibt der Körper weiter im Stressmodus. Doch für chronischen Stress ist unser Körper nicht ausgelegt; chronischer Stress kann, wie wir im Folgenden noch zeigen werden, krank machen.

Der Parasympathikus und die Erholung

Der Parasympathikus ist der Gegenspieler des Sympathikus. Er verringert die Herztätigkeit und die Durchblutung der Muskulatur und verengt die Atemwege. Dafür steigert er die Tätigkeit der Verdauungsorgane und geht generell mit einem Entspannungsmodus einher. Entsprechend dient der Parasympathikus der Erholung des Organismus, der Wiederherstellung nach Stress, Kampf oder harter Arbeit. (Auf die vielfältigen Funktionsweisen des Parasympathikus wird ab Seite 70 noch genauer eingegangen, im Besonderen auf die Differenzierungen des zu diesem System gehörenden Vagusnervs.)

Das Faszinierende ist, dass diese *Entspannungsantwort,* wie sie der Harvard-Kardiologe Herbert Benson in den 1970er-Jahren als Gegenentwurf zur physiologischen Stressantwort genannt hat[4], zwar nicht willentlich gesteuert werden kann – wir können also unserem Herz nicht befehlen, ruhiger zu schlagen –, sie kann aber durch willentliche Handlungen ausgelöst werden. Besonders geeignet scheinen dafür repetitive, also sich wiederholende, ruhige Aktivitäten zu sein, die mit einer starken Fokussierung der Aufmerksamkeit einhergehen – wie Meditation und Yoga.

Warum Stress die Systeme schwächt – und wie Yoga helfen kann

Wie wir gesehen haben, reagiert der menschliche Organismus auf Stress mit der Aktivierung des Sympathikus, rüstet sich also für Kampf oder Flucht aus der Situation. Diese Reaktion ist evolutionär hoch sinnvoll, da sie uns in die Lage versetzt, in bedrohlichen Situationen adäquat zu reagieren. Ohne dieses Notfallprogramm hätte die Menschheit kaum bis heute überlebt.

Wie das Notfallprogramm auf Dauer krank macht

Wo Kampf aber sozial nicht akzeptiert und Flucht bei chronischer Belastung nicht möglich ist, schädigen diese Notfallprogramme den Organismus selbst, führen zu Störungen der Funktion und schließlich auch der Struktur des Körpers. Das Ergebnis sind Krankheiten, bei chronischem Stress oft chronische Krankheiten. Das umfasst nicht nur das berühmte Magengeschwür, sondern auch sehr schwerwiegende Erkrankungen wie Bluthochdruck, Herzinfarkt, Krebs und Autoimmunerkrankungen.

Englische Wissenschaftler konnten zeigen, dass schon eine leichte Stressbelastung das Risiko, innerhalb der nächsten Jahre zu versterben, gegenüber gar nicht gestressten Personen um 20 Prozent erhöht. Mittlere Stressbelastung erhöht es um 40 Prozent und starke Stressbelastung sogar um mehr als 90 Prozent – unabhängig vom sonstigen Gesundheitsverhalten der Person. Stress führt dabei nicht nur zum Tod durch naheliegende Ursachen wie Herzinfarkte, er erhöht auch das Risiko, durch Krebs zu versterben und sogar durch Unfälle und

[4] Benson, H. / Klipper, M.: The Relaxation Response; New York: HarperTorch 2000

andere äußere Bedingungen.[5] Besonders gefährlich ist hier chronischer Stress, insbesondere wenn er psychosozialer Natur ist, also zum Beispiel im Beruf oder in der Familie auftritt und daher kaum gemieden werden kann. Dadurch gelingt die Balance zwischen Anspannung und Entspannung nicht mehr von allein.

Stress ist nicht gleich Stress

Wichtig ist hier auch, zwischen objektivem und subjektivem Stress zu unterscheiden. So sind manche Menschen auch bei größter Arbeitsbelastung und schwierigsten familiären Verhältnissen, selbst nach schwersten Schicksalsschlägen frohgemut und optimistisch, andere hingegen verzweifeln bereits an kleinsten Belastungen. Krank macht vor allem der subjektiv wahrgenommene Stress, unabhängig von den objektiven äußeren Faktoren. Schließlich ist Stress primär eine Bewertung der gegenwärtigen Situation, keine objektive Bestandsaufnahme, und Bewertungen sind immer hochgradig subjektiv.

Wieso ist chronischer Stress so gefährlich?

Was passiert im Körper, wenn wir nachhaltig gestresst sind? Kurzfristig aktiviert akuter Stress das Immunsystem, steigert also die Abwehrkräfte. Die Stressreaktion ist an sich ja sinnvoll, stärkt den Organismus und erhöht die Leistungs- und Widerstandsfähigkeit. Längerfristiger Stress scheint hingegen hemmend auf das Immunsystem zu wirken.[6] Trotzdem gibt es auch Hinweise, dass chronischer Stress Entzündungsprozesse fördern kann. Insbesondere wenn das Immunsystem akut oder chronisch krankhaft verändert ist, kann Stress dieses weiter negativ beeinflussen. So bilden gestresste Menschen, die mit Krankheitserregern infiziert werden, weniger Antikörper aus als Nicht-Gestresste, laufen also verstärkt Gefahr zu erkranken.

Abgepuffert werden kann die hemmende Wirkung des Stress' auf das Immunsystem durch ein tragendes soziales Netz – das heißt, in Freundes- und

5 Russ, T. C. et al.: »Association between psychological distress and mortality: individual participant pooled analysis of 10 prospective cohort studies«; in: BMJ 2012;345:e4933

6 Rosenberger, C. / Schedlowski, M.: »Funktioneller Zusammenhang zwischen Stress, Immunsystem und Erkrankungen«; in: Dobos G, Paul A (Hrsg.): Mind-Body-Medizin; München: Urban & Fischer 2011:77–82

Familienkreis sozial eingebundene Menschen sind weniger anfällig für Stresswirkungen bei Infektionskrankheiten.

Bei Autoimmunerkrankungen, also Erkrankungen, die durch überschießende Reaktionen des Immunsystems charakterisiert sind, zeigen Studien, dass Stress, insbesondere belastende Lebenserfahrungen, zu deutlichen Verschlechterungen, zum Teil in Form von Krankheitsschüben führen kann. Dies geht einher mit Störungen der Immunantwort.

Metaphorisch betrachtet stellt die Stressreaktion ein Ringen um Gleichgewicht dar. Organismen ringen in der Auseinandersetzung mit Umweltreizen oder psychosozialen Veränderungen darum, ihr inneres Gleichgewicht (Homöostase) zu erhalten. Körperliche und psychische Prozesse schwanken um einen theoretischen Mittelwert, der auch bei veränderten Umweltbedingungen aufrechterhalten werden soll. So wie unser Körper sowohl in der Sauna als auch im anschließenden Eisbad bemüht ist, seine Temperatur im Normalbereich zwischen 36,3 und 37,4 Grad zu halten, so werden auch alle anderen Körpervorgänge – wie die Aktivität des Nervensystems oder des Immunsystems – in einem relativ engen Rahmen reguliert und moduliert. Sowohl starres Festhalten an feststehenden Aktivitätsleveln als auch überschießende Reaktionen auf Umweltreize schädigen den Organismus. Ein gesunder Umgang mit Stress ist also durch die Fähigkeit gekennzeichnet, »Stabilität durch Wandel«[7] zu erhalten, sich kontinuierlich an veränderte Umweltreize anzupassen, um gerade durch diese Veränderungen die Stabilität des Organismus zu gewährleisten. Zu starke Belastungen führen jedoch auf Dauer dazu, dass diese Schwankungen in eine Verschiebung des Soll-Werts übergehen, was zum Beispiel zu Bluthochdruck oder im Falle des Immunsystems zu Infektanfälligkeit führen kann.

Chronischer Stress wirkt also völlig anders als akuter Stress. Wie wir alle wissen, bringt uns eine kurzzeitige Aktivierung oft in hilfreicher Weise »auf Trab«. Für eine anhaltende Aktivierung ist die Stressantwort jedoch schlicht nicht ausgelegt, da sie in den natürlichen Rhythmen des Lebens nicht vorgesehen ist.

Stressempfinden und die Entspannungsantwort

Was allerdings in der Stressforschung besonders deutlich wird, ist, dass Stress ein hochgradig individuelles und subjektives Geschehen ist. Auch wenn es uns oft so erscheint, sind stressige Situationen nicht unvermeidbar, häufig können Belastungen reduziert werden. Gleichzeitig kann die Stressabwehr gestärkt wer-

[7] Esch, T. / von Bernus, L.: »Selbstregulation: Die physiologischen Grundlagen«; in: Dobos, G. / Paul, A. (Hrsg.): Mind-Body-Medizin; München: Elsevier 2019:13–25

den. Hier kann es helfen, sich mit seinen Körperreaktionen zu beschäftigen, um Stressreaktionen frühzeitig zu erkennen. Eigene Muster der Stressverarbeitung können analysiert und die eigene Flexibilität erhöht werden. Gleichzeitig ist es tatsächlich möglich, Stress abzubauen, auch wenn dieser Begriff schon längst ein Klischee ist.

Selbst wenn sich die Umweltbedingungen nicht beeinflussen lassen, lässt sich die subjektive Bewertung dieser Bedingungen durchaus verändern. Hier kommt die Entspannungsantwort ins Spiel, die wir in der Beschreibung des vegetativen Nervensystems kurz angesprochen haben. Denn tatsächlich besitzt der stressanfällige Sympathikus ja einen entspannten Gegenspieler, den Parasympathikus. Und so, wie wir das eigentlich autonome vegetative Nervensystem durch negative Gedanken und Bewertungen in Richtung der Stressreaktion schubsen können, so können wir durch geeignete Techniken den Parasympathikus in den Mittelpunkt rücken. Der Pionier der Entspannungsantwort, Herbert Benson, dachte dabei vor allem an Meditation, auch wenn er das in den 1970er-Jahren noch nicht so ausgesprochen hat. Doch auch andere Entspannungsverfahren können nachweislich Stress reduzieren, den Blutdruck senken und auf Dauer sogar schwerste Folgen chronischer Stressbelastungen wie Arterienverkalkung wieder rückgängig machen.[8] Auf Dauer kann ein solches Entspannungstraining auch die Stressreaktion selbst abschwächen, den Organismus also gegen belastende Umweltumwelteinflüsse und psychosoziale Beanspruchung abhärten.

Von der inneren Haltung zur Heilung – und wie Yoga dabei hilft

Wie also kann Selbstheilung konkret gelingen? »Heilung ist immer Selbstheilung«, schreibt der Neurobiologe Gerald Hüther.[9] Erkrankungen sind für ihn Ausdruck einer Überforderung des Organismus, der zwischen Anforderungen und Bewältigungsmechanismen kein inneres Gleichgewicht mehr herstellen könne. Hüther beschreibt als einen Schlüsselbegriff der Selbstheilung die »innere Haltung« eines Menschen. Subjektive Erfahrungen werden im Frontalhirn gespeichert und führen mit der Zeit zu übergreifenden Bewertungsmustern, die weitere Erfahrungen filtern. Diese Bewertungsmuster sind mit Emotionen gekoppelt und bedingen, ob wir körperliche Veränderungen als stressend und

[8] Gould, K. L. / Ornish, D. / Scherwitz, L. et al.: »Changes in myocardial perfusion abnormalities by positron emission tomography after long-term, intense risk factor modification«; in: JAMA 1995;274:894–901

[9] Hüther, G.: »Die Sicht der Neurobiologie: Heilung ist immer Selbstheilung«; in: Dobos G, Paul A (Hrsg.): Mind-Body-Medizin; München: Elsevier 2019:36-39

angstauslösend bewerten und ob wir uns aktiv Hilfe suchen. Sie bedingen aber auch, ob wir überhaupt Hoffnung auf Heilung haben.

Haltungen, aber selbst einfache Gewohnheiten, zeichnen sich durch ihre Hartnäckigkeit aus. Wenn Sie einmal versucht haben, jemand anderem am Stammtisch Ihre eigenen politischen Überzeugungen nahezubringen, dann werden Sie gemerkt haben, wie schwierig selbst solche externen Ansichten zu verändern sind. Um wie viel schwieriger ist es da, grundlegende Bewertungsmuster zu beeinflussen. Da Haltungen und Überzeugungen keine rein rationalen Bewertungen sind, sondern auch mit Emotionen und sogar körperlichen Empfindungen verknüpft sind, dringt man allein mit Argumenten kaum zu ihnen durch.

Verändern kann man Überzeugungen nur auf demselben Weg, wie sie entstanden sind: durch Erfahrungen. Positive Erfahrungen, insbesondere Erfahrungen eigener Wirksamkeit, also der Fähigkeit, selbst Einfluss auf unser Be- und Empfinden nehmen zu können, können zu einer Neubewertung und damit zu einer Änderung der inneren Haltung führen. Yoga umfasst dabei besonders viele Anteile, die Entspannungsreaktionen auslösen und Bewertungsmuster verändern können: körperliche Aktivität, Meditation, bewusstes Atmen, Introspektion – also die bewusste Wahrnehmung des Körpers, der eigenen Gedanken und Gefühle – sowie die Beschäftigung mit Spiritualität, Ethik und Werten.

Nicht zu unterschätzen ist hier auch die Rolle des Belohnungssystems.[10] Viele Wege können zu einem besseren Umgang mit uns selbst und mit belastenden Situationen führen. Für manche Menschen ist Sport ein adäquater Weg, vielleicht können andere mehr mit künstlerischen Tätigkeiten anfangen, wieder andere bevorzugen Yoga oder Meditation. Wichtig ist hier, sich zu nichts zu zwingen, was keine Freude bereitet; dauerhafte Verhaltensänderungen gelingen immer besser, wenn sie mit etwas Dopamin gewürzt werden, wenn sie sich gut anfühlen und Freude bereiten. Denn der Mensch lernt insbesondere über die Verknüpfung mit Emotionen – und Verhaltensweisen, die mit positiven Emotionen verknüpft sind, haben eine deutlich höhere Wahrscheinlichkeit, beibehalten zu werden. Und schließlich: Seien Sie geduldig mit sich selbst. Selbstheilung bedeutet, Verhalten zu verändern, und das ist ein langfristiges Projekt.[11] Wichtig ist, ein klares Ziel zu haben und hin und wieder mal zu überprüfen, ob der Weg, dem wir folgen, uns diesem Ziel näher bringt.

PD Dr. Holger Cramer

[10] Esch / Bernus: A. a. O.

[11] Paul, A.: Die Kraft der Selbstheilung; München: BLV 2016

Zur Einsicht kommen: Was uns krank macht – und was uns heilt

Yoga hat sich immer als einen Weg verstanden, der uns darin unterstützen möchte zu erkennen, wodurch uns Leid entsteht und wie wir es lindern oder vermeiden können. Der erste Schritt auf diesem Weg ist dem Erkennen der Ursachen gewidmet, denn erst, wenn wir verstehen, welche Anlagen, welche Denk- und Fühlmuster uns krank machen, können wir etwas an ihnen verändern. Der Erforschung dieser Grundlagen widmet sich das folgende Kapitel.

Stressoren der Neuzeit

Wie wir alle wissen, ist Stress etwas, was zum Leben dazugehört. So gut wie alles, was uns im Alltag begegnet, kann zum Stressor für uns werden, denn Stress an sich ist ja erst einmal nicht unbedingt etwas Negatives. Ein Sprichwort sagt: »Der Mensch ist ein Gewohnheitstier!«, was jede und jeder sicher bestätigen kann. Im Grunde genommen ist deshalb alles Ungewöhnliche, ist jede Veränderung und jede Abweichung von der Norm des Gewohnten für uns bereits ein Stressor.

Als Folge davon registriert unser vegetatives Nervensystem alles, was uns nicht in unsere Wahrnehmungsschemata passt, erst mal vorsichtshalber als Gefahr und aktiviert dadurch den Sympathikus, damit wir auf einen Schlag wach und achtsam werden. Beides ist durchaus verständlich, denn zu der Zeit, als sich unser Nervensystem herausbildete, lebten wir Menschen in der afrikanischen Savanne unter äußerst unsicheren Bedingungen. Es ergab unter diesen Umständen einfach Sinn, bei jedem Knacken zu befürchten, dass sich etwas an uns heranschleicht, das gleich über uns herfallen könnte. Stellte sich dann heraus, dass es nichts Gefährliches war, folgte die Entspannung. Wir Menschen waren damals noch ein bisschen mehr wie die wilden Tiere, mit denen wir unseren Lebensraum teilten: Wir reagierten genau wie sie äußerst sensibel auf alles bedrohlich Wirkende und konnten uns aber auch genauso schnell abregen, wie wir uns aufregten.

Entwicklungsgeschichtlich gesehen hat sich in unserem vegetativen Nervensystem seitdem so gut wie nichts verändert – nur dass unser Lebensraum inzwischen andere Gefahren birgt. Während es damals nur sehr wenige Menschen gab, ist die Erdbevölkerung mittlerweile unfassbar angewachsen. Die meisten Menschen leben heute in Städten und viele von ihnen unter Lebensbedingungen, die hinsichtlich der Enge, des ständigen Lärms und der Luftverschmutzung an sich schon eine niemals endende Stressbelastung darstellen.

Besonders seit der Neuzeit haben sich unsere Lebensbedingungen zwar in mancher Hinsicht verbessert, in anderer Hinsicht aber dramatisch verschlechtert. Wir können Wärme, Kälte, Feuchtigkeit (mit dem Gesundheitsrisiko Schimmel!), Trockenheit usw. heutzutage gut regulieren. Wir wissen, wie wichtig Licht und Luft, Hygiene, gesunde Ernährung und ausreichend Schlaf für die Gesundheit sind. Wir haben viele Krankheiten und Seuchen im Griff. Selbst die Luftverschmutzung ist in manchen Bereichen wieder zurückgegangen. Gleichzeitig haben wir aber eine alles beherrschende Gesellschaftsform geschaffen, die gekennzeichnet ist durch eine überaus große Wertschätzung von Leistung, Besitz, Status, Konsum und vor allem einem nie endenden Wirtschaftswachstum.

Während in der Frühzeit die Bedrohung durch klimatische Verhältnisse, durch Dürre und Überschwemmung, durch Raubtiere und kriegerische Auseinandersetzungen kam und auch wieder ging, sind die heutigen Stressoren allgegenwärtig. Wir leben in einer Gesellschaftsform, die wir zwar – als Einzelindividuum – nicht gemacht haben und oft auch nicht ideal finden, der wir aber in vieler Hinsicht ständig zuarbeiten. Die Ideologie des »höher – schneller – weiter« und des »immer mehr« hat uns – bis auf wenige Ausnahmen – alle erfasst, denn wir alle wollen am Fortschritt und am Reichtum teilhaben und ihn auch auf unsere Weise mehren. Was in einer Gesellschaft, die diesen Idealen folgt, zwangsläufig verloren gehen muss, sind Qualitäten wie »Zeit haben«, »Muße«, »schlendern«, »trödeln« und vor allem »nichts tun«.

Egal, wen man fragt, es herrscht die allgemeine Meinung vor, dass Zeit ein äußerst knappes Gut ist und dass wir alle immer mehr in immer weniger Zeit schaffen müssen, wodurch die Geschwindigkeit, in der sich die alltäglichen Prozesse vollziehen, immer weiter steigt.

In Verbindung mit dem für viele gültigen Diktat, immer erreichbar sein zu müssen, erhöht sich spürbar der Druck.

Das alles macht uns Stress! Wir haben Stress und lernen doch nirgends auf eine seriöse und nachhaltige Weise, was das für uns bedeutet und wie wir uns dazu verhalten sollen. Und so läuft uns immer wieder der Tag oder ein ganzer Arbeitsprozess aus dem Ruder und lässt das Gefühl in uns wachsen, dass der Berg an Arbeit und Aufgaben, der vor uns liegt, immer weiterwächst und dass wir es niemals schaffen können, ihn endlich einmal grundlegend abzuarbeiten.

Ständige Überforderung macht krank

Dieses Gefühl der ständigen Überlastung, das sogenannte Overload-Syndrom, führt natürlicherweise oft zu dem Gefühl, überfordert und erschöpft zu sein – und das macht uns krank. Warum?

Wenn unser Nervensystem nur noch Anspannung, Druck und Eile kennt, dann verliert es die Fähigkeit, von sich aus wieder in einen Ruhe- und Erholungsmodus umzuschalten.

Der Organismus verliert seine *Schwingungsfähigkeit,* das heißt seine Fähigkeit, zwischen den beiden Polen Aktivität und Ruhe den Umständen entsprechend hin und her zu pendeln. Man könnte auch sagen, dass wir, wenn wir dauerhaft unter großer Anspannung stehen, mit dem Zustand von Ruhe und Muße *nicht mehr in Resonanz gehen* können. Wir sagen dann: »Ich kann gar nicht mehr abschalten!« Oder: »Ich komm überhaupt nicht mehr zur Ruhe!« Damit drücken wir aus, dass wir selbst dann, wenn wir eigentlich frei haben und uns ausruhen wollen (zum Beispiel am Wochenende, in den Ferien oder einfach nachts), immer weiter in der Tretmühle im Kreis laufen.

Dabei ist jedoch den meisten von uns eines klar: Wenn wir nichts dagegen unternehmen, wenn es uns nicht gelingt, Weichenstellungen vorzunehmen, die uns wieder »Luft kriegen« lassen, wenn wir keine »Entspannungsoasen« in unseren Alltag einbauen, dann werden wir krank. Wir werden krank werden – oder sind es schon geworden –, weil ein solcher Lebenswandel nicht den Gesetzen unseres Körpers und Nervensystems entspricht.

Der Neurowissenschaftler und Stressforscher Tobias Esch[12] sieht in der Zunahme der äußeren Stressoren allerdings nur vordergründig eine Gefahr für unsere Gesundheit. Viel problematischer erscheint ihm seine Beobachtung, dass die Fähigkeit der Menschen, Stress zu bewältigen, immer weiter abnimmt. Den Patienten in seiner klinischen Praxis und den Teilnehmern in seinen Anti-Stress-Workshops fehlte es nicht nur an der Fähigkeit zur Selbstreflexion, zur Selbstwirksamkeit, an Konfliktlösungskompetenz, emotionaler und mentaler Flexibilität und damit auch an Frustrationstoleranz. Viel tiefer zu gehen scheint

12 Esch, Tobias: Der Selbstheilungscode. Die Neurobiologie von Gesundheit und Zufriedenheit; Weinheim: Beltz 2018, S. 42

ihm »das Verlorengehen, das Sich-nicht-selbst-Wiederfinden, Nicht-mehr-in-sich-Wohnen und -Auskennen.«[13] Er stellt fest: »Ein konstruktiver Umgang mit Stress wird immer weniger möglich, weil Sinn und Kohärenz verlorengehen.« Seine jahrelange Arbeit zeigte aber auch, dass »Stressbewältigung lernbar, gestaltbar und fast immer zu verbessern ist«.[14]

Wie wir später sehen werden, bietet gerade Yoga dafür bewährte Lernprogramme und sinnstiftende Gestaltungsmöglichkeiten für das eigene Leben. Zunächst aber werden wir uns anschauen, was uns von der Natur mitgegeben wurde, um mit dem unvermeidlichen alltäglichen Stress, aber auch mit den großen Umbrüchen in unserem Leben umgehen zu können.

Gesundheit durch inneres Gleichgewicht

In der Natur ist vorgesehen, dass alle Lebewesen einem Aktivitäts-Ruhe-Rhythmus folgen, wodurch das vegetative Nervensystem regelmäßige Impulse erhält, sich selbst zu regulieren. Dadurch kann die Homöostase beziehungsweise Allostase und damit schlussendlich ein Zustand von Gesundheit aufrechterhalten werden.

Über Homöostase und Allostase

Mit dem Begriff *Homöostase* (wörtlich »Gleichstand«) bezeichnet man in der Medizin die Fähigkeit unseres Organismus, sein inneres Gleichgewicht – und damit den Zustand der Gesundheit – durch ihm innewohnende Prozesse selbst zu regulieren.

Diese Prozesse passen sich in sehr komplexer Weise unablässig den ständig wechselnden Verhältnissen in der Außenwelt (zum Beispiel Temperaturschwankungen) und in unserer inneren Welt (zum Beispiel Verschiebungen des ph-Wertes durch Essen) an. Deshalb spricht man heute meist von einer uns regulierenden *Homöodynamik* beziehungsweise vom dynamischen Prinzip der Allostase. Der Begriff *Allostase* (wörtlich »Erreichen von Stabilität durch Änderung«) beschreibt genau diesen ständigen Prozess der Anpassung und Regulation in unserem Körper.

13 Esch: Der Selbstheilungscode, S. 170

14 A.a.O.: S. 171

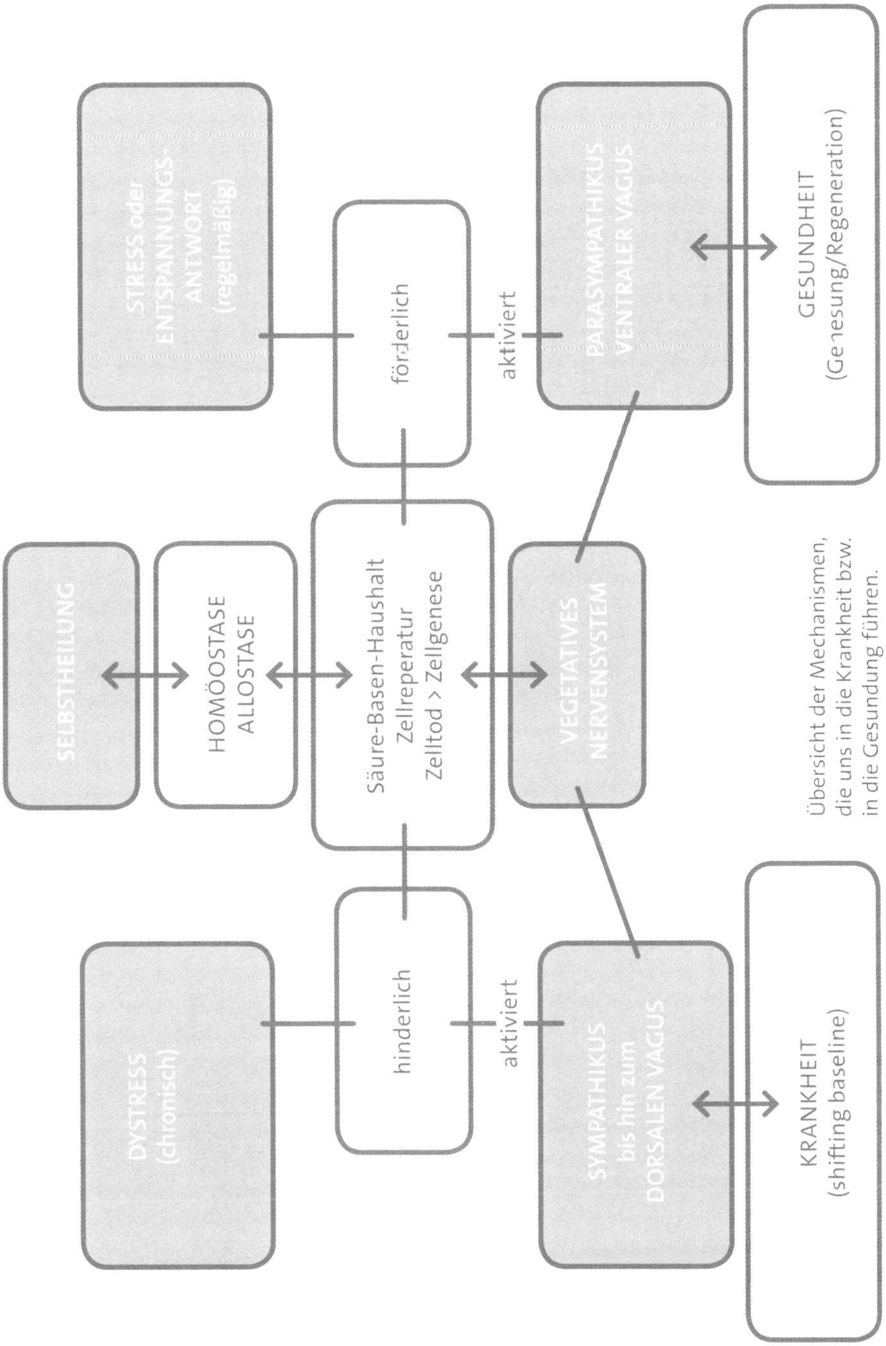

Übersicht der Mechanismen, die uns in die Krankheit bzw. in die Gesundung führen.

Diese Regulationsprozesse sind außerordentlich wichtig, da unser Organismus in der Regel nur sehr kleine Verschiebungen bestimmter Werte zu tolerieren vermag. Man denke nur daran, dass unsere normale Körpertemperatur um die 37 °C liegt und wir ab 40 °C (also bei nur 3 °C mehr!) bereits lebensgefährlich erkrankt sind. Oder an den ph-Wert, also den Säuregehalt zum Beispiel im Blut, der mit einem Normalwert von 7,40 nur eine Abweichung von ± 0,05 duldet! Die Toleranz unseres Körpers ist in dieser Hinsicht so außerordentlich gering, weil Abweichungen des ph-Wertes immer alle Körpersysteme beeinträchtigen. Deshalb hat unser Organismus viele Puffersysteme entwickelt, die zum Beispiel über eine Anregung der Ein- oder Ausatmung bewirken, dass krank machende Abweichungen in der Regel schnell genug kompensiert werden.

Tobias Esch[15] bezeichnet unsere Homöodynamik als einen nie endenden »Tanz« zwischen Ist- und Sollwerten und betont, dass gerade dann, wenn die Regulation ständig um den von der Natur vorgegebenen Zielwert schwingt, wir uns gesund und lebendig fühlen. Dadurch wird auch noch einmal in anderer Hinsicht verständlich, dass uns ein Verlust eben dieser Schwingungsfähigkeit nicht gesunden lässt oder sogar krank macht.

Warum eine mentale Entspannungsantwort wichtig ist

In unserem Zusammenhang interessiert uns besonders der Regulationsprozess, der auf ein Stresserleben folgt. Häufig machen wir uns nicht klar, dass bereits die Stresskaskade (Seite 70) im Organismus eine Anpassungsreaktion, also Allostase ist, die – da sie uns ja für Kampf oder Flucht fit macht – unser Überleben sichern soll.

Ist der Stress vorbei, braucht unser Organismus allerdings zwingend genug Zeit und die Möglichkeit, eine Stress- beziehungsweise Entspannungsantwort (Seite 32) zu geben, damit der Gegenspieler des sympathischen Systems, der Parasympathikus oder Vagus, wieder aktiv werden kann. *Äußerst wichtig ist dabei – und wird viel zu wenig bedacht –, dass immer dann, wenn der äußere Stressor abgeklungen ist oder eine innerpsychische Situation verschwunden zu sein scheint, das parasympathische System nur »anspringen« kann, wenn wir das Stresserleben für uns mental abhaken.* Solange wir weiter über eine problematische Situation oder Erfahrung nachdenken (Problemanalyse) oder solange wir uns sorgen, dass uns so etwas jederzeit wieder geschehen kann (Antizipation), erfährt unser Nervensystem den Stress als nicht kontrollierbar und schaltet nicht auf die Systeme von Erholung und Regeneration um!

15 Esch: Der Selbstheilungscode, S. 42

Unter solchen Umständen wird das allostatische System ständig aktiviert. Diese sogenannte allostatische Last führt auf Dauer zu einer Überbeanspruchung dieses biologischen Potenzials, und es nutzt sich gewissermaßen ab. Die Folge chronischer Stresserfahrung ist also die weiter oben erwähnte Verminderung unserer Anpassungsfähigkeit. Im Zusammenspiel mit den Stresshormonen führt dies auf physiologischer Ebene zu Erkrankungen des Immunsystems, des Herz-Kreislauf-Systems und des Stoffwechsels, aber es destabilisiert auch das Gehirn und das Nervensystem und gefährdet damit unsere psychische Gesundheit.

Den wenigsten Menschen ist bewusst, in welchem Maße sich psychischer Stress und Zellstress gegenseitig verstärken. Unter Zellstress versteht man alles, was die Zelle übermäßig belastet: ein Zuviel an Stresshormonen und Entzündungsfaktoren, eine stressbedingte Verschiebung des ph-Wertes hin zu einer Übersäuerung und ein Mangel an Durchblutung (und damit Sauerstoff und Nährstoffen) wegen verspannter Muskelfasern und Faszien. Es ist nicht ungewöhnlich, dass uns der Zellstress durch das daraus resultierende diffuse Krankheitsgefühl und das Gefühl der Abgeschlagenheit wiederum Psychostress beschert (weil wir spüren, dass wir nicht so können, wie wir wollen). Und dieser mentale und emotionale Stress bewirkt seinerseits wieder Zellstress.

Um die Regulationsprozesse unseres Organismus zu unterstützen und zu stärken, damit wir genesen oder gesund bleiben können, braucht es also vor allem eines: *eine wirkungsvolle und nachhaltige Stressbewältigung.*

Entscheidend: Der achtsame Ruhe- oder Default-Modus

Es gibt noch einen weiteren wichtigen Mechanismus, der unsere Regeneration und Heilung mitbestimmt. Es ist der in Phasen der Muße, der inneren Einkehr und Einstimmung im Gehirn schon relativ schnell anspringende Grundrhythmus, der *Resting State* oder *Default Mode Network (Ruhemodus-Netzwerk)* genannt wird. In diesem Zustand wird Erlebtes zu Erlerntem verarbeitet und Erlerntes wird stabilisiert, während gleichzeitig unsere »Arbeitsspeicher« wieder geleert werden. Wichtiges wird von Unwichtigem getrennt, und Ereignisse und gerade erlebter Stress werden eingeordnet und in den Konsequenzen bedacht. *Dieses Umschalten geschieht ganz von allein, wenn wir ihm nur Raum geben.*

In diesem an sich sehr nützlichen Ruhemodus sollten wir unser Denken (und damit unser Gehirn) aber nicht zu sehr sich selbst überlassen, denn der *Default*-Modus kann auch bewirken, dass sich Sorgen, Ängste und Grübeleien verselbstständigen oder sich der Geist in Tagträumen verliert. Viele Neurowissenschaftler betrachten diesen Bewusstseinszustand deswegen auch kritisch.

Wenn wir jedoch lernen, die Aufmerksamkeitsnetzwerke unseres Gehirns zu trainieren, und achtsam beobachten, was uns da so alles »durch den Kopf geht«, dann nehmen wir ein Stück der Kontrolle wieder zu uns zurück und können die Gedanken, die unsere Gesundung behindern könnten, entsprechend regulieren.

Wir sind, was wir fühlen und denken

Wie wir bis jetzt erkennen können, sind die Prozesse in unserem Körper, die unseren Gesundheitszustand bewirken und bestimmen, außerordentlich komplex – oft derartig komplex, dass die Wissenschaft sie bis heute noch nicht vollkommen erforschen konnte. Und nicht nur unser Körper ist komplex. Noch unendlich viel komplexer, vernetzter und vielschichtiger ist das Zusammenwirken von Mind und Body – von unserem Geist und unserem Körper. Einige wesentliche Zusammenhänge hat uns schon Dr. Holger Cramer im ersten Kapitel dargelegt.

Wir wollen jetzt aber noch einmal etwas genauer betrachten, wie sich dieses Zusammenwirken *grundlegend* darstellt. Dadurch werden Sie auch besser verstehen können, *warum* und *wie genau* unser Geist und unsere Psyche auf unsere Gesamtverfassung und unseren Gesundheitszustand einwirken können.

Stressgefühle entstehen durch Bewertungen

Wenn uns bewusst wird, was uns in welchem Maße Stress verursacht, und wenn wir klar erkennen, was jede und jeder von uns als ihren oder seinen *individuellen* Stressor empfindet, dann werden wir schnell merken, wie viel von unserem Stresserleben auf unseren eigenen – auf Prägung beruhenden – Bewertungen beruht. Wenn wir uns selbst mal über einen längeren Zeitraum achtsam beobachten, dann drängt sich die Erkenntnis regelrecht auf, dass auf jeden Sinnesreiz als Erstes impulshaft ein Gedanke auftaucht, der unserer Bewertung Ausdruck gibt.

Wir sagen uns dann zum Beispiel: »Oh, das ist angenehm!« – »Das ist schön!« Und wenn wir Stress empfinden: »Das ist aber schwierig!« – »Das geht nicht!« – »Das kann ich nicht!« – »Das ist zu viel!« … All diese Bewertungen und die daraus resultierenden Gedanken versuchen, die Gefühle von Enge und Druck zu beschreiben, die in unserem Körper durch die Konfrontation mit einem Stressor entstanden sind.

Wie bedeutsam dieser Zusammenhang zwischen unserer (zumeist unbewussten) Bewertung und unserem sehr konkreten, weil körperlich erfahrbaren Stresserleben ist, beschreibt der Stressforscher Tobias Esch mit zwei sehr prägnanten Aussagen: »Stress muss weder reale Ursachen haben noch eine akute Bedrohung darstellen, um zu wirken«[16], und er ergänzt: »Schon die Vorstellung, schon ein einziger Gedanke kann reichen, selbst wenn er völlig an den Haaren herbeigezogen ist. Die Realität ist keine zwingende Voraussetzung für Stress.«[17]

Wenn uns also bereits unser eigenes Denken und Fühlen Stress erleben lässt, dann deshalb, weil wir die entsprechenden Gedanken und Gefühle ganz tief verinnerlicht haben. Oft erleben wir etwas als Stressor, weil dieses Ereignis unser körperbasiertes emotionales Erfahrungsgedächtnis (die »somatischen Marker«, Seite 44) aktiviert. In diesen somatischen Markern haben wir nicht nur die eigentliche Erinnerung an zurückliegende Erfahrungen abgelegt – die dem aktuellen Geschehen zu ähneln scheinen –, sondern auch die Erinnerung an unsere Bewertungen und Gefühle von angenehm/unangenehm, sicher/gefährlich, handhabbar/nicht handhabbar. Es ist also weniger das eigentliche Geschehen, sondern es sind unsere reaktivierten Bewertungen und Gefühle, die bewirken, wie wir auf einer neuronalen und in der Folge auf der körperlichen Ebene mit einem aktuellen Stressor umgehen. Auf dieser tiefen, unbewussten Ebene entscheidet sich zunächst (und blitzschnell), ob wir einen Impuls spüren, die Flucht zu ergreifen, in die Konfrontation zu gehen oder – vermittelt durch Gefühle von Überforderung und Hilflosigkeit – innerlich einzubrechen.

Es ginge aber auch anders: Wenn wir achtsam sind, dann könnten wir in solch einer Konfrontation einmal nicht automatisch Widerstand aufbauen oder gegen den Stressor ankämpfen, sondern uns bewusst werden, auf welche alte Schiene unser Denken und Fühlen gerade wieder einschwenken will. Und wir könnten uns in diesem Moment des Innehaltens und Bewusstwerdens entscheiden, ob wir das Geschehen dieses Mal nicht lieber als eine spannende Herausforderung erfahren möchten, der wir uns offen und neugierig stellen.

Im ersten Fall reagieren wir unbewusst und erleben uns dadurch schnell als das *Opfer* der Umstände. Im zweiten Fall bleiben wir *Gestalter* unserer Bewertung und damit unseres Erlebens. Wir sind also – wirklich und tatsächlich – immer die, zu denen wir uns mit unserem *eigenen* Denken und Fühlen machen lassen oder selber machen!

Erst wenn wir das wirklich verstanden haben, können wir Verantwortung für unser Erleben übernehmen und selbstwirksam werden.

16 Esch: Der Selbstheilungscode, S. 44

17 A. a. O.: S. 43

Wie unsere Gedanken und Gefühle auf unseren Körper wirken – und umgekehrt

Das Konzept der »somatischen Marker«

Wie gerade ausgeführt, reagiert unser Körper auf jede Wahrnehmung in der Außenwelt – zum Beispiel einen Stressor –, indem er infolge von Bewertungen und Gefühlen seinen Zustand und damit seine Befindlichkeit verändert. Und das hängt damit zusammen, dass wir alles, was wir empfinden und erfahren, in Bruchteilen von Sekunden entweder als *angenehm* oder *unangenehm* bewerten. Wenn die Erfahrung – also in unserem Zusammenhang die Stresserfahrung oder auch die Stressantwort – eindrücklich oder bedeutungsvoll für uns war, speichern wir die entsprechende Körperempfindung in Form eines »somatischen Markers« ab. Die Vielzahl solcher Marker erschafft uns im Laufe unseres Lebens ein *emotionales Erfahrungsgedächtnis.* Dieses aus dem Körper *unbewusst* aufsteigende Erinnern und Empfinden ist wiederum die Grundlage dafür, wie wir all das bewerten, was wir *bewusst* wahrnehmen.

Das genau ist der Grund, warum aus dem einfachen Erkennen *(Perception)* eines Menschen oder einer Situation eine Bewertung entstehen kann, die daraus einen Stressor macht! Sicher haben Sie das auch schon mal erlebt: Sie treffen auf der Straße einen Bekannten und grüßen freundlich. Der andere reagiert aber überhaupt nicht – und Sie können nicht erkennen, warum. Automatisch bewerten Sie dieses Nicht-Reagieren negativ. Und schon springt das Gedankenkarussell an: »Ist irgend etwas vorgefallen?« »Habe ich neulich was Falsches/Verletzendes gesagt?« »Hat jemand negativen Klatsch über mich verbreitet?« »Mich finden sowieso immer alle blöd!« und so weiter.

Das bedeutet, dass wir selbst, vermittelt durch unsere emotionalen Erfahrungsinhalte, den Stressor erschaffen oder – anders gesagt – eine vergangene Erfahrung mit ihrer Bewertung auf einen aktuellen Eindruck *projizieren.*

Aus der Gesamtzahl dieser in unserem emotionalen Erfahrungsgedächtnis gespeicherten Bewertungen bilden wir dann unsere Ansichten, Glaubenssätze, Meinungen. Wir gestalten dadurch schlussendlich die Art und Weise, wie wir uns selbst und unsere Welt empfinden und erfahren – und welche Gefühle und Körperzustände dadurch wiederum in uns hervorgerufen werden.

Über die Vernetzung von Körper und Geist

Das Konzept der »somatischen Marker« hilft uns zu verstehen, wie Geist, Gehirn und Körper miteinander vernetzt sind. Es wurde von Antonio Damasio entwickelt, einem Neurologen und Neurowissenschaftler, der seit mehreren Jahrzehnten über die Entstehung von Gefühlen und Gedanken sowie über die Repräsentation des Geistes im Körper forscht.

In seinen beiden Büchern *Der Spinoza-Effekt. Wie Gefühle unser Leben bestimmen* (2003) und *Descartes' Irrtum. Fühlen, Denken und das menschliche Gehirn* (2004) geht er der Frage nach, wie sich die Empfindungen von Stress in uns ausdrücken und wie sie entstehen. Damit steigt er gleichzeitig tief in die alte (und spätestens seit Descartes, der im 17. Jahrhundert die Getrenntheit von Leib und Verstand postulierte) äußerst kontrovers geführte Leib-Seele-Debatte ein (Seite 21).

Aufgrund seiner Forschungen und Überlegungen nimmt Damasio eine Gegenposition zu dem Konzept der Getrenntheit von Körper und Geist ein, indem er behauptet, dass der Körper und sein Gehirn einen einheitlichen Organismus bilden. Wie sollte es auch anders sein, denn schließlich sind beide über das Nervensystem und die Botenstoffe in fortlaufende Kommunikation und Abstimmungsprozesse eingebunden und dadurch in jeder Beziehung vernetzt und aufeinander bezogen.

Das Gehirn übernimmt mit seinen Aktivitäten vor allem die notwendige Regulation seines Organismus, indem es unter anderem ein Bewusstsein für alles entwickelt, was sich unaufhörlich in seiner Außen- und Innenwelt abspielt. »Die Gehirnaktivität hat in erster Linie das Ziel, Überleben und Wohlbefinden zu sichern.«[18] Das geht gut, weil unser Gehirn bei der Geburt schon über viel Wissen und angeborene Fertigkeiten verfügt und sogar bereits (zu diesem Zeitpunkt natürlich noch unbewusste) Vorstellungen von seinem Körper hat. Später in unserem Leben stellt es sich so dar, dass »das Gehirn dem Körper befiehlt, einen bestimmten Zustand anzunehmen oder sich in einer bestimmten Weise zu verhalten, *und dann entstehen Vorstellungen*, die sich auf die Körperzustände oder dieses Verhalten gründen. Das beste Beispiel dafür sind Triebe und Emotionen.«[19]

Und wie verhält sich nun dazu unser Geist? Auch hier hat Damasio eine Antwort, die beim ersten Lesen etwas seltsam anmutet: »Der Geist ist vorhanden, weil es einen Körper gibt, der ihn mit Inhalten anfüllt.«

18 Damasio, Antonio R.: Der Spinoza-Effekt. Wie Gefühle unser Leben bestimmen; Berlin: List 2003, S. 226

19 A.a.O., S. 239, Hervorhebung durch Anna Trökes

Der Geist braucht den Körper, so wie der Körper den Geist braucht, damit er für ihn praktische und nützliche Aufgaben erledigt, wie

- die Kontrolle von Reaktionen, die automatisch ablaufen (Klappen sie? Sollte ich sie optimieren? Hakt es irgendwo?),
- das Planen und Bedenken zukünftiger Handlungen,
- das Bereitstellen von Situationen und Objekten, die das Überleben sichern.

Die Vorstellungen, die dabei in unserem Geist aktiviert werden, haben Einfluss darauf, wie unser Körper auf die Umwelt reagiert und wie hilfreich unsere Anpassungsreaktionen für unser Befinden sind.

Neben diesen weitgehend unbewusst ablaufenden Interaktionen brauchen wir unseren Geist aber auch, um zu wissen, wer wir sind. Damasio beschreibt diesen Aspekt als »Selbst-Sinn«. Dieser Sinn lässt uns nicht nur auf einer intellektuellen Ebene erkennen, dass wir es sind, die dieses Leben erfahren, sondern macht uns diese Qualität des Lebendigseins und Lebens spürbar, erfahrbar und damit auf einer anderen Ebene bewusst. Damasio beschreibt es so: »Der Geist ist für den Körper da, er ist damit beschäftigt, die Geschichte der vielfältigen Ereignisse im Körper zu erzählen, und optimiert mit Hilfe dieser Geschichte das Leben des Organismus.«[20]

Wichtig ist dabei zu verstehen, dass diese Geschichten *so* erzählt werden, wie der Geist gelernt hat, sie zu gestalten. Das heißt, dass in diese Erzählungen immer alle Bewertungen, Meinungen, Sichtweisen, Vorlieben, Abneigungen, Ängste einfließen, die uns vorgeburtlich und vor allem in den ersten Jahren unserer Kindheit geprägt haben.

In den Worten des Yoga würde wir sagen, dass unsere *Vasanas* (die unbewussten – oft genetischen – Tendenzen) und die *Samskaras* (die durch Erziehung und Gesellschaft bewirkten Prägungen) unsere Art, etwas wahrzunehmen, uns zu erinnern und zu schlussfolgern, in jeder Beziehung beeinflussen. Wir sind aber nicht nur die Resulte unserer vielfältigen Prägungen, sondern auch der ständigen Selbstrekonstruktion auf der Grundlage der uns anerzogenen Konzepte.

Bereits so alte Yogatexte wie Patañjalis *Yogasutra* beschreiben ganz klar, dass wir unsere Persönlichkeit immer wieder selbst erschaffen oder – besser gesagt – dass wir uns in unserem So-Sein, unserer Persönlichkeit und unserem Ego immer wieder »neu denken«. *Alle Vorstellungsbilder und Narrative, die wir über uns und die äußere Welt haben, sind Konstrukte unseres Gehirns.* Damasio vergleicht unser Gehirn mit einem Zimmer voller Legosteine, mittels derer wir die Bestandteile unserer selbst – wie auch der uns umgebenden Welt – immer wieder neu zusammensetzen.

[20] Damasio: a.a.O., S. 240

Dieses Bild mag seltsam anmuten, birgt aber große Möglichkeiten! Es spiegelt nämlich auch die Fähigkeit unseres Geistes, des Gehirns – und in der Folge unseres Körpers – wider, sich immer wieder an neue Gegebenheiten, aber auch an heilsamere Konzepte anzupassen, da wir auf allen drei Ebenen über eine große Plastizität verfügen.

Wenn wir uns also bewusst werden, dass es die Vorstellungsbilder sind, die dem Körper (oder besser gesagt: dem ganzen Organismus) *befehlen,* bestimmte Zustände anzunehmen, dann ergibt es sehr viel Sinn nachzuforschen, mit welchen inneren Bildern wir unterwegs sind. Dazu gehört, dass wir die Konzepte, in denen diese Bilder gründen, kritisch hinterfragen, um zu erkennen, ob sie förderlich und heilsam für uns sind oder nicht. Wohlgemerkt: Es geht hier nicht um richtig oder falsch, sondern nur darum, ob unsere inneren Vorstellungsbilder uns guttun oder nicht. Wenn wir zum Beispiel mit der Vorstellung leben, dass wir das Opfer bestimmter Umstände sind oder dass unser Glück von bestimmten äußeren Faktoren abhängt, machen wir es den uns innewohnenden Kräften der Selbstheilung schwer.

Gehen wir aber davon aus, dass unser Organismus aus sich heraus (gemäß den Prinzipien der Allostase) immer wieder ins Gleichgewicht – und damit zur Wiederherstellung von Gesundheit und Wohlbefinden – strebt, dann unterstützen wir mental genau diese Kräfte und sind zudem meist noch interessiert daran, wie wir sie gezielt aktiv unterstützen können.

Wenn wir das bedenken, stellt sich natürlich sofort die Frage, warum nicht alle Menschen in dieser Weise denken und handeln. Dass viele es nicht tun (aber sehr wohl lernen können), hängt sicher mit ihrer Erziehung zusammen, aber auch mit der Art und Weise, wie sie in der Lage sind, dem, was sie erfahren, zu begegnen, und wie sie es einordnen und damit umgehen.

Und das wiederum hat sehr viel damit zu tun, wie genau jedes Gehirn ganz individuell funktioniert.

Emotionale Reaktionstypen: Wie unser Gehirn Gefühle und Gedanken bestimmt

Um das besser zu verstehen, lohnt es sich, einen Blick auf das Konzept der »emotionalen Reaktionstypen« zu werfen, wie sie von Richard Davidson beschrieben wurden.

Das Stirnhirn: Zentrale Schaltstelle für Gefühle und Entscheidungen

Richard Davidson ist ein Hirnforscher, dessen Forschungsschwerpunkt auf den affektiven Neurowissenschaften liegt. Er forscht und lehrt seit 1984 an der Universität Madison-Wisconsin und wurden zum bedeutenden Forschungspartner des vom Dalai Lama ins Leben gerufenen *Mind & Life*-Projekts, in dem westliche Wissenschaftler mit Vertretern der tibetischen Weisheitslehren in Dialog treten.

Richardson stieß bereits 1972 auf die Forschungsergebnisse des italienischen Neurologen Guido Gianotti (Universität Perugia), der den emotionalen Auswirkungen bestimmter Hirnerkrankungen und Hirnschädigungen nachging. Dabei zeigte sich, dass Menschen, die von Erkrankungen (Tumor, Schlaganfall) oder Verletzungen der linken Hirnhemisphäre betroffen waren, immer wieder ohne irgendeinen Anlass in heftiges Weinen ausbrachen und generell von einer nicht auszulöschenden depressiven Stimmung befallen waren. War hingegen die rechte Hirnhemisphäre betroffen, zeigten die Betroffenen häufig Anfälle pathologischen (also unangemessenen und unbegründeten) Lachens und einen (gemessen an ihrer realen Situation) unbegründeten Optimismus. Damit wurde klar, dass die Aktivität (beziehungsweise Schädigung) *spezifischer Hirnregionen* und der in ihnen aktiven neuronalen Netzwerke *spezifische Emotionen* bewirkte. Damit hatte Richard Davidson seinen Forschungsschwerpunkt – die affektiven Neurowissenschaften – gefunden.

Davidson erforschte zunächst die Funktionen des rechten und linken Stirnhirns. Das Stirnhirn – oder der präfrontale Cortex – ist Teil des Frontallappens des Neocortex (Großhirnrinde, Seite 23). Er ist in der Lage, eingehende sensorische Signale mit den emotionalen Bewertungen (der Amygdala) und den Gedächtnisinhalten (des Hippocampus) in Beziehung zu setzen und zu entscheiden, wie wir mit einem Sinnesreiz umgehen sollten. Im Stirnhirn geschieht die so wichtige Regulation emotionaler Prozesse. In ihm sind die neuronalen

Netzwerke für Mitgefühl angelegt, wodurch es in der Lage ist, verschiedene Handlungsoptionen abzuwägen und dann unser Handeln situationsangemessen zu steuern.

Davidson fand heraus, dass die Stellung und Blickrichtung der Augen nicht nur verriet, welche der beiden Gehirnhälften gerade aktiv war, sondern auch, ob die Gedanken eines Menschen sich in eine eher positive oder eher negative Richtung bewegen. Probanden, die mit einer emotional negativen Fragestellung konfrontiert wurden und in der Folge über etwas nachdachten, was sie emotional belastete, schauten durchgängig nach rechts – was darauf hinweist, dass die rechten Anteile des Stirnhirns aktiv waren. Konfrontierte man sie dagegen mit einer von ihnen positiv eingeschätzten Fragestellung, bewegten sich ihre Augen nach links.

Weitere Forschungen gingen der Frage nach, wie sich die Reize, die uns spürbar auf einer emotionalen Ebene berühren, sofort in unserer Mimik widerspiegeln. Ganz deutlich war das bei Babys und Kleinkindern (die sich noch nicht zu verstellen wissen), während es bei Erwachsenen je nach Menschentyp offensichtlich bis nur andeutungsweise sichtbar war. Dabei zeigte sich, dass unser vegetatives Nervensystem auf *jedes* emotionale Signal reagiert, also auf alles, was in unser Bewusstsein tritt.

Wenn uns etwas nicht emotional berührt, also anzieht oder abstößt, spricht man gern von einem »neutralen« Signal. Meiner Erfahrung nach dringen solche neutralen Reize – weil sie für uns ja in der Regel bedeutungslos sind – gar nicht in unsere Wahrnehmung und damit in unser Bewusstsein vor.

Die emotionalen Reaktionstypen nach Davidson

In der Zusammenschau einer großen Anzahl von Untersuchungsergebnissen zu seiner Fragestellung fiel Davidson etwas auf, was ihn auf eine weitere Spur brachte.

Er und sein Team hatten Probanden Videos mit erfreulichen oder erschreckenden Inhalten vorgeführt und dabei die Gehirnaktivität per MRT aufgezeichnet. Die Grafiken zeigten große Unterschiede in der Art, wie die Gehirne reagierten. Die Ausschläge für die Aktivitäten des rechten beziehungsweise linken Stirnhirns wiesen oft eine prägnante Einseitigkeit auf (minus 30 Prozent Unterschied), was bedeutet, dass viele der Probanden offensichtlich eine gewisse Dominanz ihres rechten beziehungsweise linken Stirnhirns entwickelt hatten. Als Davidson nachprüfte, wie die Gehirne der einzelnen Versuchsteilnehmer auf das exakt gleiche Video reagierten, ergab sich die erstaunliche Differenz von bis zu 3000 Prozent!

Davidson berichtet: »In diesem Moment bekam ich eine erste Ahnung davon, wie dramatisch sich Menschen in ihrer Reaktion auf die Erfahrungen des Lebens [...] unterscheiden und dass sich diese Abweichungen in den Aktivitätsmustern des Gehirns nachweisen lassen. Damit war die Idee unterschiedlicher emotionaler Stile geboren.«[21]

Davidson konnte in seinen Forschungen *sechs Stile* differenzieren, die bei jedem Menschen stärker oder schwächer ausgeprägt sind und darüber entscheiden, wie er die Welt erfährt und wie er sich verhält.

Die sechs emotionalen Stile sind gekennzeichnet durch eine mehr oder weniger ausgeprägte ...

- Resilienz
- positive beziehungsweise negative Grundeinstellung
- soziale Intuition
- Fähigkeit der Selbstwahrnehmung
- Kontextsensibilität
- Fähigkeit, die Aufmerksamkeit zu halten.

Richardson erkannte, dass jeder dieser Stile seine eigene typische, nachweisbare neuronale Signatur hat und »von spezifischen, exakt identifizierbaren neuronalen Netzen gesteuert wird«[22], was deutliche Auswirkungen darauf hat, wie wir die Welt erfahren und wie wir uns verhalten. Sie entscheiden außerdem maßgeblich mit, »mit welcher Wahrscheinlichkeit bestimmte Emotionen, Launen und Veranlagungen in uns zum Ausdruck kommen. Da sie den ihnen zugrunde liegenden neuronalen Systemen wesentlich näher sind als alle emotionalen Zustände oder Stimmungen, könnte man sie als eine Art ›atomare Basis‹ unserer Emotionen bezeichnen – als Grundbausteine der Gefühle.«[23]

Davidson weist jedoch ausdrücklich darauf hin, dass die Natur uns mit einem plastischen Gehirn ausgestattet hat: Durch eine spezifische Verhaltenstherapie und spezielle Übungen kann es in einem gewissen Maß neu verschaltet werden, wenn sich herausstellt, dass der dominante emotionale Stil uns unglücklich, depressiv oder anderweitig krank macht oder verhindert, dass die Mechanismen der Selbstheilung wirksam werden können.

Das wird deutlich, wenn wir uns die emotionalen Stile etwas näher in ihren Wirkweisen anschauen.

21 Davidson, Richard / Begley, Sharon: Warum regst du dich so auf? Wie die Gehirnstruktur unsere Emotionen bestimmt; München: Goldmann 2016, S. 82

22 A. a. O., S. 12

23 A. a. O., S. 12 f.

Resilienz

Wenn dieser Stil stark bei uns ausgeprägt ist, dann können wir gut mit Rückschlägen umgehen und erholen uns schnell von schwierigen Situationen.

So sieht ein resilienter Mensch zum Beispiel eine Krankheit oder Einschränkung (zum Beispiel ein Gipsbein nach einem Unfall) eher als Herausforderung denn als Einschränkung an. Seine Gehirnaktivitäten zeigen, dass sein Emotionszentrum (die Amygdala als Teil des limbischen Systems) unter Stress auffallend kürzer aktiv ist. Sein Stirnhirn (das zuständig ist für das Bedenken einer Situation und die daraus resultierende Handlungsplanung) ist besonders auf der linken Seite extrem aktiv und wirkt stark regulierend auf die Ängste und Sorgen ein, die in der Amygdala entstehen.

Ist diese emotionale Dimension dagegen schwach ausgeprägt, dann fühlt ein Mensch sich schnell hilflos, überfordert und bricht auch schon mal unter der Last der Ereignisse zusammen. Schwierige Situationen belasten ihn nachhaltig. Er neigt dazu, sich als Opfer zu sehen und schnell zu resignieren. Bei solchen Menschen zeigt sich nur ein schwacher regulierender Einfluss des Stirnhirns auf die Nöte und Ängste der Amygdala, und insgesamt ist eher die rechte Seite des Stirnhirns aktiv.

Positive oder negative Grundeinstellung

Ein positiver Mensch ist *grundsätzlich positiv* eingestellt. Für ihn ist das Glas nicht nur immer eher halbvoll, sondern kann auch jederzeit wieder ganz aufgefüllt werden. Ist er krank, rechnet solch ein Mensch fest damit, bald wieder gesund zu werden, und freut sich schon auf alle Aktivitäten, die ihm dann wieder möglich sind.

Ein negativer Mensch ist *grundsätzlich negativ* eingestellt. Für ihn ist das Glas nicht nur immer eher halbleer, sondern er rechnet damit, dass es jederzeit noch weiter geleert werden kann. Ist er krank, beschäftigt er sich vor allem mit sämtlichen Komplikationen und Problemen, die in Zusammenhang mit seiner gesundheitlichen Störung auftreten können. Angebote von Therapie und Unterstützung bewertet er eher kritisch.

Wie bilden sich nun diesen beiden unterschiedlichen Grundeinstellungen im Gehirn ab? Davidsons Forschungen zeigten, dass bei einer positiven Grundeinstellung Signale aus dem Präfrontalbereich ein hohes Aktivitätsniveau im ventralen (bauchseitigen) Striatum aufrechterhalten. Dies ist eine Hirnregion, die mit der Erzeugung von Glücksgefühlen und damit einer positiven Grundeinstellung zum Leben eine zentrale Rolle spielt. Der präfrontale Cortex und der Nucleus accumbens im ventralen Striatum bilden das *Belohnungssystem.* Eine geringe Aktivität im bauchseitigen Striatum, wie sie sich durch einen geringen »Input« aus dem präfrontalen Cortex ergibt, ist das Kennzeichen einer negativen Grundeinstellung.

Soziale Intuition

Ein Mensch, dessen soziale Intuition stark ausgeprägt ist, kann sich – vermittelt durch Körpersprache und Stimmklang – gut in die Befindlichkeit seiner Mitmenschen einspüren. Dadurch spürt er intuitiv, was andere brauchen.

Ist dagegen die soziale Intuition nur schwach ausgeprägt, dann ist ein Mensch wenig empfänglich für die Gemüts- und Gefühlsregungen seiner Mitmenschen und die Signale der Außenwelt (der Umwelt).

Der intuitionsstarke Typ weist eine hohe Aktivität im Gesichtserkennungsareal des Gehirns (dem Gyrus fusiformis) und eine geringe Aktivität der Amygdala auf, was zeigt, dass er emotional ausgeglichen bleibt.

Beim intuitionsschwachen Typ sind die Gehirnaktivitäten genau gegenteilig. Da so ein Mensch nicht sehr gut aus Mimik, Körpersprache und Stimmklang seiner Mitmenschen schließen kann, in welcher Stimmung sich sein Gegenüber befindet, fühlt er sich (verständlicherweise) unsicher und ist schnell gestresst. Das hat auch damit zu tun, dass ihm durch den Mangel an zwischenmenschlicher Kommunikation und Resonanzerfahrung eine wesentliche Komponente fehlt, um sich in der Gesellschaft sicher und geborgen zu fühlen, was Stresserfahrungen nachweislich abpuffert.

Selbstwahrnehmung

Ist die Selbstwahrnehmung stark ausgeprägt, dann ist ein Mensch in der Lage, seine eigenen Gedanken und Gefühle sowie die Signale seines Körpers differenziert zu erkennen. Er geht regelmäßig in sich und erforscht seine Befindlichkeit. Dementsprechend zeigt dieser emotionale Typ eine starke Aktivität in der Inselregion (Insula, Inselrinde), einem Bereich der Großhirnrinde, der zuständig für die Innenwahrnehmung unseres Körpers ist (Wohlbefinden, Unbehagen, Wirkungen von günstigem und ungünstigem Verhalten) und die Organsysteme entsprechend reguliert.

Ein »selbstblinder Typ« dagegen hat Mühe, seine eigenen Gefühle (zum Beispiel Angst, Ungeduld) mitzubekommen. Da ihm durch eine geringe Aktivität seiner Inselregion die Ausdifferenzierung seiner Selbstwahrnehmung fehlt, versucht er mittels seines Intellekts (durch Schlussfolgerungen), Informationen über seine körperliche Befindlichkeit und Gestimmtheit zu generieren, was allerdings ein äußerst indirekter und damit fehleranfälliger Weg ist. Davidsons Beobachtungen zeigten, dass solch ein Mensch oft reagiert und handelt, ohne zu wissen, warum. Das macht ihn natürlich auch äußerst anfällig für unbewusstes, gesundheitsschädigendes Verhalten.

Kontextsensibilität

Ein kontextsensibler Mensch verfügt über eine gut entwickelte soziale Intelligenz, die ihn in die Lage versetzt, sich entspannt und aktiv in ein Team oder eine Gemeinschaft einzubringen. Da dieser Typ eine hohe Aktivität im Hippocampus zeigt (dem Teil des limbischen Systems, der für Erinnerungen zuständig ist), kann er gezielt und genau auf Situationen und die Bedürfnisse seiner Mitmenschen eingehen.

Ein kontextblinder Mensch verhält sich dagegen oft unangemessen und für die Situation unpassend. Er zeigt einen Mangel an sozialer Intelligenz, tritt oft in Fettnäpfchen und kränkt oder verletzt unbewusst seine Mitmenschen. Davidson konnte beobachten, dass eine Kontextblindheit oft durch eine posttraumatische Belastungsstörung (PTBS) ausgelöst wird, die bewirkt, dass Menschen vergessen, wo sie sind und welche Regeln dort gelten. Entsprechend zeigen sie nur eine geringe Aktivität im Hippocampus, der im Falle schwerer PTBS (zum Selbstschutz vor traumatisierenden Erinnerungen) sogar geschrumpft sein kann.

Aufmerksamkeit

Ein aufmerksamkeitsstarker Mensch kann seine Konzentration gut aufrechterhalten und emotionale Ablenkungen gut ausblenden. Das Stirnhirn dieses Typs zeigt eine gute Fähigkeit, die selektive Wahrnehmung zu steuern. Das bedeutet allerdings, dass diese Menschen sich so stark in ihr Tun vertiefen können, dass sie nichts mehr von den Bedürfnissen ihres Körpers oder ihrer Mitmenschen (oder Tiere) mitbekommen (was auf einen gleichzeitigen Mangel an Selbstwahrnehmung und Kontextsensibilität hinweist).

Menschen mit schwach ausgeprägter Aufmerksamkeit sind oft zerstreut und schnell abgelenkt. Sie haben Mühe, sich in etwas zu vertiefen, bekommen aber gleichzeitig, während sie sich einer Aufgabe widmen, »atmosphärisch« noch sehr viel über ihre eigene Befindlichkeit und die ihrer Umgebung mit.

Gerade die Darstellung des letzten emotionalen Typus macht zweierlei deutlich: Erstens hat jeder dieser Stile in seiner stärksten oder schwächsten Ausprägung sowohl Licht- als auch Schattenseiten. Zweitens treten die emotionalen Stile in der Regel in Kombination auf, denn nur so entsteht der vielfältige und komplexe Charakter einer Persönlichkeit. Die Summe gewissermaßen macht dann den unverwechselbaren emotionalen Stil eines jeden Menschen aus.

Was wir auch erkennen können: In jeder dieser Ausprägungen, sich selbst und die Welt wahrzunehmen und darauf zu reagieren, steckt eine Chance oder ein Hindernis für die Selbstheilung.

In der Selbsterforschung beziehungsweise in einer Anamnese kann sich herausstellen, dass jemand eine individuelle Kombination der emotionalen Stile entwickelt hat, durch die er sich immer wieder leidvolle Situationen erschafft, die Kräfte der Selbstheilung in sich behindert oder sein Leben schwieriger und problematischer gestaltet, als es vielleicht sein müsste, wie Davidson schreibt.

Wie Gedanken und Gefühle die Heilung beeinflussen

Wie viele andere Neurowissenschaftler betont Davidson, dass unsere Gefühle – insbesondere aber die allgemeine Ausrichtung unseres Gefühlslebens – unweigerlich auf alle Organsysteme unseres Körpers einwirken. »Die physiologischen Wirkungen (unseres emotionalen Stils) reichen auf deutlich spürbare Weise bis in unser Atmungs-, Immun-, Herz-Kreislauf-, Magen-Darm- und Drüsensystem hinein [...]. Ich würde sogar so weit gehen zu behaupten, dass unter allen menschlichen Verhaltensweisen und physiologischen Zuständen unsere Emotionen den größten Einfluss auf unsere körperliche Gesundheit haben.«[24] In diesem Zusammenhang erwähnt er auch eine Anzahl von Krankheitsbildern und organischen Störungen, die direkt mit der emotionalen Stilrichtung des Erkrankten erklärt werden können, zum Beispiel Herz-Kreislauf-Erkrankungen, Störungen des Immunsystems (häufige Entzündungen) und Verdauungsstörungen.

Ganz ähnlich sieht es übrigens auch die altindische Gesundheitslehre Ayurveda, die das Auftreten bestimmter Erkrankungen, die mit Schmerzen, Entzündungen oder Stoffwechselstörungen einhergehen, in Verbindung mit dem mentalen Konstitutionstyp (Dosha) des Erkrankten bringt.

Davidson erforscht seit zwei Jahrzehnten im Rahmen des *Mind & Life Institute*[25] mit tibetischen Mönchen die Auswirkungen der Meditation und der Kultivierung positiver Emotionen auf die psychische (und körperliche) Gesundheit. Auf der Grundlage der so erfassten Daten konnte er zeigen, dass eine positive innere Grundhaltung mit der stärkste und aussagekräftigste Faktor für Gesunderhaltung und Heilung ist. Das gilt vor allem für Erkrankungen,

24 Davidson / Begley: a. a. O., S. 185

25 »Das Mind & Life Institute entstand aus einer Reihe von interkulturellen Dialogen zwischen dem 14. Dalai Lama Tendzin Gyatsho und Wissenschaftlern verschiedener Forschungsgebiete und Nationalitäten. Ziel der Organisation ist es, einen Dialog zwischen moderner Wissenschaft und Buddhismus zu fördern, um die Möglichkeiten und Einsichten, die sich aus einem solchen Dialog ergeben können, zu erforschen.« Aus: Wikipedia, 31.05.2019, 12:17 h

für die es effiziente Behandlungsmethoden gibt und bei denen die langfristigen Überlebenschancen einigermaßen günstig aussehen.[26] Interessant an diesen Forschungsergebnissen ist auch noch, dass Menschen mit einem eher positiv ausgerichteten emotionalen Stil – wenn sie dann einmal krank waren – weniger unter den Symptomen litten, also insgesamt resilienter waren.

In dieselbe Richtung weisen auch Forschungsergebnisse, die der Neurologe Joachim Bauer in einem Vortrag Anfang 2019 in Berlin zitierte. Unter dem Titel »Die Art des Denkens über sich selbst beeinflusst die körpereigene Biologie« berichtete er Folgendes: »Positive Erwartungen vor Coro- und Angioplastie oder Bypass-OPs haben einen postoperativ verbesserten Status und ein deutlich geringeres Herztodrisiko zur Folge«, und die »subjektive Einschätzung *(Illness Representation)* 48 Stunden nach einem Herzinfarkt ist eine Vorhersagevariable (Prädikator) für ernste Komplikationen«. In dieselbe Richtung weist die Aussage, dass die »präoperativen Erwartungen bei Patienten vor Kniegelenksersatz eine Vorhersagevariable (Prädikator) sind für die postoperative Entwicklung bei Schmerzen und Funktion (Beweglichkeit)«.

Alle diese Aussagen zeigen uns, über welche (ungeahnten) Möglichkeiten wir verfügen, bewusst und (pro-)aktiv Einfluss zu nehmen auf den Erhalt und die Wiedererlangung unserer Gesundheit. Wenn wir also die Prozesse der Heilung und Gesunderhaltung wirkungsvoll unterstützen wollen, dann sollten wir daran arbeiten, unserem Gehirn Angebote zu machen, damit es sich in förderlicherer Weise neu verschalten kann.

Die förderliche Ausprägung der emotionalen Stile stärken

Davidson macht dazu aufgrund seiner langjährigen Erfahrung folgende praktische Vorschläge:

Zur Förderung der Resilienz

Sehr hilfreich ist es, die Achtsamkeitsmeditation (Seite 228) einzuüben, denn sie schafft emotionale Ausgeglichenheit, indem sie den inneren Beobachter etabliert und stärkt. Die Fähigkeit, durch die Instanz des Beobachters die eigenen Emotionen zu regulieren, stärkt die Kommunikation zwischen Stirnhirn und Amygdala. In der Ruhe des Geistes können neue, förderlichere Denkmuster eingeübt werden.

26 Davidson / Begley: a. a. O., S. 194

Zur Förderung einer positiven Grundeinstellung

Hier geht es darum, Abwägen zu üben und sich auf langfristige Ziele zu konzentrieren. Es zeigte sich als hilfreich zu lernen, den Situationen und Verhaltensweisen, die eine unmittelbare Belohnung versprechen, zu widerstehen und für das bereits Erreichte wertschätzend und dankbar zu sein. Die Grundeinstellung wird auch deutlich positiver, wenn wir Wohlwollen für uns und andere einüben und uns selbst und andere loben. Empfohlen wird zudem ein bewusster Umgang mit schlechten Nachrichten (Zeitung, TV) und »mentaler Nahrung« (Krimis, Thriller), mit Klatsch und Tratsch.

Zur Förderung sozialer Intuition

Auch in dieser Hinsicht ist es förderlich, unsere Achtsamkeit zu trainieren, denn sie hilft, uns selbst und andere Menschen bewusst(er) wahrzunehmen. Zudem sollten wir immer wieder versuchen, uns in andere einzufühlen. Dafür sollten wir einüben, Menschen bewusst anzuschauen, aber auch zulassen, dass sie uns anschauen.

In Kommunikationssituationen (Gesprächen) sollten wir versuchen, unser Gegenüber zu spiegeln (das ist ein Zeichen für erfolgreiche Kommunikation) und bewusst mit ihm in Resonanz zu treten. Das hilft uns auch, offener zu werden für soziale Stimuli, sodass wir besser verstehen können, was in einer Gruppe anliegt beziehungsweise was sie jetzt von uns braucht.

Zur Förderung der Selbstwahrnehmung

Hier ist natürlich das erste Mittel der Wahl ein regelmäßig geübter Bodyscan (Seite 221), denn er trainiert unsere Propriozeption (Eigenwahrnehmung). Ergänzend dazu unterstützt uns die Achtsamkeitsmeditation darin, unsere eigenen Gedanken, Gefühle und Empfindungen von Augenblick zu Augenblick wahrzunehmen, und zwar ohne sie zu bewerten. Gut zu wissen: Fortgesetzte Übung der Achtsamkeitsmeditation in Verbindung mit Bodyscans aktiviert und vergrößert besonders effizient die Inselregion im Gehirn (Seite 52).

Achtsamkeitsmeditation schützt uns aber auch vor den Auswirkungen einer übertriebenen Selbstwahrnehmung (Hypochondrie) und lindert Hochsensibilität (durch das Abstandnehmen zu den überschießenden Empfindungen).

Zur Förderung der Kontextsensibilität

Wenn wir nicht in der Lage sind, unseren sozialen Kontext richtig zu deuten, verhalten wir uns immer wieder unangemessen. Die Gründe dafür sind vielfältig. Es gibt Menschen, die überaus empfindsam sind, denen alles »unter die Haut geht«, bis hin zur Selbstaufgabe. Ihnen empfiehlt Davidson, sich körperlich und mental durch Hatha-Yoga-Asanas zu stabilisieren und durch Atemübungen zu beruhigen. Auch Achtsamkeitstraining hilft, Ruhe und Gelassenheit einzuüben, wenn die Mitmenschen und die Umwelt als bedrängend oder sogar als bedrohlich erfahren werden. Wegen der Ängste und Sorgen, die diese Menschen in der Wahrnehmung ihres Kontextes beeinflussen, brauchen sie oft jedoch zusätzlich eine therapeutische Begleitung.

Das gilt auch bei posttraumatischen Belastungsstörungen, weil Signale aus der Umwelt (zum Beispiel ein Knall) aufgrund des erfahrenen Traumas unbewusst falsch gedeutet werden, was zu heftigsten Reaktionen führen kann. Bei solchen Fällen hat Davidson beste Erfahrungen mit »traumasensiblem Yoga« gemacht, was von manchen Yogalehrenden angeboten wird, die dazu eine umfangreiche Spezialausbildung absolviert haben. Auch hier hilft es, den inneren Beobachter zu schulen, sodass wir schneller mitkriegen, wenn eine Reaktion aus dem Ruder zu laufen droht. Das bedeutet, dass sich die Selbstwahrnehmung erhöht und verfeinert, und dieses »stärkere Bewusstsein für die eigenen Gedanken, Gefühle und körperlichen Empfindungen erleichtert Ihnen die Steuerung Ihrer emotionalen Reaktionen«.[27]

Zur Schulung der Aufmerksamkeit

Wenn wir merken, dass unsere Aufmerksamkeit zu schwach ausgeprägt ist und wir uns also immer wieder und zudem viel zu schnell ablenken lassen, hilft eine Schulung der Aufmerksamkeitsnetzwerke in unserem Gehirn. Hierbei unterstützen uns die regelmäßige Ausführung von Bodyscans, Achtsamkeitsmeditation und Atemachtsamkeit oder anderer Meditationsformen.

Bei manchen Menschen ist dagegen die Aufmerksamkeit so stark ausgeprägt, dass sie nichts mehr von der Welt um sich herum mitkriegen. Ihnen hilft es einzuüben, sich bewusst den sie umgebenden Kontexten zu öffnen und ihre soziale Intuition zu schulen.

Achtsamkeit als Schlüssel zur Selbstwirksamkeit

Die Stärkung beziehungsweise Schwächung der spezifischen Ausprägungen unseres emotionalen Stils oder – besser gesagt – der Kombination mehrerer Stile bewirkt, dass sich unsere Persönlichkeit verändert. Das ist dann richtig

[27] Davidson / Begley: a. a. O., S. 385

und wichtig, wenn die inneren Ausrichtungen, so wie sie sich durch die Jahre in uns geformt haben, aktuell oder zunehmend unsere Gesunderhaltung und Genesung gefährden.

Davidson gibt uns aber auch noch einen anderen Grund an, den wir bedenken sollten. Er rät, dann am emotionalen Stil zu arbeiten, wenn »Sie den Eindruck haben, dass Ihnen Ihr Stil dabei im Wege steht, der Mensch zu sein, der Sie gerne wären, und das Leben zu führen, das Sie sich wünschen. Um dies zu klären, bedarf es der Achtsamkeit«. Sie bleibt somit der Dreh- und Angelpunkt einer förderlichen Lebensführung.

Die Einübung und die Erfahrung angewandter und damit gelebter Achtsamkeit vermittelt uns das Gefühl, uns angemessen um uns kümmern zu können, für uns sorgen zu können und der jeweiligen Situation angemessene Entscheidungen treffen zu können – und diese bei Bedarf auch überdenken und verändern zu können. All das ist ein Ausdruck von *Selbstwirksamkeit.* Die meisten Menschen, die solche Selbstwirksamkeit erfahren, fühlen sich dadurch »in sich« sicher, aufgehoben und geborgen. Und diese Empfindung wiederum hat entscheidende Auswirkungen auf die Funktionsweise unseres vegetativen (autonomen) Nervensystems.

Die Polyvagal-Theorie und die drei Aspekte des vegetativen Nervensystems

In den letzten Jahren wurde im Rahmen der Bewusstseins- und Neurowissenschaften, der Stress- und Traumaforschung und des Erstarkens der Mind-Body-Medizin gerade dieser Bereich unseres Nervensystems immer weiter in seinem Aufbau und seinen komplexen Funktionen erforscht, wodurch wir ihn heute wesentlich differenzierter betrachten. Einen bedeutenden – aber noch viel zu wenig beachteten – Beitrag dazu leistet die Polyvagal-Theorie von Stephen Porges. Da diese Theorie entscheidend zum Verständnis beiträgt, wie Krankheit und Heilung entstehen, möchte ich sie hier vorstellen.

Die zwei Äste des Parasympathikus

In der klassischen – so genannt, weil etablierten – Sichtweise des autonomen beziehungsweise vegetativen Nervensystems (VNS) unterscheidet man zwei Funktionsbereiche:

- den Sympathikus, der bei jeder Form von Aufregung aktiv wird. Er ist evolutionsgeschichtlich zuständig für unsere Reaktionen auf jede Form von Bedrohung und macht uns bereit für Flucht oder Kampf;
- den Parasympathikus, der uns nach der Aufregung und den wie immer ausgelebten Impulsen von Flucht oder Kampf wieder zur Ruhe finden lässt. Er ist zuständig für Erholung, Regeneration und Heilung.

Betrachtet man nun den physiologischen Aufbau des Nervensystems genauer, zeigt sich, dass es eigentlich *drei* Funktionsbereiche gibt, da der Parasympathikus aus zwei separaten Teilen besteht (»polyvagal«):

- Die Nerven des Sympathikus entspringen im Brust- und Lendenbereich und werden in ihrer Aktivität vom Hypothalamus, dem Hirnstamm und der Formatio reticularis (einem Neuronennetzwerk im Hirnstamm) gesteuert.
- Die Nerven des Parasympathikus (oder Vagus) entspringen zum Teil im Hirnstamm als III., VII., IX. und X. Hirnnerv (letzterer ist der Vagus) und versorgen die inneren Organe des Kreislaufs, der Atmung, des Oberbauchs, der Verdauung, der Nieren und die aufsteigenden und quer verlaufenden Anteile des Dickdarms. Er wird *ventraler* (bauchseitiger) *Vagus* genannt.
- Ein anderer Teil des Parasympathikus entspringt aus dem Rückenmark des Kreuzbeins, und seine Nervenbahnen versorgen die Organe des Unterbauchs wie den absteigenden Dickdarm, den Enddarm, die Harnblase und teilweise die Geschlechtsorgane. Er wird *dorsaler* (rückseitiger) *Vagus* genannt.

Diese beiden Äste des Vagus wurden inzwischen als deutlich getrennte funktionelle Einheiten erkannt, und tatsächlich haben sie auch weder eine anatomische noch eine funktionelle Verbindung. Wir wissen heute, dass sie sich erst im Laufe der Evolution bei den Säugetieren entwickelt haben.

Stephen Porges und sein erweitertes Modell des vegetativen Nervensystems

Die Erforschung dieser Modifikation des Vagus geht auf den US-amerikanischen Wissenschaftler Prof. Dr. Stephen Porges zurück, der unter anderem das *Brain-Body-Center* (Gehirn-Körper-Zentrum) an der Universität von Illinois in Chicago leitete. Seine polyvagale Theorie, die er seit Ende der 1960er-Jahre erforscht, liefert die theoretische Grundlage für das *Translational Research Program* (Translationales Forschungsprogramm), in dem neurobiologische Erkenntnisse in Bezug auf ihren klinischen Wert und die damit zusammenhängenden Anwendungsmöglichkeiten in der Praxis getestet werden.

Seit Stephen Porges seine Polyvagal-Theorie 1994 in der *Society for Psychophysiological Research* (Gesellschaft für psychophysische Forschung) vorstellte, hat sich das Verständnis des autonomen Nervensystems und seiner Funktionsweisen maßgeblich verändert (um nicht zu sagen: revolutioniert).

Um diese Funktionsweisen besser zu verstehen, müssen wir einen Blick in die Evolutionsgeschichte werfen. Für die frühen, noch wenig ausgestalteten Gehirne der Amphibien reichte es völlig aus, über zwei Äste des Vegetativums zu verfügen: einen, der zuständig ist für Kampf und Flucht, und einen, der zuständig ist für den sogenannten »Totstellreflex«, der Amphibien bei höchster Bedrohung schützt, sie andererseits aber auch zum Beispiel nachts durch eine vollkommene Erstarrung in eine Art Energiesparmodus versetzt. Beide Funktionen finden wir unterschiedlich ausgeformt bei allen Lebewesen.

Mit dem Entstehen der Säugetiere mussten sich aber wesentlich komplexere neurale Verschaltungen und Anpassungsfähigkeiten entwickeln, da diese nun in Gesellschaften lebten und ihre Jungen (anders als bei den Amphibien) unter ihrer Obhut aufwuchsen. Deshalb bildete sich bei allen Säugetieren – und damit auch bei uns Menschen – ein *vorderer (ventraler) Zweig des parasympathischen Systems* aus. Diese Neuentwicklung der Evolution befähigte uns, mit anderen Lebewesen und Mitmenschen in Kontakt zu treten und zu kommunizieren. Heute versteht man den ventralen Vagus als Impulsgeber für unser »soziales Kontaktsystem« *(Social Engagement System),* denn nur, wenn dieser Nerv aktiviert ist, sind wir in der Lage zu sozialer Teilhabe und Kommunikation. Beides schenkt uns ein Gefühl sozialer Verbundenheit, das uns Sicherheit, Aufgehobensein und Zugehörigkeit erfahren lässt. Genau diese Gefühle sind es, die unser Vegetativum wie einen Ruhepol braucht, damit wir offen, neugierig und vertrauend auf unsere Mitmenschen und die Welt zugehen können.

Rein äußerlich unterscheiden sich die beiden Äste des Vagus dadurch, dass der vordere Teil des Vagus – im Gegensatz zum hinteren – von einer schützenden Myelinschicht aus Proteinen und Fetten umgeben ist, wodurch die Informationen zwischen Körper und Gehirn schneller weitergeleitet werden können.

Zwischen diesen beiden Ästen befindet sich das sympathische Nervensystem, das für Mobilisierungsmuster aller Art zuständig ist.

Die »Vagus-Leiter« und der Totstellreflex im dorsalen Modus

Die US-amerikanische Therapeutin Deb Dana beschreibt die psychologische Komponente dieser drei Anteile unseres autonomen Nervensystems folgendermaßen: »Wenn wir tief im ventralen Vaguspfad verwurzelt sind, fühlen wir uns sicher, ruhig und in soziale Bezüge eingebunden. Ein Empfinden (Neurozeption) von Gefahr kann uns aus diesem Zustand herausreißen und uns in einen entwicklungsgeschichtlich älteren Teil, der für den sympathischen Zweig des ANS (autonomen Nervensystems) charakteristisch ist, versetzen. Wir sind dann mobilisiert und können reagieren und handeln, was uns helfen kann, in einen sicheren Zustand sozialer Verbundenheit zurückzukehren. Wenn wir das Gefühl haben, in einer Falle zu sitzen und der Gefahr nicht entrinnen zu können, zieht uns der dorsale Vaguspfad zurück in das erste Stadium unseres Entwicklungsweges, einen Zustand der Immobilität. Wir verschließen uns dann völlig, um zu überleben.«[28]

Die Polyvagal-Theorie beschreibt diese drei Zustände sehr anschaulich mit dem Bild einer Leiter.

Der Bereich der oberen Sprossen – der dem *ventralen Vagus* entspricht – beschreibt einen Zustand, in dem wir uns wohlfühlen und offen für alle Arten entspannter Interaktionen sind. Auf der körperlichen Ebene ist er vor allem dadurch gekennzeichnet, dass alle Systeme der Regulation unseres Organismus – wie Atmung, Herzschlag, Blutdruck, Verdauung – und das Immunsystem störungsfrei funktionieren. Dadurch sind wir in der Lage, uns zu erholen, uns zu regenerieren und eventuelle Verletzungen zu heilen.

Der mittlere Bereich der Leiter ist gekennzeichnet durch Gefühle von Unsicherheit beziehungsweise Verunsicherung, von Unruhe, Chaos, Druck, Stress und Angst – Zustände, aus denen wir instinktiv flüchten oder gegen die wir uns wehren (kämpfen) wollen. Zustände dieser Art sind im Leben unvermeidbar und ungefährlich, solange wir das Gefühl haben, etwas dagegen tun zu können – entweder dadurch, dass wir auf die beunruhigenden Faktoren einwirken, oder indem wir die Wahrnehmungs- und Bewertungsmuster dessen verändern, was uns aufregt, stresst oder uns Druck oder Angst macht.

Das klappt manchmal leider nicht, weil wir entweder hilflos übermächtigen Bedingungen ausgeliefert sind (wie in Situationen echter Gefahr oder Bedrohung) oder keinen Weg sehen, uns aus einer uns Stress erzeugenden Situation zu befreien (zum Beispiel in persönlichen oder beruflichen Beziehungen). Manchmal erfahren wir die Bedrohung aber auch als Schock oder erleiden durch sie ein Trauma (zum Beispiel durch Missbrauch). In einem solchen Zustand, in dem wir uns vollkommen allein, verloren und ratlos fühlen, wird der *dorsale Vagusast* aktiviert, der dem unteren Ende der Leiter zugeordnet ist. Wenn er aktiv ist, sind wir wie von uns selbst abgeschnitten. Wir spüren unseren Körper nicht mehr, Atem- und Herzschlag gehen in den Totstellreflex. Wir können nicht mehr verstehen, was man uns sagt, und keine Zusammenhänge mehr erkennen. Da auch das Stirnhirn betroffen ist, können wir nicht klar denken und haben logischerweise auch keinen Rückgriff auf unsere Ressourcen.

28 Dana, Deb: Die Polyvagal-Theorie in der Therapie. Den Rhythmus der Regulation nutzen; G. P. Probst 2019, S. 25

Gelingt es uns nicht, uns aus dieser Erstarrung zu lösen, nimmt vor allem das Immunsystem extrem Schaden bis hin zum völligen Kollaps. Auch die anderen Organsysteme werden stark beeinträchtigt, was sich vor allem darin äußert, dass sie zunehmend ihre Fähigkeit verlieren, für Anpassung und Regulation des Körpers und des Nervensystems zu sorgen. Verständlicherweise erfahren wir uns in der Folge auch als extrem energielos und erschöpft und möchten uns nur noch verkriechen.

Natürlich können wir nicht in diesem Zustand bleiben, weil er uns zu einem »offenen Fenster« *(Open-Window-*Phänomen) nicht nur für Keime aller Art, sondern auch für Ängste, Sorgen und dunkle Gedanken macht. Deshalb müssen wir außerordentlich achtsam sein, um nicht in ihm zu versinken und in eine Abwärtsspirale zu geraten. Eine weitere Gefahr für unseren Organismus unter dem Einfluss des dorsalen Vagus besteht in einem teilweise extremen Absinken von Atem- und Herzfrequenz, was wir besonders im Fall eines Schocks häufig beobachten können oder auch schon selbst erfahren haben.

Regulativ: Die vagale Bremse

Glücklicherweise konnte Porges aber auch einen Mechanismus beobachten, den er die »vagale Bremse« nannte. Darunter versteht er zum einen die Fähigkeit des ventralen Vagus, die Herzfrequenz immer wieder auf einen Normwert von ca. 72 Herzschlägen pro Minute zurückzuregulieren. Das bedeutet: Auch dann, wenn wir aus irgendeinem bewussten oder unbewussten Grund in den Bereich des dorsalen Vagus gerutscht sind, versucht das autonome Nervensystem alles – mit Unterstützung des Sinusknotens, des »Schrittmachers« des Herzens, der ein Teil des »Herzhirns« ist –, uns im Sinne der Homöodynamik beziehungsweise Allostase (Seite 38) aus dieser gefährlichen Herz-Kreislauf-Situation herauszuholen und wieder zu stabilisieren.

Der andere Mechanismus der »vagalen Bremse« bewirkt, dass wir selbst dann, wenn wir traumatisiert worden sind oder einen Schock erlitten haben, irgendwann wieder in einen normaleren und alltäglicheren Zustand zurückkehren, damit das Leben weitergehen kann. Bei weniger schwerwiegenden Erlebnissen kündigt sich dieses Umschalten meist durch ein Aufatmen oder Durchatmen an, wodurch der Sympathikus aktiviert wird, der uns anregt, uns aus der Erstarrung zu lösen und wieder zu bewegen.

Sind wir erst einmal soweit, springt auch allmählich das Stirnhirn wieder an, sodass wir in der Lage sind zu überlegen, was wir brauchen, wie wir uns selbst helfen und was wir tun können, um wieder zu kommunizieren und somit wieder am Leben teilzuhaben.

Die Vagus-Leiter im Alltag

In einem geringen Ausmaß bewegen wir uns jeden Tag mehrmals auf der Leiter zwischen den drei Anteilen des autonomen Nervensystems hin und her.

- Jeder Mensch erlebt beziehungsweise erschafft sich im Laufe des Tages auf seine Weise Situationen, in denen er sich sicher, wohl, offen und verbunden fühlt *(= ventraler Vagus).*
- So wie das Leben beschaffen ist, wird dieser »grüne Bereich« immer wieder gestört. Bedingt durch bestimmte – individuell äußerst unterschiedliche – Trigger fühlen wir uns plötzlich irritiert, aufgewühlt oder sogar bedroht. Wir fühlen uns gestresst, mit den dazugehörigen Reaktionen auf das Nerven- und Hormonsystem, und alles in uns wird mobilisiert *(= Sympathikus).*
- Und schließlich kennt jeder Mensch in seinem Leben irgendeinen Bereich, wo sie oder er sich überfordert, allein gelassen und verzweifelt fühlt. Dies bewirkt Empfindungen von Enge, Bedrückung, Belastung und Niedergeschlagenheit – alles Worte, die deutlich beschreiben, dass der Mensch von seinem Erleben tatsächlich niedergedrückt und gelähmt wird *(= dorsaler Vagus).*

Am untersten Ende der Leiter angelangt, erkennen wir, dass wir so nicht weiterkommen. Vielleicht gerade deshalb, weil uns der dorsale Vagus so stark immobilisiert hat und wir dadurch zur Ruhe kommen, kann – natürlich nur unter normalen Umständen – die »vagale Bremse« wirksam werden. Dann wird uns, auch wenn wir uns total niedergeschlagen und erledigt fühlen, plötzlich klar, dass wir unbedingt noch etwas einkaufen müssen: Brot für die Familie, Futter für die Katze … Unterstützt von selbst kleinsten Bewegungen und minimalen Anwandlungen normalen, alltäglichen Denkens beginnt das autonome Nervensystem, sich wieder selbst zu regulieren, und erlaubt uns so, langsam in den Bereich des Sympathikus (Mobilisation, die Situation verlassen) und des ventralen Vagus (wieder in Kontakt gehen) zu wechseln, in dem wir uns um uns und andere kümmern können.

Selbsterforschung hilft

Da jeder dieser Nervenzustände auf unser Immunsystem und die gesamte Homöodynamik unseres Organismus einwirkt, ist es sehr hilfreich zu wissen,

- wie wir uns fühlen, wenn die unterschiedlichen Anteile unseres autonomen Nervensystems aktiv werden,
- was genau die jeweiligen Anteile aktiviert (triggert) und
- was wir selbst tun können, um sie zu regulieren beziehungsweise um die Aktivität des ventralen Vagus zu stärken, der uns Wohlbefinden, Gesundheit und ein entspanntes Sozialverhalten ermöglicht.

Damit wir uns in dieser Hinsicht selbst erforschen können und auf diese Weise mehr Selbstkompetenz und Selbstwirksamkeit erwerben, hat die Polyvagal-Therapeutin Deb Dana mehrere Arbeitsblätter entwickelt, die Sie im Internet finden.[29] Durch das Nachdenken und Erinnern, das zwangsläufig beim Ausfüllen der Fragenbögen entsteht, gewinnen wir einen klaren Einblick in unsere emotionalen Muster und wie wir uns unter ihrem Einfluss fühlen, erkennen unsere »Trigger« – also all das, was unseren Sympathikus und vor allem den dorsalen Vagus aktiviert – und insbesondere unsere Ressourcen. Darunter versteht Deb Dana alle uns bekannten und bereits erprobten Maßnahmen, die uns und unserem Nervensystem helfen, sich wieder zu regulieren.

Da diverse Forschungsergebnisse der Mind-Body-Medizin deutlich zeigen konnten, wie machtvoll die Ausrichtung unseres Denkens auf die körperliche Befindlichkeit wirkt, lohnt es sich, hier noch mal etwas genauer hinzuschauen.

Wie sich Stress aufs Immunsystem auswirkt

Jede und jeder von uns kennt Redewendungen wie: »Diese Person / diese Situation macht mich noch krank!«, oder in einer angenehmen Situation oder Begegnung: »Das baut mich auf / tut mir wohl / ist Nahrung für meine Seele!« Solche Redewendungen entstehen auf der Grundlage von allgemein verbreitetem Erfahrungswissen. Wir wissen einfach, dass es etwas mit unserer geistigen, emotionalen und körperlichen Befindlichkeit macht, wie wir bestimmte Menschen oder Situationen aufgrund des in uns vorherrschenden emotionalen Stils (ab Seite 49) erfahren, wie wir das Erfahrene bewerten, wie wir uns dabei fühlen und was wir darüber denken. Man könnte auch sagen, dass wir Menschen nicht immun gegen die Einflüsse unseres sozialen Umfelds sind.

Man weiß heute aus vielfältigen Forschungen, dass unser Gehirn (bei normaler Funktionsweise) ein äußerst »soziales Organ« ist, das – vermittelt durch die äußeren und inneren Sinne – ständig sein Umfeld und besonders sein konkretes Gegenüber »scannt«, um die Situationen und die sich daraus ergebenden Reaktionen beziehungsweise Handlungsoptionen richtig einschätzen zu können.

Bereits ab dem Moment der Geburt – und mit großer Wahrscheinlichkeit auch schon davor im Mutterleib – sind wir in der Lage, genau und untrüglich

[29] Dana, Deb: Arbeitsblätter; Probst Verlag. Erhältlich unter: www.gp-probst.de – dort Deb Dana und ihr Buch *Die Polyvagal-Theorie in der Therapie* suchen; rechts daneben kann man die »Arbeitsblätter« als Pdf runterladen.

mitzukommen, was um uns herum los und wie die Stimmung ist.[30] Wir spüren jede Nuance in der Qualität der Zugewandheit und des Interesses genauso wie der Gereiztheit, Überforderung oder Ablehnung unserer Bezugspersonen. Und natürlich reagieren wir entsprechend unserem emotionalen Typ – vermittelt über das Nervensystem und das Hormonsystem – ganzkörperlich auf alles Angenehme genau wie auf alles, was uns, bewusst oder unbewusst, Stress bereitet. An dieser Stelle sei noch einmal ausdrücklich darauf hingewiesen, dass fast jedes Stresserleben in unserem Kopf beginnt, hervorgerufen durch fest verschaltete Denkgewohnheiten und die darauf gründenden Bewertungen, Einschätzungen und Reaktionsmuster.

Für das Thema der Gesunderhaltung und Genesung soll nun die besondere Rolle des Immunsystems noch einmal – basierend auf den Ausführungen von Dr. Holger Cramer (ab Seite 17) – genauer betrachtet werden, denn seine Funktionsweise entscheidet letztlich darüber, ob die unserem Körper innewohnenden Impulse für Selbstheilung wirksam werden können oder nicht.

Chronischer Stress schwächt das Immunsystem

Es ist heute zweifelsfrei nachgewiesen, dass sowohl vorübergehender akuter Stress als auch lang andauernde Belastungen die Arbeit unseres Immunsystems beeinflussen, jedoch in unterschiedlicher Form.

Kurz gesagt wird bei akutem Stress die unspezifische Abwehr gestärkt, die spezifische Abwehr aber kurzfristig zurückgefahren. Bei Dauerstress leiden sowohl die spezifischen als auch die unspezifischen Abwehrkräfte (Seite 19).

So reagiert unser Immunsystem bei akutem Stress

Bei akutem Stress bereitet sich unser Körper darauf vor, unverzüglich zu kämpfen oder zu fliehen. Deshalb verstärkt das Immunsystem die unspezifische Abwehr, um mögliche Wunden oder andere körperliche Schäden schnell beseitigen zu können.

- Die Anzahl der weißen Blutzellen, der Fresszellen und der natürlichen Killerzellen steigt.
- Die natürlichen Killerzellen sind stärker aktiv.
- Spezialisierte Immunzellen wie die T-Lymphozyten teilen sich langsamer.

30 Das hat Joachim Bauer sehr verständlich und eindrücklich dargestellt in seinem Buch: Wie wir werden, wer wir sind. Die Entstehung des menschlichen Selbst durch Resonanz; Blessing Verlag 2019

So reagiert unser Immunsystem bei chronischem Stress

Chronischer Stress beeinträchtigt das Immunsystem insgesamt, was sich darin zeigt, dass sowohl die unspezifische als auch die spezifische Immunabwehr geschwächt ist.

- Die Zahl der Immunzellen im Blut sinkt.
- Die natürlichen Killerzellen sind weniger aktiv.
- Wie beim akuten Stress teilen sich auch hier die T-Lymphozyten langsamer.

Außerdem zeigten zum Beispiel Untersuchungen der Stressforscher Padgett und Glaser, dass eine ständige Aktivierung von Stressreaktionen zu einer chronischen Produktion von Glucocorticoid-Hormonen und Katecholaminen führt, was eine ganze Kaskade von Reaktionen hervorruft. Padgett und Glaser machen deutlich, dass das neuroendokrine System (Neurohormonproduktion) und das Immunsystem fein aufeinander abgestimmt sind. Störungen auf jeder Ebene können zu einem Ungleichgewicht im Körper führen, das sich letztlich in erhöhter Anfälligkeit für Infekte und Entzündungen oder Autoimmunerkrankungen äußert.[31]

Durch ständige psychische Belastung hervorgerufene Veränderungen in der Genexpression können dabei auch das Gleichgewicht der Immunantwort stören. Chronischer Stress aktiviert dabei offenbar bestimmte Gene, die das Immunsystem in einen permanenten Alarmzustand versetzen.

Die Vorsitzende des Berufsverbandes Deutscher Psychiater, Christa Roth-Sackenheim, berichtet unter Verweis auf eine US-Studie, wie sich die seelische Belastung von Menschen, die einen an Krebs erkrankten Angehörigen pflegten, auf Gene auswirkt, die für das Immunsystem relevant sind. In der Studie verglich man bei chronisch gestressten und bei nicht belasteten Menschen die Genaktivität in den Monozyten – also in jenen weißen Blutzellen (Blutkörperchen), die an der körpereigenen Abwehr beteiligt sind.

Tatsächlich führen laut Roth-Sackenheim Veränderungen in der Genaktivität dazu, dass die Immunzellen weniger stark auf das körpereigene Hormon Cortisol reagieren, welches normalerweise die Immunreaktion dämpft und damit entzündliche Prozesse verringert: »Im Gegenteil, die Zellen reagieren empfindlicher auf Signale, die einer Entzündung Vorschub leisten.« Bei allen Studienteilnehmern seien dabei sehr ähnliche Cortisolspiegel gemessen worden. Das bedeute, dass bei den Immunzellen das Signal, die Entzündung zu stoppen, nicht ankomme.

Diese Erkenntnisse helfen nach Angaben der Experten zu verstehen, weshalb chronischer Stress zu einer permanenten Aktivierung des Immunsystems führt:

[31] Padgett, D. A. / Glaser, R.: »How stress influences the immune response«; Trends Immunol. 2003 Aug;24(8):444–448, gefunden in: http://www.ncbi.nlm.nih.gov/pubmed/12909458

»Bislang war man davon ausgegangen, dass ein erhöhter Cortisolspiegel der Grund dafür ist, dass Stress zur Entwicklung von Krankheiten beiträgt.« Diese Studie zeige jedoch, dass auch eine zu schwache Wirkung von Cortisol Prozesse auslösen könne, welche die Entstehung von Krankheiten begünstigten.«[32]

Erkenntnisse der Psychoneuroimmunologie

»Was uns krank macht – was uns heilt: Aufbruch in eine neue Medizin. Das Zusammenspiel von Körper, Geist und Seele besser verstehen« heißt das Buch des Arztes, Psychologen und Psychotherapeuten Christian Schubert. Er ist Leiter des Labors für Psychoneuroimmunologie an der Klinik für medizinische Psychologie der Medizinischen Universität Innsbruck und erforscht seit mehr als 20 Jahren intensiv diesen Themenkomplex. Die Psychoneuroimmunologie (kurz PNI) versteht sich selbst als eine Teildisziplin der Psychosomatik. Sie erforscht die nervalen und biochemischen Kommunikationswege zwischen Psyche, Gehirn und Immunsystem, die den Prozessen beziehungsweise Phänomenen von Erkrankung und Gesundung zugrunde liegen.

Ein tieferes Verständnis dafür, was uns krank macht und was uns heilt

Die PNI versteht sich als wichtige Ergänzung zur Schulmedizin, denn sie betrachtet den Menschen immer in seiner Gesamtheit und versteht Erkrankungen nicht nur als den Ausfall eines bestimmten Organsystems, sondern als Ausdruck von Prozessen, die unseren gesamten Organismus geschädigt haben.

Um den Menschen in seiner Gesamtheit zu verstehen, bedient sich die PNI der bisher sehr ungewöhnlichen Methode der integrativen (ideografischen) Einzelfall- und Langzeitstudien. »Mithilfe dieses Ansatzes untersuchen wir den ganzen Menschen, wie er seinen sich ständig verändernden Alltag erlebt, welche Situationen ihn dabei emotional belasten, welche Ereignisse ihn begeistern und wie sein Organismus – besonders sein Immunsystem – darauf reagiert«[33], erläutert Schubert, denn »den idealen Zugang in der Stressforschung bietet das

32 Zitiert aus http://www.welt.de/wissenschaft/article2427150/Stress-versetzt-Immunsystem-in-Alarmzustand.html, 11.09.2008

33 Schubert, Christian: Was uns krank macht – was uns heilt; Fischer & Gann 2016, S. 10

real gelebte Leben der untersuchten Person.«[34] Dafür muss man die persönliche Lebensgeschichte der Person, seine Biografie und seine aktuelle Beziehungswelt mit in die Auswertung einbeziehen. Vor allem aber muss man emotional bedeutsame Alltagsereignisse in zeitliche Beziehung zu Stresssystem-Parametern setzen.

Die PNI ist mit ihren integrativen Einzelfallstudien eine – um die Betrachtung des Hormon- und Immunsystems ergänzte – Weiterentwicklung des von Georg Engel 1977 erstmals beschriebenen *biopsychosozialen Modells von Krankheit.* Es »besagt, dass bei Krankheit wie auch bei Gesundheit immer biologische, psychologische und soziale Faktoren zusammenspielen; dass das eine immer in das andere greift; dass sich keins ohne das andere erklären und begreifen lässt.«[35]

In der PNI geht man davon aus, dass »Psyche, Gehirn *und Immunsystem* eng miteinander verknüpft sind, sie sprechen eine gemeinsame Sprache und verfolgen ein gemeinsames Ziel: Sie versuchen, unseren Organismus zu schützen und gesund zu erhalten.«[36] Schubert sieht den Einfluss der Psyche auf das Immunsystems als so bedeutend an, dass seiner Meinung nach *»die Seele über ihren Einfluss auf Immunaktivitäten prinzipiell jede Veränderung im Organismus bewirken kann, zum Guten wie zum Schlechten.«*[37]

Seine Forschungen machten deutlich, dass die biochemischen Aspekte von Erkrankungen gegenüber den biosozialen Aspekten signifikant weniger bedeutungsvoll sind, als man lange annahm. Und diese Erkenntnis muss natürlich auch eine Vielzahl von Konsequenzen haben für alle Überlegungen, wie man einen kranken Menschen wieder zurückführen kann auf den Weg der Genesung und der Selbstheilung.

Selbsterforschung dient der Forschung

In den individuellen Langzeitstudien ließ sich genau ermitteln, was unsere Gesundheit wirklich gefährdet oder sogar erschüttert. Schubert und sein Team entwickelten ein Modell, anhand dessen man Menschen mit schwerwiegenden Erkrankungen wie Krebs äußerst genau begleiten konnte. Die Kontrollgruppe bestand aus Probandinnen, von denen man annahm, dass sie gesund seien. Alle mussten über die Versuchsdauer von 63 Tagen alle 12 Stunden ihren gesamten Urin sammeln und Proben davon einfrieren. Außerdem musste jede Probandin

34 Schubert: Was uns krank macht – was uns heilt, S. 35
35 A.a.O., S. 108
36 A.a.O., S. 10 (Hervorhebung durch Anna Trökes)
37 A.a.O., S. 18 (Hervorhebung durch Anna Trökes)

(es nahmen nur Frauen teil) alle 12 Stunden einen ausführlichen Fragebogen ausfüllen, durch den sich ihre Befindlichkeit und Stimmung feststellen ließ, sie musste Fragen zum Alltagsverhalten (Ausmaß körperlicher Bewegung, Essen, Schlaf usw.) beantworten und täglich Tagebuch schreiben. Einmal pro Woche fand sich dann jede Probandin in der Klinik zu einem ausführlichen Interview ein, bei dem die zurückliegende Woche bis ins Detail analysiert wurde. Die Ereignisse, die die Probandin als bedeutungsvoll erachtete, wurden mit den Befunden ihrer Urinproben verglichen.

Dabei zeigte sich zunächst einmal ganz generell, dass jede Form von Stress die Immunabwehr schwächte, während jede Form von Freude sie stärkte. Bei genauerer Betrachtung erkannte Schubert, dass es unerwartet große »Verzögerungszeiten« zwischen dem Auftreten von Ereignissen und den Reaktionen des Stress- und Immunsystems gab, die von wenigen Stunden bis zu mehreren Tagen reichten. Das bedeutet, dass *jedes* Ereignis, das uns auf einer psychosozialen Ebene wirklich berührt (wie eine Meinungsverschiedenheit mit dem Partner, wenn wir uns nicht wertgeschätzt oder abgelehnt fühlen, wenn wir uns isoliert oder einsam fühlen usw.), noch lange in unserem Urin nachzuweisen ist. Unser Organismus kann also noch erschreckend lange mit den körperlichen Auswirkungen einer psychosozialen Missstimmung beschäftigt sein!

Schubert führt diese langen Verzögerungszeiten des Stressreaktionsprozesses darauf zurück, dass seine Probandinnen – wie jeder Mensch – die für sie emotional bedeutsamen Erfahrungen verständlicherweise in ihren Gedanken, Gefühlen, Handlungen und Träumen über mehrere Tage und Nächte hinweg verarbeiteten, wodurch sie sich den Stressor natürlich immer wieder in Erinnerung riefen und ihn immer wieder aktivierten.

Wie alle anderen Forscher, die sich mit den Wirkungen von Stress beschäftigen, stellt deshalb auch der Arzt und Psychologe Christian Schubert klar: »Es ist eine Kernerkenntnis der PNI, dass unser Organismus in seiner Abwehrreaktion keinen großen Unterschied macht, mit welcher Kategorie von Stressor er sich konfrontiert sieht. Unser Körper setzt sich ebenso gegen eine emotionale wie gegen eine körperliche Verletzung zur Wehr.«[38]

Die psychosomatische Reaktion bei Stress

Stress erfahren wir vor allem, wenn in uns das – bewusste oder unbewusste – Gefühl entsteht, einer Situation nicht gewachsen zu sein. Oder wenn wir die innere Anspannung nicht auszuhalten vermögen, die wir erfahren, wenn sich

[38] Schubert: a. a. O., S. 35

das, was ist, nicht mit unseren Erwartungen deckt (wenn wir also nicht in Frustrationstoleranz geübt sind).

Wie schon erwähnt bezeichnet die WHO Stress als die besorgniserregendste Epidemie des 21. Jahrhunderts. Wir haben uns mit der Vorherrschaft eines ungebremsten Kapitalismus und dem Konzept der auf stetes Wachstum gegründeten Leistungsgesellschaft eine Gesellschaftsform geschaffen, in der wir nie gut, schnell, effizient und perfekt genug sind, sodass sich jede und jeder von uns in irgendeiner Weise überfordert fühlt – allein schon dadurch, dass wir allgemein meinen, »keine Zeit mehr zu haben«, und uns deshalb oft genug nicht mehr die notwendigen Pausen für die Regeneration zugestehen.

Schubert erklärt, was wir uns mit diesem Verhalten antun: »Die psychische Befindlichkeit setzt biochemische Kaskaden in Gang, die sich über immunologische Veränderungen in einer körperlichen Erkrankung niederschlagen. Bei dieser psychosomatischen Reaktion spielen Nerven-, Hormon- und Immunsystem Schlüsselrollen.«[39] Und er macht noch einmal deutlich, wie tiefgreifend diese Prozesse sind: »Wenn ein Mensch sich überfordert fühlt, ist sein gesamter Organismus bis in das Zellinnere hinein beteiligt. Die sich durch den Körper fortpflanzenden Vorgänge haben ihren Ursprung im Gehirn, und zwar unter anderem im limbischen System, das mit unserem Gefühlsleben in Verbindung steht, sowie im Locus coeruleus und im Hypothalamus, den beiden an der körperlichen Stressreaktion wesentlich Beteiligten.«[40]

Stresskaskade nach Christian Schubert

Nun setzt die Stresskaskade ein, die ich hier noch einmal kurz darlegen möchte[41], dieses Mal mit dem Fokus auf die Entzündungsreaktionen, die für die Funktionen des Immunsystems – und das Selbstheilungspotenzial – so wesentlich sind.

- Zuerst nimmt unser Gehirn etwas wahr, das es als bedeutungsvoll erachtet.
- Dann werten Bereiche tief in unserem Gehirn, dass wir Stress erfahren. Das limbische System registriert auf einer uns noch unbewussten Ebene, dass etwas ungewöhnlich, unbekannt, herausfordernd, irritierend, bedrohlich oder beängstigend ist. Diese Gefühlsregungen werden mit den Gedächtnis- und Erfahrungsinhalten des Hippocampus abgeglichen.
- Wenn dessen Zellgedächtnis beisteuert, dass wir mit einem ähnlichen Eindruck schon einmal unangenehme oder sogar schlechte Erfahrungen gemacht

[39] Schubert: Was uns krank macht – was uns heilt, S. 39 f.

[40] A. a. O., S. 41

[41] Die folgenden Ausführungen gründen auf Anna Trökes' Mitschrift des als DVD vorliegenden Vortrags von Christian Schubert: »Psychoneuroimmunologie und Salutogenese bei Krebs« vom Juni 2017.

haben, wird der äußere oder innere Sinnesreiz an den Hypothalamus weitergeleitet und tritt damit in unser Bewusstsein.

- Während das limbische System auf einer unbewussten Ebene reagiert, registriert der Hypothalamus bewusst, dass etwas nicht stimmt. Vermittelt durch die Botenstoffe CRH/ADH kommt es in der benachbarten Hypophyse zu einer Ausschüttung des Hormons ACTH, wodurch die Nebenniere angeregt wird, aus ihrer Rinde das Stresshormon Cortisol freizusetzen.
- Gleichzeitig kommt es, vermittelt über den Hypothalamus und die vegetativen Umschaltstellen in Hirnstamm und Rückenmark, zu einer Aktivierung des Sympathikus.
- Dies wiederum bewirkt im Nebennierenmark eine Ausschüttung von Adrenalin und Noradrenalin. Diese beiden als »Stresshormone« bekannten Botenstoffe gelangen binnen kürzester Zeit ins Gehirn.
- Spätestens jetzt – Bruchteile von Sekunden später – ist unser gesamtes System alarmiert, da der Sympathikus alle Organsysteme warnt, die einen wesentlichen Anteil daran haben, dass die Stressantwort gelingt: Herz, Lungen, Leber, Milz, Nieren, Darm, aber auch Muskeln, Haut und unser Immunsystem. Das Herz schlägt schneller, die Atmung vertieft sich, die Bauchorgane fahren ihre Arbeit runter, Muskel, Faszien und Haut spannen sich an. Dadurch wird unser Körper auf Kampf oder Flucht vorbereitet – Impulse, die eigentlich zwingend in Bewegung umgesetzt werden müssten.
- Es kommt, vermittelt über das Peptidhormon Substanz P, zu einer Wirkung auf Immunzellen, zum Beispiel auf die Fresszellen (Makrophagen), die ihrerseits Entzündungssignale (proinflammatorische Cytokine) freisetzen.
- Die Anzahl der weißen Blutzellen, der Fresszellen und der natürlichen Killerzellen (NK-Zellen) steigt an, und die Killerzellen werden aktiviert. Natürliche Killlerzellen gehören zu den Lymphozyten (Untergruppe der weißen Blutzellen oder Leukozyten). Sie sind in der Lage, abnormale Zellen wie Tumorzellen oder virusinfizierte Zellen zu erkennen und abzutöten. NK-Zellen besitzen keine Antigen-spezifischen Rezeptoren und gehören zum angeborenen Immunsystem.[42]
- Gleichzeitig lässt sich eine langsamere Teilung spezialisierter Immunzellen wie T-Lymphozyten beobachten.

Diese Immunantwort klingt in der Regel sofort wieder ab, sobald unser Organismus – aktiviert durch den Parasympathikus – wieder in den Zustand der Allostase zurückfindet. Ist das nicht der Fall, dann verliert der Organismus (im besten Fall nur vorübergehend) die Fähigkeit, sein inneres Gleichgewicht auszubalancieren,

[42] Quelle: wikipedia, eingesehen am 5.2.2015 um 10:18 Uhr

sodass es zum Beispiel zu chronischen Entzündungen kommen kann. Wir wissen heute, dass milder oder kurzzeitiger Stress durchaus positive Wirkungen auf das angeborene Immunsystem haben kann, gleichzeitig aber einen negativen Effekt auf die adaptive Immunabwehr, wodurch unser Organismus Krankheitserreger nicht mehr schnell erkennen und bekämpfen kann.

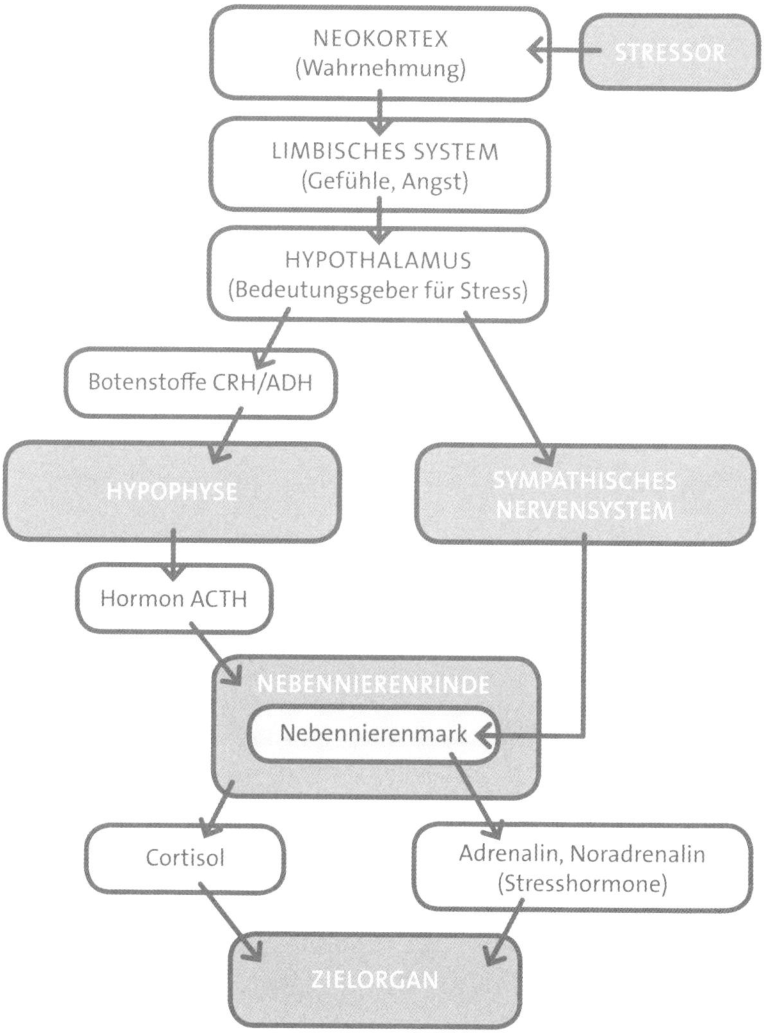

Die Stresskaskade verläuft auf zwei Wegen: über das sympathische Nervensystem (»heißer Weg«) sowie vermittelt über Botenstoffe und Hormone (»kalter Weg«).

Dauerstress macht krank

Wenn wir unter Dauerstress bzw. chronischem Stress leiden, zum Beispiel nach dem Tod eines nahen Angehörigen, dem Verlust unseres Arbeitsplatzes oder weil wir einen kranken oder gebrechlichen Angehörigen pflegen, dann zeigt sich, dass wir schneller krank und langsamer wieder gesund werden beziehungsweise unsere Wunden langsamer heilen (es ließ sich eine um bis zu 40 Prozent verzögerte Wundheilung beobachten!).

Durch die verschlechterten Immunfaktoren steigt die Infektionshäufigkeit, was die Entstehung beziehungsweise Verschlimmerung von Krankheiten begünstigen kann. Solch eine Schwächung des Immunsystems wird – wie schon weiter vorn erwähnt – als »Open-Window-Phänomen« bezeichnet, weil es Krankheitserreger an den Immunbarrieren vorbeilässt und sie dann auch nicht mehr ausreichend zu bekämpfen vermag.

Schuberts Forschungen zeigten, dass dieses Phänomen seine Ursachen in mehreren komplexen Wirkzusammenhängen hat.

In jedem lebendigen Organismus werden in jedem Augenblick Millionen von Zellen geboren, und genauso viele sterben auch wieder ab. In diesem unvorstellbaren »Produktionsprozess« des Lebens kommt es immer mal wieder vor, dass Zellen Mutationen im Erbgut zeigen und »entarten«. Normalerweise sorgen unsere körpereigenen Reparaturmechanismen mittels bestimmter Enzyme dafür, dass diese Zellen keinen Schaden anrichten können. Und genau diese Enzyme sind unter Stress weniger aktiv.

Der Stress, der Menschen auf Dauer am meisten zusetzt, ist der, der sich allmählich in eine Depression wandelt beziehungsweise mit einer grundsätzlich negativen und evtl. feindseligen Weltsicht einhergeht. Menschen, die davon betroffen sind, scheinen besonders durch folgende Langzeitwirkungen gefährdet zu sein:

- eine stark verzögerte Wundheilung, die wahrscheinlich auf einer verringerten Ausschüttung von Cytokinen beruht,
- nach Impfungen (zum Beispiel gegen Grippe) eine starke Verminderung der Antikörperkonzentration beziehungsweise einen sehr schnellen Abfall der Menge der Antikörper (wodurch die Impfung sehr an Wirksamkeit verliert),
- eine verminderte Vermehrungs-(Proliferations-)fähigkeit von Lymphozyten,
- eine Verminderung der Reaktivität von T- und B-Lymphozyten und der NK-Zellen und
- eine dauerhaft erhöhte Cortisolausschüttung; dies führt zu einer Hemmung der Vermehrung der Immunzellen (vor allem der NK-Zellen) und der Synthese von Cytokinen und Substanzen, mit denen das Immunsystem auf Bakterien oder Viren antwortet und in der Folge davon dann zu
- chronischen Entzündungen.

Diese Entzündungen sind in der Regel *subakut,* was bedeutet, dass der Betroffenen davon gar nichts mitkriegt, außer dass er vielleicht das Gefühl hat, immer etwas abgeschlagen und schnell erschöpft zu sein. Langfristig sind jedoch auch solche subakuten Entzündungen für unseren Organismus gefährlich, da sie die körpereigenen Zellen (und damit den eigenen Organismus) schädigen und – so Schubert – damit paradoxerweise jene Faktoren unseres Immunsystems schädigen, die uns vor Infektionen schützen.

Schubert Forschungen legen die Schlussfolgerung nahe, dass all diese – auf unserem subjektiven Stresserleben beruhenden – Faktoren dazu beitragen, dass wir im Laufe unseres Lebens eine ganzer Reihe chronischer Erkrankungen bekommen wie Diabetes, koronare Herzerkrankungen, rheumatoide Arthritis und Polyarthritis sowie diverse schwere, oft bis jetzt unheilbare Autoimmunerkrankungen.

Chronisch krank durch Kindheitstraumata

Ein weiterer wesentlicher Faktor, im Laufe seines Lebens solche Krankheiten zu bekommen, scheint in traumatischen Kindheitserfahrungen zu liegen. Wie wir aus den Forschungen der modernen Psychologie wissen, bleiben die Erfahrungen psychosozialer Vernachlässigung, von Gewalt (Schlägen) und Missbrauch ein Leben lang tief in unserem Körpergedächtnis gespeichert. Von dort aus reagieren sie – als »wunde Punkte« – unbewusst auf eine Vielzahl von Trigger signifikant empfindlich. Das lässt sich deutlich am Verhalten des Stresshormons Cortisol und an dem Immunstoffwechselprodukt Neopterin ablesen (einem Signalbotenstoff, der vom Immunsystem gebildet wird und der ein Indikator der zellulären Abwehr und damit für ein Krankheitsgeschehen im Körper ist).

Noch deutlicher zeigen sich die Auswirkungen solcher frühkindlichen Erfahrungen, wenn sie uns bewusst sind und wir – wie wir es ja oft genug auch selbst ausdrücken – noch immer darunter leiden. In solchen Fällen liegt der Schluss nah, dass die durch den ursächlichen, oft lang andauernden Stress, wie er zum Beispiel mit einem unsicher-vermeidenden Bindungsstil der Eltern einhergeht, bereits im Kindesalter zu durchgehend erhöhten Entzündungswerten führten. (Im Gegensatz dazu wirkt ein liebevolles und haltgebendes Zuhause auf Kinder wie ein immunologischer Schutzmantel. Ein sicher gebundenes Kind nimmt sogar viele Stressoren kaum war, da es unbewusst darauf vertraut, dass seine Eltern jederzeit alle Gefahr von ihm abwenden werden.)

In der Gegenwart kann dann jede bewusste Erinnerung an Vernachlässigungen, Abwertungen oder gar Misshandlungen, die wir erfahren, und jedes emotionale »Wiederkäuen« des Geschehenen bewirken, dass das alte Stresserleben wieder aktiviert wird und die Entzündungen auf diese Weise gewissermaßen ständig »am Köcheln« gehalten werden.

In Schuberts Vortrag über »Psychoneurologie und Salutogenese«, in dem er intensiv auf die Auswirkungen solcher subakuter, aber ständig vorhandener Entzündungsherde eingeht, äußert er eine – inzwischen ganz gut begründete – Vermutung, dass nämlich viele der typischen Altersbeschwerden und geriatrischen Erkrankungen in genau diesem Funktionszusammenhang ihre Ursachen haben können. Und noch etwas ist wichtig zu verstehen: Die belastenden Erfahrungen der Kindheit können noch immer dermaßen wirksam sein als Ängste, Minderwertigkeitsgefühle, Unsicherheit usw., weil sie nie bewusst bearbeitet und damit verarbeitet wurden. Und solche Gefühle machen uns – wie wir alle wissen – immer wieder Stress beziehungsweise sind die Trigger, die bewirken, dass wir Situationen als stressend bewerten.

Hilfreich: das kognitiv-behaviorale Stressmanagement

Da Christian Schubert ja nicht nur Arzt, sondern auch Psychologe und Psychotherapeut ist, weiß er, womit wir Weichenstellungen vornehmen können, die verhindern, dass diese inneren psychischen Wirkkräfte langsam, aber sicher unsere Gesundheit unterminieren. Eine der bewährtesten Methoden ist seiner Ansicht nach das kognitiv-behaviorale Stressmanagement, das teilweise große Ähnlichkeiten zeigt mit den Methoden des Yoga, unseren Geist zu beruhigen und zu klären. Nach meiner persönlichen und professionellen Erfahrung bietet es uns zudem Techniken an, durch die wir unmittelbar etwas Erleichterung erfahren, und zwar sowohl in emotionaler als auch in körperlicher Hinsicht.

Das kognitiv-behaviorale Management von Stress könnte man – in Abstimmung mit den Erkenntnissen der Polyvagal-Theorie und dem Wissen des Yoga – folgendermaßen beschreiben:

Schritt 1: Sich selbst erforschen

Zunächst einmal ist es äußerst hilfreich, wenn wir uns bewusst machen, in welchen emotionalen und kognitiven Befindlichkeiten wir dem Leben begegnen. Jede und jeder von uns trägt in sich lichtvolle und dunkle Seiten und hat individuelle Gewohnheiten und Muster entwickelt, wenn sie oder ihn etwas stört, aufregt, ärgert, irritiert, verstört oder auch, wenn etwas nur spürbar von den gewohnten Erlebnissen abweicht. Um unserem Stressprofil auf die Spur zu kommen, können uns die Fragestellungen dienen, die in der angewandten Polyvagal-Theorie (zum Beispiel von Deb Dana, Seite 60) entwickelt wurden.

Für die Selbsterforschung ist es sehr hilfreich, Papier und Stift zu nehmen und sich in Ruhe folgende Fragen zu beantworten:

»Wie erfahre ich mich in verschiedenen Zuständen?«

Wie fühle ich mich im Zustand des

- *ventralen Vagus:* sicher, wohl, offen, verbunden, potenzialorientiert …?
- *Parasympathikus:* unruhig, irritiert, genervt, gestört, verwirrt, verunsichert, aufgewühlt, wütend, gestresst …?
- *dorsalen Vagus:* geschockt, benommen, verstört, von meinen Ressourcen abgeschnitten, hilflos, kollabiert, verloren, einsam …?

»Was triggert mich – und was beruhigt und öffnet mich?«

Welche Auslöser (Trigger) führen mich in den jeweiligen Zustand meines Vegetativums?

- Was genau bewirkt, dass ich mich im *Sympathikus*-Zustand wiederfinde?
- Und was triggert den Zustand des *dorsalen Vagus?*
- Was brauche ich, damit ich mich wohl und sicher fühle, also in den Zustand des *ventralen Vagus* komme? Hier sprechen wir besser nicht von einem Trigger (denn das Wort ist immer negativ besetzt), sondern (in Anlehnung an Deb Dana) von einem »Glimmer«.

»Was sind meine regulierend wirkenden Ressourcen? Und wie kann ich mich unterstützen lassen?«

… um im Zustand des ventralen Vagus zu bleiben oder die Zustände, in denen der Sympathikus oder der dorsale Vagus aktiv sind, wieder zu verlassen?

- Was kann ich allein tun?
- Was kann ich zusammen mit anderen tun?

Nachdem Sie diese drei Fragen beantwortet haben, werden Sie sich im wahrsten Sinne des Wortes selbst nähergekommen sein und sich viel besser verstehen!

Vergleichbaren Fragestellungen gingen Schubert und sein Team während der PNI-Langzeitstudien nach[43], nämlich:

- Wie funktioniert mein Stresssystem?
- Welchen Rhythmen im Alltag gehorcht es?
- Welche emotionalen Erfahrungen stellen eine deutliche Herausforderung dar, welche registriert es kaum?
- Wie wirken sich diese Erfahrungen auf das Immunsystem aus?
- Was geschieht mit mir, wenn ich etwas Erfreuliches erlebe?

[43] Schubert: Was uns krank macht – was uns heilt, S. 27 f.

Eine der wichtigsten Techniken für diese erste Stufe ist die Entwicklung von Achtsamkeit und Selbstwahrnehmung. Beide fördern gleichermaßen unsere Fähigkeit, die eigenen Gedanken und Gefühle in ihrem Sein und ihren Auswirkungen auf unsere persönliche Gestimmtheit zu beobachten und zu erkennen, wie die sehr spezifische Schwingung eines jeden Gedankens und eines jeden Gefühls auf unsere körperliche Befindlichkeit wirkt.

Schritt 2: Resilienz trainieren

Wenn wir verstehen, wie unser Stressprofil aussieht, was uns in den Stress führt und mithilfe welcher Ressourcen wir unseren Stress lindern können, dann beginnen wir Resilienz zu entwickeln. »Resilienz bezeichnet die Fähigkeit, mit belastenden Situationen auf konstruktive Weise umzugehen und aufgrund emotionaler Widerstandskraft die Kontrolle über den Stressor zu behalten, die sozialen, psychologischen und biologischen Folgen von Stress abzuwehren und in der Folge eben *nicht* krank zu werden«[44], definiert Schubert und ergänzt: »Resilienz, also eine gewisse emotional-mentale Flexibilität im Umgang mit Stressoren, lässt sich trainieren!«[45]

Wir entwickeln die Fähigkeit, eine *adaptive Stressantwort* zu geben. Sie hilft uns, immer dann einen Ausweg zu finden, wenn mal wieder das bedrohliche Gedankenkreisen einsetzt, wenn wir uns also mit unserem eigenen Denken »die Hölle heiß machen«.

Dazu gehört, dass uns bewusst wird – und wir es auch spüren –, wie unsere eigenen destruktiven, ärgerlichen und feindseligen Gedanken uns selbst am meisten schaden. Und dass im Umkehrschluss alle konstruktiven, verständnisvollen und liebevollen Gedanken uns innerlich stärken und dem Körper (und dem Immunsystem) guttun.

Schritt 3: Sich geistig neu ausrichten

Wenn wir beginnen, diese Wirkzusammenhänge nicht nur intellektuell zu verstehen, sondern sie wirklich im eigenen Leib zu spüren, dann können wir in einem dritten Schritt beginnen, aktiv an unserer geistigen Ausrichtung zu arbeiten. Diese Arbeit – das Finden individueller Stress- und Entspannungsantworten als Resultat des Stressmanagements – geschieht prozesshaft und erfolgt auf mehreren Ebenen, die sich alle ergänzen und einander zuarbeiten.

44 A. a. O., S. 128
45 A. a. O., S. 133

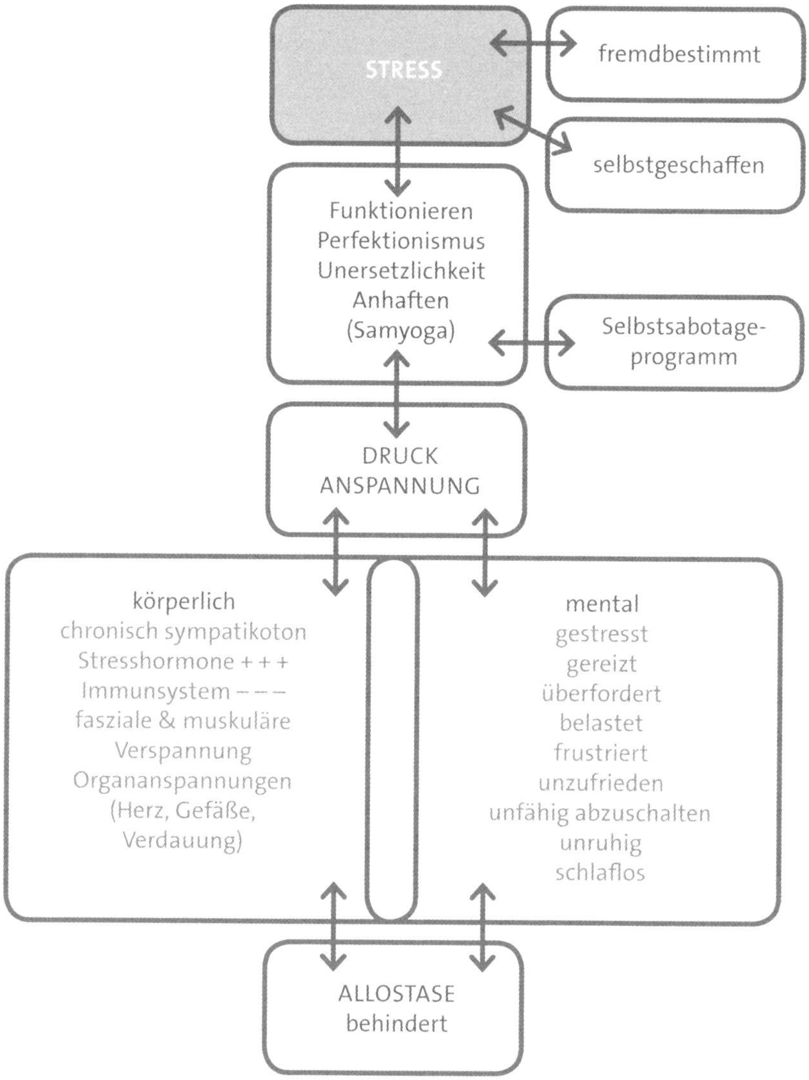

Achtsamkeit ist die Grundlage jedes Heilungsprozesses, denn sie führt uns zu der Erkenntnis, mit welcher Entspannungsantwort wir den Erfahrungen von Stress gegensteuern können. Dadurch entsteht Selbstwirksamkeit, die uns die Ruhe und Sicherheit gibt, die wir brauchen, damit die Selbstheilungskräfte des Körpers wirksam werden können.

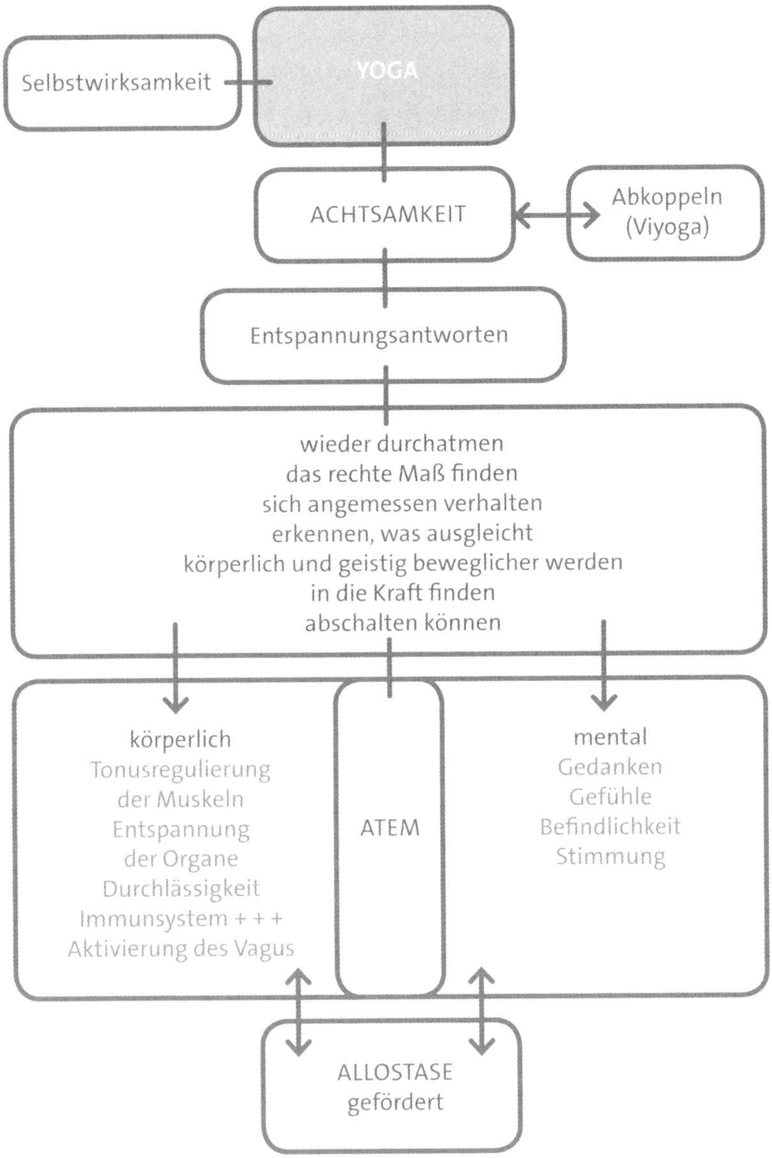
Selbstwirksamkeit
YOGA
ACHTSAMKEIT
Abkoppeln
(Viyoga)
Entspannungsantworten
wieder durchatmen
das rechte Maß finden
sich angemessen verhalten
erkennen, was ausgleicht
körperlich und geistig beweglicher werden
in die Kraft finden
abschalten können
körperlich
Tonusregulierung
der Muskeln
Entspannung
der Organe
Durchlässigkeit
Immunsystem + + +
Aktivierung des Vagus
ATEM
mental
Gedanken
Gefühle
Befindlichkeit
Stimmung
ALLOSTASE
gefördert

Wege zu einem stabilen und resilienten Nerven- und Immunsystem

Wieder flexibel und anpassungsfähig werden

Jeder Gedanke kann geändert werden!

Sicher war eine der wichtigsten und großartigsten Erkenntnisse der Hirnforschung in den letzten Jahrzehnten, dass unser Gehirn ein Leben lang anpassungsfähig und formbar (plastisch) ist.

Heute gilt es als gesichertes Wissen, dass unser Gehirn durch Gebrauch geformt wird, wie schon bei den »emotionalen Reaktionstypen« nach Richard Davidson erwähnt (Seite 48). Davidson erkannte wie zahlreiche andere Forscher auch, dass genau die neuronalen Netzwerke in uns geformt und stabilisiert werden, die wir regelmäßig – vermittelt durch unsere innere Ausrichtung und damit unser Denken und Fühlen – nutzen. Dabei werden die Netzwerke, die »altes« (stresserzeugendes und krankmachendes) Denken bedienen, mehr und mehr deaktiviert, denn in unserem Gehirn folgt alles dem Grundsatz *»Use it or loose it«* (»Gebrauch es oder verlier es«).

Der Neuropsychologe Rick Hanson, der sich seit Jahren intensiv mit der Erforschung der Neuroplastizität beschäftigt, nennt diese Neuformung den Übergang von einem reaktiven zu einem anpassungsfähigen Gehirn. Als »reaktiv« bezeichnet er unseren Geist beziehungsweise unser Gehirn dann, wenn wir in unseren Reiz-Reaktions-Mustern gefangen sind. Ein in dieser Weise *sich selbst überlassenes Gehirn* untersteht in der Art und Weise, in der es wahrnimmt, fühlt und denkt, die meiste Zeit keiner bewussten Kontrolle. Deshalb wird ein Geist, der in den Strukturen eines solchen Gehirns funktioniert, immer wieder auf seine alten Reaktionsmuster zurückgreifen müssen, die sich im Laufe seines Lebens – weil durch nichts und niemanden kontrolliert – verselbstständigt haben. Hanson vergleicht so ein Gehirn beziehungsweise solch einen Geist mit einem sich selbst überlassenen Garten, in dem einfach alles wachsen kann, wie es will – bezogen auf das Gehirn also jeder Gedanke, egal, ob er hilfreich, förderlich und heilsam ist oder eben nicht.

Wenn wir jedoch beginnen, unser Gehirn zu trainieren, sodass es lernt, den Geschehnissen mit Achtsamkeit zu begegnen und die eigenen Bewertungen, Sichtweisen und die daraus resultierenden Reaktionen zu hinterfragen, dann gewinnen wir nach und nach mehr Kontroll- und Gestaltungsmöglichkeiten über unser Fühlen und Denken.

Der Prozess weg von einem reaktiven hin zu einem anpassungsfähigen Gehirn wird durch einen aktiven und länger dauernden Prozess der Geistesschulung möglich. Ihr wichtigster Grundstein ist die Schulung von Achtsamkeit.

Achtsamkeit entwickeln

»Achtsamkeit ist Weg und Ziel zugleich.«

Tobias Esch[46]

In dem relativ kurzen Zeitraum von nur 25 bis 30 Jahren hat sich die Erforschung der Achtsamkeit von einem Rand- und Nischenthema zu einem Kernthema der Neurowissenschaften, der Psychologie und der Mind-Body-Medizin gewandelt. Allein das Wort Achtsamkeit ist heute derart in aller Munde, dass man schon von einer Inflation dieses Begriffs spricht. Gleichzeitig wird die Achtsamkeit aber in allen oben genannten Disziplinen weiterhin intensiv erforscht und gewinnt so immer mehr an Bedeutung. Sie wird heute als eine der wesentlichsten Methoden angesehen, wenn es darum geht, Stress zu regulieren, Entspannungsantworten zu geben und damit aktiv die eigene Gesundheit zu fördern (Salutogenese).

Achtsamkeit: der Begriffskontext

Bei dem Wort *Achtsamkeit* schwingt immer ein weiter Begriffskontext mit.[47] Es lohnt sich, hier etwas genauer hinzuschauen und sich die Bedeutung der verschiedenen Begriffe bewusst zu machen, die Achtsamkeit näher beschreiben.

46 Esch, Tobias: Der Selbstheilungscode, S. 137

47 Diese Ausführungen stützen sich auf Anna Trökes' Mitschrift des Vortrags »Das Potenzial der Achtsamkeit« von Joachim Galuska auf dem Kongress der Akademie Heiligenfeld zum Thema »Achtsamkeit« im Mai 2019.

Sie können uns in vieler Hinsicht hilfreich sein, einen Weg einzuschlagen, der uns unterstützt, gesund zu werden und gesund zu bleiben.

- *Aufmerksamkeit* und *Konzentration:* Beides bezieht sich immer auf etwas, ist also ein ausgerichtetes und fokussiertes Verweilen bei etwas (einem Gedanken, einer Arbeit usw.)
- *Bewusstheit:* Gemeint ist, dass wir uns unseres Bewusstseins bewusst sind. Bewusstheit braucht also Aufmerksamkeit.
- *Gewahrsein (Awareness):* Damit ist meistens ein Zustand offenen, weiten Gewahrseins gemeint, so wie wir ihn kennen, wenn wir in den Himmel schauen oder über die Weite des Meeres. Unser Gewahrsein kann aber auch wie ein erwartungsfreies, entspanntes Schauen auf etwas Bestimmtes gerichtet sein.
- *Vergegenwärtigung:* Dieser Begriff beschreibt unseren inneren Zustand, wenn wir uns etwas gezielt bewusst machen (zum Beispiel wenn wir uns unsere aktuelle geistige Verfassung vergegenwärtigen).
- *Präsenz:* Dieses Wort drückt bewusste Anwesenheit und bewusstes Dasein aus. In der Präsenz ist unsere Aufmerksamkeit gelenkt, ausgerichtet und fokussiert.
- *Fürsorge:* Achtsam zu sein heißt auch, behutsam und fürsorglich mit jemandem (unseren Mitmenschen) oder etwas (der Umwelt) umzugehen.

Was bedeutet also »Achtsamkeit«?

Es ist, wie es ist.

Achtsamkeit nimmt alles, was erkannt werden kann, wahr als das, was es ist. Sie akzeptiert alles so, wie es ist – ohne Wertung, also frei von allen unseren durch Prägung geformten und gefestigten Meinungen und Ansichten.

In unserem Kontext betrifft die Entfaltung von Achtsamkeit vor allem uns selbst, wenn wir uns fragen:

- Wie erfahre ich mich gerade? Wie erfahre ich meinen Körper, meinen Atem? Methoden dazu sind der Bodyscan und die Atemachtsamkeit.
- Wie erfahre ich meine Gefühle? Erfahre ich das, was ich gerade zur Kenntnis nehme *(= Perception),* als angenehm, unangenehm oder neutral?
- In welchem Geisteszustand erfahre ich mich gerade? Erfahre ich mich zum Beispiel als gesammelt, unruhig, klar oder schläfrig? Denke ich heilsame oder eher unheilsame Gedanken?
- Was ist die innere Ausrichtung meines Geistes? Was sind seine untergründigen Denkinhalte? Was beschäftigt ihn auf einer unbewussten Ebene?

Bei diesen Fragestellungen handelt es sich übrigens um den Kern und die Basisanleitungen der Achtsamkeitsmeditation (Seite 228).

So wirkt Achtsamkeit

Joachim Galuska, langjähriger Leiter der psychosomatisch arbeitenden Heiligenfeld-Kliniken, beschreibt die Wirkung von Achtsamkeit gerade für unser Thema in großer Klarheit folgendermaßen (siehe Fußnote[47], Seite 82):

- Befreit von Bewertungen, Kommentaren usw. führt uns die Achtsamkeit in die reine Beobachtung dessen, was ist.
- Da der Geist sich seiner üblichen Einmischungen enthält und still bleibt, beruhigt er sich und wird schließlich ruhig.
- Ein so beruhigter und gesammelter Geist erfährt spontane Einsicht.

Auf die Frage, wie wir das im Alltag leben können, rät Galuska, doch gerade diesen Alltag als ein Übungsfeld zu begreifen und, wann immer möglich, das eigene Leben und das eigene Sein achtsamer zu gestalten.

Achtsamkeit im Alltag

Um uns zu verdeutlichen, was uns normalerweise im Alltag geschieht, hat der Psychologe und Coach Gerhard Metz einige sehr hilfreiche Grafiken gestaltet.[48] Er geht davon aus, dass wir uns normalerweise in einer Polarität zwischen Unfreiheit und Selbstbestimmung erfahren.

Polaritäten im täglichen Erleben	
UNFREIHEIT	FREIHEIT
Es geschieht mir	Ich gestalte
Die Umstände sind unverfügbar	Ich kann Einfluss nehmen
Ich bin machtlos	Ich bin wirksam
Akzeptierend	Absichtsvoll
Keine Chance, mein Fühlen, Denken und Handeln zu regulieren und modulieren	*Möglichkeit*, mein Fühlen, Denken und Handeln zu regulieren und modulieren
Reaktives Gehirn	Anpassungsfähiges Gehirn

[48] Alle Ausführungen zu Gerhard Metz basieren auf Anna Trökes' Mitschrift seines Vortrags »Vom individuellen Jetzt zu einer achtsamen Kultur« auf dem Kongress der Akademie Heiligenfeld zum Thema »Achtsamkeit« im Mai 2019.

Wie können diese Polaritäten ins Gleichgewicht gebracht werden? Es braucht etwas Drittes, das sich über die alltägliche Bewusstseinsebene dieser Wirkzusammenhänge erhebt.

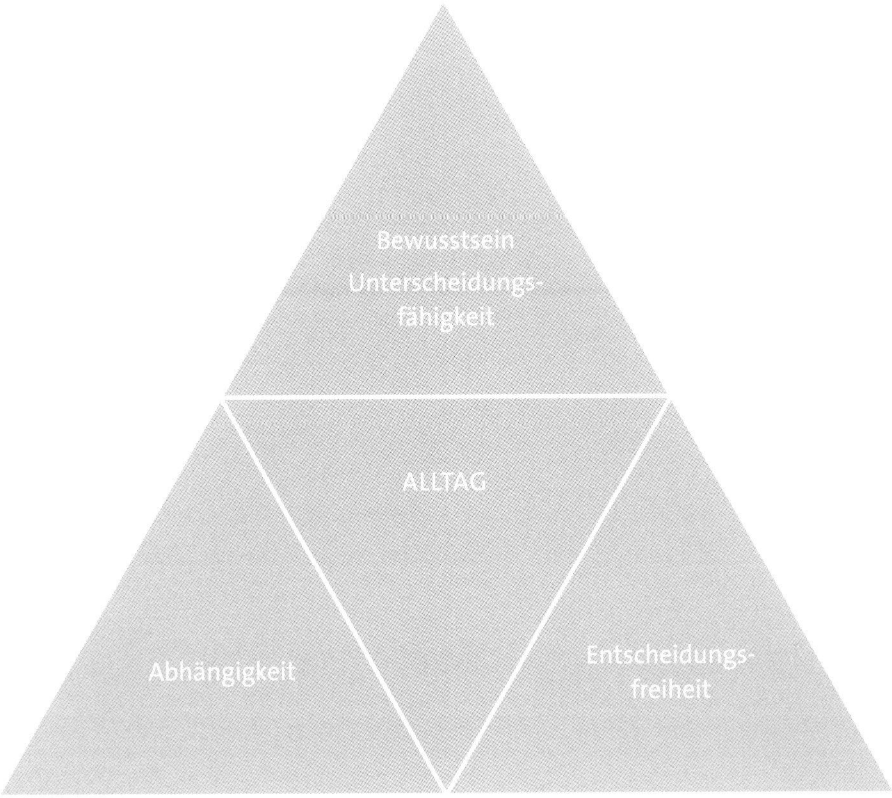

Damit wir erkennen und unterscheiden können, welche Kräfte gerade in uns wirksam sind – solche, die uns in die Freiheit oder in die Abhängigkeit führen –, brauchen wir inneren Abstand zum Geschehen, ein »Darüber-Stehen« (Metaebene).

Es sind unsere Bewusstheit, unsere Achtsamkeit, unsere Unterscheidungsfähigkeit (im Yoga *Viveka* genannt), die uns erkennen lassen, welche Kräfte in uns gerade wirksam sind. Das achtsame Gewahrsein, das nicht verhaftet oder identifiziert ist mit dem, was gerade geschieht und wie wir es erfahren, schenkt uns einen gedanklichen und zeitlichen Spielraum (wenige Sekunden reichen dafür!), in dem wir unseren unbewussten, reaktiven Autopilot-Modus unterbrechen und reflektieren können, was wir gerade in unserer Außen- oder Innenwelt erleben.

Dadurch sind wir dann überhaupt erst in der Lage, bewusst – und achtsam – zu entscheiden, wie wir regulierend oder modulierend in unsere reaktiven Gedanken, Emotionen oder Handlungsabsichten eingreifen können.

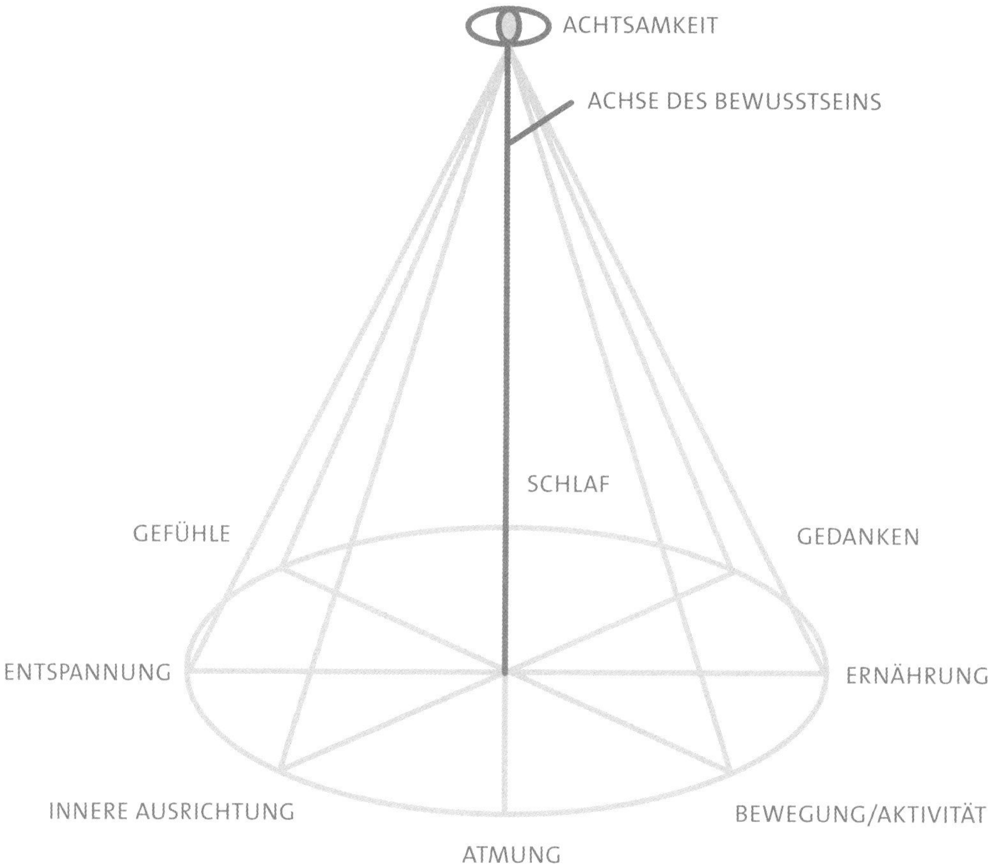

Solange die »Achse der Achtsamkeit« in uns aufgerichtet ist, können wir alle Vorgänge in unserem Leben und auch unsere Gedanken bewusst wahrnehmen und lenken.

Die Bewusstseinsachse, die sich im Inneren des Dreiecks erhebt, ist potenziell immer da, sinkt im Alltag aber leider immer wieder in sich zusammen und geht uns so verloren – wie die folgende Graphik von Gerhard Metz schön zeigt:

Wenn die Bewusstseins- und Achtsamkeitsachse in sich zusammensinkt, verschwindet der Raum zwischen uns und unserem Denken, Fühlen und unserer Körperwahrnehmung und damit eben genau der Raum, der uns den Abstand ermöglicht, den wir brauchen, um etwas mit Achtsamkeit zu beobachten.

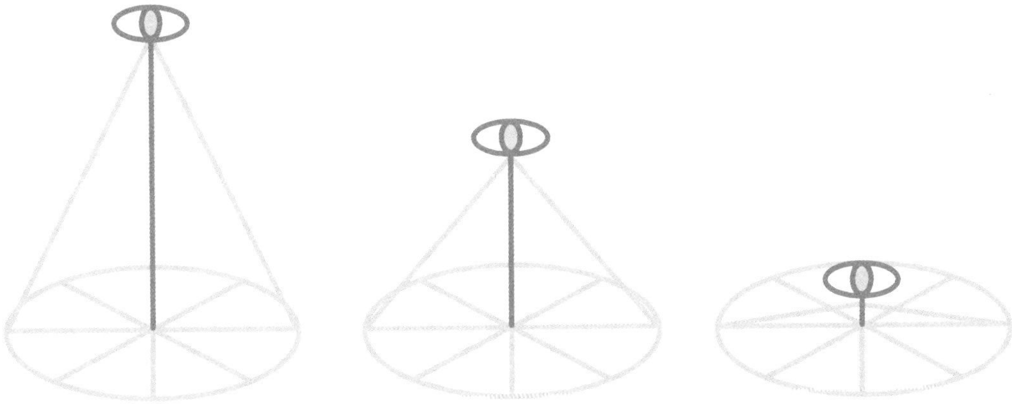

Im Alltag sinkt die Achse des Bewusstseins oft in sich zusammen, weil die Achtsamkeit fehlt. Wenn wir das merken, dann können wir diese Säule wieder aufrichten. Dadurch entstehen Klarheit und Überblick.

Erst durch diesen Abstand können wir zu einer Perspektive finden, die im Yoga als Zeugenbewusstsein oder Seher *(Drashtu)* bezeichnet wird und aus der heraus Selbstwirksamkeit möglich wird.

Gerhard Metz verdeutlicht auch das an einem sehr gut nachvollziehbaren Beispiel:

1. Selbstwirksamkeit: Ich lenke mein Bewusstsein auf meinen Atem.
2. Ohnmacht: Mein Geist schweift ab, und der Kontakt geht verloren.
3. Achtsamkeit (allgemein) und Aufmerksamkeit (gezielt): Ich bemerke (allgemein), dass ich abgeschweift bin (dass sich mein mentaler Zustand verändert hat), und registriere (gezielt), dass ich nicht mehr auf meinen Atem achte.
4. Wiedererlangung der Selbstwirksamkeit: Ich lenke mein Bewusstsein erneut auf meinen Atem.

Achtsamkeit fördert immer wieder aufs Neue den Dialog zwischen Innen und Außen, zwischen unseren Absichten und dem, was wir dann tatsächlich tun, zwischen Denken und Fühlen. Sie ermöglicht damit diverse wichtige Rückkopplungsprozesse, aus denen uns die Fähigkeit erwächst, unseren Geist bewusst so auszurichten, dass er das Gelingende, das Erreichte, das Wohltuende und Gesunde in seiner Wahrnehmung behält. Metz betont, dass es die Summe dieser Mikro-Entscheidungen ist, die sich von Tag zu Tag akkumulieren, die allmählich – und fast unmerklich – Veränderungen bewirkt. Dadurch, so Metz, kann unser Leben wieder »in Fluss kommen«.

Körperbewusstsein entwickeln

Eine der interessantesten Erkenntnisse der Stressforschung der letzten Jahrzehnte ist vielleicht, dass chronischer Stress extreme Wirkungen auf unser Körpergefühl hat.

Wie wir »körperblind« werden

Unsere ständig in allen Formen des Multitaskings geforderte Aufmerksamkeit und Achtsamkeit sind schon rein quantitativ außerordentlich begrenzte Ressourcen, da das Informationsverarbeitungssystem unseres Gehirns maximal zwei Aufgaben gleichzeitig bewusst – und damit achtsam – verarbeiten kann. Wenn wir also vieles zu bedenken haben, wenn uns Probleme beschäftigen, wenn wir uns selbst dem Multitasking verpflichten, dann können wir unseren Körper nicht mehr wahrnehmen. Es fehlt ganz schlicht die Ressource, uns die damit verbundenen Sinneseindrücke bewusst zu machen, sie zu interpretieren und zu verarbeiten – und idealerweiseweise auch noch angemessen auf sie zu reagieren. Wenn wir sehr intensiv nachdenken, wenn wir sehr fokussiert arbeiten, dann merken wir einfach nicht, dass wir flach atmen, dass sich unsere Schultern anspannen und dass wir die Zähne zusammenbeißen. *Wir merken es einfach nicht!*

Deshalb sollten wir immer wieder Entspannungspausen in die Arbeit einfügen – also die Arbeit unterbrechen, aufstehen, uns dehnen, tief durchatmen, mal um den Block laufen oder Ähnliches, also lauter Interventionen, die es ermöglichen, uns wieder in unserer aktuellen körperlichen Befindlichkeit zu spüren. Andernfalls spricht unser Körper auf Dauer immer weniger mit uns. Wir spüren dann die feinen Sinnesreize nicht mehr, die aus den Faszien, den Muskeln und den die Gelenke umgebenden Rezeptoren zu uns sprechen, und werden zunehmend gefühllos für uns selbst.

Dieser Prozess erzeugt ein sogenanntes *Shifting-Baseline-Syndrome.* Da sich der Wandel von einem gesunden über einen gestörten zu einem kranken Zustand in uns bei stressbedingten Krankheiten in der Regel unmerklich vollzieht, nehmen wir die Phänomene dieses Wandels (hier: erste Krankheitssymptome, Erschöpfung und Krankheitsgefühl) nur andeutungsweise oder verzerrt wahr. Irgendwann finden wir es normal, dass wir uns immer unruhig und erschöpft fühlen und Mühe haben, abzuschalten und uns zu erholen. Wir verstärken sogar – obwohl wir uns doch schon so erschöpft fühlen – unsere Aktivitäten und strengen uns noch mehr an, um den Leistungslevel zu bewahren, den wir von uns gewohnt sind und den wir von uns erwarten. Dadurch verschiebt *(to shift)* sich allmählich und subtil die Grundlinie *(baseline)* unseres Gesundheitsempfindens. Hinzu kommt noch erschwerend, dass auch die Folgen unseres Selbst-Missmanagements meistens nicht sofort spürbar oder sichtbar werden. Deswegen können wir auch so gut verdrängen, dass wir uns bezogen auf unsere Gesundheit so dysfunktional und selbstsabotierend verhalten.

Je länger dieser Prozess andauert, desto »körperblinder« werden wir. Wenn wir dennoch immer weiterarbeiten (»Es muss ja!«), kippt der »Overload-Status« eines Tages und wird zum Burn-out. Wenn unser Nervensystem dann durch Missbrauch und Überforderung »ausgebrannt« ist, wie es so treffend heißt, spüren wir uns schließlich überhaupt nicht mehr, sondern erleben unseren Körper als von uns abgeschnitten und wie tot. Der Körper ist verstummt, der Kontakt unterbrochen.

Das klingt nicht nur dramatisch, sondern ist es auch, denn die Fähigkeit der Körperwahrnehmung kann nur mühsam und zeitaufwändig wiederhergestellt werden. Es braucht immer fachkundige therapeutische Begleitung, um die ungünstigen Muster zu erkennen und die Macht, die sie über uns haben, wenigstens etwas aufzulösen. Mit vielen achtsam und genau angeleiteten Bodyscans und anderen Spürübungen können die Betroffenen lernen, ihre äußeren und inneren Sinne zu reaktivieren und allmählich wieder ein gewisses Maß an Selbstwahrnehmung aufzubauen.

Die Selbstwahrnehmung mit Yoga schulen

Mit diesem Wissen kann man nun gut verstehen, warum es so außerordentlich wichtig ist, dass wir uns immer wieder im Verlauf des (Arbeits-)Tages bewusst machen, wie es gerade um unsere körperliche Befindlichkeit steht, dass wir unseren Körper fragen, ob er etwas braucht, und uns überlegen, was wir ihm Gutes tun können. Schließlich haben wir ja nur diesen einen Körper als unseren Lebensraum zur Verfügung! Das so entstehende Körpergefühl gibt uns Selbstkompetenz, was bedeutet, dass wir entscheiden, so nicht weiterleben zu wollen, und dass wir etwas für uns tun möchten.

Viele Menschen entscheiden sich, mit Yoga zu beginnen, wenn sie erkennen, dass ihr Körper sie braucht, dass er wieder gesehen werden und seinen Bedürfnissen entsprechend bewegt und entspannt werden will. Auf der Matte bemerken sie dann schnell und sehr konkret, wie wenig sie sich spüren.

Um Asanas zu praktizieren, benötigen wir jedoch eine gute Körperwahrnehmung. Um sie zu entwickeln, brauchen wir eine Übungspraxis, die langsam, achtsam und auf das Spüren ausgerichtet ist! Das intensive Spüren ermöglicht es, allmählich wieder eine gewisse Tiefensensibilität für uns selbst zu entwickeln. Diese vermag unserem Nervensystem ständig Informationen über die Stellung und Bewegung der Körperteile im Raum zu liefern, über den Spannungszustand der Muskulatur, den Druck in den Gelenken und möglicherweise auftretende Schmerzen. Die Sensoren dafür befinden sich nicht, wie bisher angenommen, in der Muskulatur, sondern in den Faszien. So wird unser Fasziensystem zum größten Sinnesorgan und braucht viel mehr Beachtung in unserer Übungspraxis, als wir bisher dachten (siehe die Übungen ab Seite 133 und 144).

Eine entschleunigte und achtsame Übungspraxis bietet einen guten Anknüpfungspunkt für den im Yoga so wichtigen Aspekt des achtsamen Gewahrseins. Sie ist in vieler Hinsicht äußerst lohnend, denn »es ist zu vermuten, dass bewusste Aufmerksamkeit auf sensorische Stimulation und Impulse und auf die Rate der Impulsverarbeitung in der Großhirnrinde einwirkt, die Dichte der neuronalen Verknüpfungen erhöht und die Neuroplastizität des Gehirns fördert. Weiter können wir davon ausgehen, dass neuroplastische Veränderungen sich nicht nur strukturell auf unser Gehirn auswirken, indem mehr und neue Nervenverbindungen geschaffen werden, sondern auch Veränderungen in den Funktionen der spezifischen Gehirnregionen und deren Kapazität der Informationswahrnehmung, -aufnahme und -verarbeitung mit sich bringen. Auf diese Weise bleibt unser Gehirn also ›frisch‹ und ›elastisch‹.

Dies hat sowohl Auswirkungen auf unser psychisches Erleben, beispielsweise in unserem Gefühlsleben und in unserer emotionalen Befindlichkeit, als auch auf unsere körperliche Verfassung, etwa in der Reaktion auf Stress und den Immunfunktionen.«[49]

Selbstmitgefühl entfalten

»Es ist nicht leicht, in einem menschlichen Körper zu leben, aber zum Glück sind wir mit allem Notwendigen ausgestattet. Wir verfügen über die menschlichen Eigenschaften ›Bewusstsein‹ und ›Mitgefühl‹.«

Christopher Germer[50]

Die Art und Weise, wie wir uns selbst sehen und wie wir mit uns umgehen, hängt sehr davon ab, wie wohlwollend und fürsorglich unser Verhältnis zu uns selbst ist.

[49] Trökes, Anna / Knothe, Bettina: Neuro-Yoga; O. W. Barth 2014, S. 68

[50] Germer, Christopher: Der achtsame Weg zum Selbstmitgefühl; Arbor 2015, S. 53

Von Perfektionismus, mangelnder Selbstsicherheit und alten Glaubenssätzen

Wenn wir so erzogen worden sind, dass wir uns immer größte und beste Leistungen abverlangen, wenn wir zum Perfektionismus neigen oder wenn wir uns mit uns selbst unsicher fühlen, dann tendieren wir dazu, uns streng zu behandeln und nur wenig Einfühlungsvermögen für unsere Bedürfnisse zu zeigen. Daraus entwickelt sich zumindest Anspannung, da wir mit einer solchen Prägung dazu neigen, ständig *nicht* unseren eigenen Erwartungen zu genügen, und die Anforderungen, die wir an uns selber stellen, *nicht* (genügend) zu erfüllen. Durch das Teamwork des ständig aktiven inneren Antreibers und des inneren Kritikers entsteht jedoch oft chronischer psychischer Stress, der komplett »hausgemacht« ist.

Wenn wir solch eine Prägung erfahren und tief verinnerlicht haben, um den Anforderungen unserer Erziehung und der Leistungsgesellschaft genügen zu können, erscheint uns die Entfaltung von Selbstmitgefühl regelrecht gefährlich. Wir fragen uns instinktiv: »Was soll nur aus mir werden, wenn ich mir nicht mehr *alles* abverlange!« und »Was denken die anderen, wenn ich mich nicht mehr wie üblich 150-prozentig einbringe, weil ich merke, dass ich mich damit kaputt mache?« Es sind gerade die sehr motivierten und ambitionierten Menschen, die sich nicht nur überdurchschnittlich in ihre Arbeit einbringen, sondern oft auch noch am effektivsten Selbstausbeutung betreiben.

Und gerade sie sind verständlicherweise am stärksten gefährdet, durch chronischen Stress zu erkranken. Und gerade ihnen hilft es in der Regel nicht, sich von einem Arzt Medikamente oder Massagen verordnen zu lassen. Selbst wenn ein Medikament oder eine manuelle Therapie die Symptome kurzfristig zu lindern vermag, ändert sich dadurch nichts an den inneren Einstellungen, also den Glaubenssätzen, die wie ewige Antreiber und Kritiker wirken, wenn ein Mensch nicht sicher in sich ruht.

Die Ursachen für solch einen Mangel an Selbstmitgefühl und Selbstfürsorge müssen wir in der Kindheit suchen. Wolfgang Merkle, Chefarzt und Gründer der *Psychosomatischen Klinik zum heiligen Geist* in Frankfurt am Main, spricht von einem Wiederholungszwang und zerstörerischen Mustern aus der Kindheit.[51] Seine jahrelange klinische Erfahrung machte deutlich, dass wir, wenn wir in unserem Sosein nicht akzeptiert und wertgeschätzt wurden, meinen, Anerkennung nur noch über Leistung zu bekommen. Noch viel verheerender ist die Tatsache, dass Menschen, die in ihrer Kindheit nur eine schwache oder eine

[51] So geäußert in der Sendung von Gerd Scobel in 3Sat am 14.03.2019 zum Thema »Selbstsabotage«.

unsicher-vermeidende Bindung erfahren haben, oft regelrecht Situation suchen oder erschaffen, in denen sie verletzt und frustriert werden, um dem negativen Bild zu entsprechen, das sie von sich verinnerlicht haben. Merkle berichtet, dass solche Patienten gute Erfahrungen entweder ignorieren oder abwerten (geringschätzen) und sich zudem nachweislich schlechter an sie erinnern.

Wenn wir uns unbewusst solchen Glaubensmustern unterwerfen – und ihnen so Macht über uns geben –, stehen wir uns nicht nur selbst im Weg, sondern sabotieren auch unsere inneren Ordnungs- und Selbstheilungskräfte. Merkle wies in diesem Zusammenhang darauf hin, dass wir zu nur 20 Prozent bewusst denken und handeln, wohingegen die restlichen 80 Prozent bestimmt werden durch verinnerlichte Prozesse, Triebe und biologische Faktoren (zum Beispiel alle möglichen Süchte, aber auch durch Vernetzungen stabilisierter Reaktionsmuster im Gehirn und im Stoffwechsel der Botenstoffe).

Merkle berichtete aus seiner klinischen Erfahrung, dass der wichtigste Heilfaktor für Menschen, die ihre Genesung und ihre Gesundheit immer wieder sabotieren, erstens die vielen Einzelgespräche mit ihren Ärzten und Therapeuten waren, die ihnen einfühlsam, zugewandt und mitfühlend zuhörten, und zweitens die Gespräche mit anderen Patienten. »Das Gemeinsame hat geholfen«, brachte es Merkle auf den Punkt und zeigt uns damit eine Methode auf, mit der wir den Bann unserer destruktiven inneren Haltungen brechen können und die wir uns in der Regel problemlos verfügbar machen können, zum Beispiel durch die Teilnahme an einer Selbsthilfe- oder Yogagruppe.

Selbstmitgefühl wagen

Da ich selbst so erzogen worden bin, dass *ich* »erst mal was werden muss«, dass *aus mir* »erst mal etwas werden muss« (wörtlich: »Kannste was, biste was!«), dass ich erst mal beweisen muss, dass ich es überhaupt wert bin, aufs Gymnasium zu gehen usw., kenne ich die inneren Einstellungen und Haltungen sehr gut, die einen Menschen glauben lassen, dass er nur dann irgendwie lebens- und liebenswert ist, wenn er etwas leistet. Und zwar nicht irgendetwas leistet, sondern natürlich immer in Perfektion! Für Menschen wie mich ist Selbstmitgefühl zu lernen etwas so Herausforderndes wie für jemand, der unter Höhenangst leidet, Free Climbing zu lernen. Es macht Angst!

Und dennoch führt kein Weg daran vorbei!

Christopher Germer – klinischer Psychologe an der renommierten *Harvard Medical School* und heute neben Kristin Neff einer der führenden Forscher über Selbstmitgefühl – berichtet in seinen Büchern und Vorträgen immer wieder, dass es seine eigene tiefe innere Unsicherheit und seine Versagensängste waren (in seinem Fall vor einem größeren Publikum zu sprechen), die ihn zu diesem Thema brachten. Als er begann, seine Angst und Scham anzunehmen und sich selbst verständnisvoll und wohlwollend zu begegnen, konnte er beobachten, dass diese Gefühle allmählich ihre Macht über ihn verloren. Es ist ihm wichtig zu betonen, dass es bei Selbstmitgefühl weder um Selbstmitleid noch um das Kultivieren einer Opferrolle oder Schwäche geht und dass wir auch nicht befürchten müssen, eine akzeptierende und liebevolle Haltung uns selbst gegenüber lasse uns selbstsüchtig werden. Er sieht somit keine Verbindung zwischen Selbstmitgefühl und Egoismus. Seine Forschungen zeigten vielmehr, dass gerade dann, wenn die Klienten aufhörten, sich ständig selbst so hart zu kritisieren, sie viel motivierter waren, Veränderung zu wagen. Denn sie spürten, dass das Selbstmitgefühl ihnen eine größere Frustrationstoleranz ermöglichte und sie Kritik nicht mehr so persönlich nehmen mussten (sie fühlten sich also nicht mehr in der Gesamtheit ihrer Person angegriffen, sondern allein auf einer sachlichen Ebene).

Gefühle annehmen statt ablehnen

Germer wusste schon lange um die heilenden Potenziale der Achtsamkeit, als er die Praxis des Selbstmitgefühls für sich entdeckte. In seinem wegweisenden Buch *Der achtsame Weg zum Selbstmitgefühl. Wie man sich von destruktiven Gedanken und Gefühlen befreit* beschreibt er, wie eng beides miteinander verbunden ist: »Die Praxis des Selbstmitgefühls ist eine besondere Methode zur Überwindung unserer hartnäckigen Tendenz, gegen Schmerz anzukämpfen und zu Vergnügen hinzustreben. […] Das Heilsame an der Achtsamkeit *und* an dem Selbstmitgefühl ist, dass wir nach und nach lernen, Freundschaft mit unserem emotionalen Schmerz zu schließen. Die Achtsamkeit sagt: ›Spüre den Schmerz‹, und das Selbstmitgefühl sagt: *›Liebe und schätze dich inmitten deines Schmerzes‹* – zwei Arten, unser Leben bedingungsloser anzunehmen.«[52]

Dieses Vorgehen ist auch neurobiologisch sinnvoll. Wenn wir emotionale oder körperliche Schmerzen spüren (was wie gesagt für unser Gehirn nicht unterscheidbar und somit gleichwertig ist), sind wir von der Evolution darauf ausgerichtet, sie zu eliminieren. Germer erläutert: »Das limbische System signalisiert uns, physisches Unbehagen um jeden Preis zu bekämpfen oder zu vermeiden. Es bedarf einer beträchtlichen intellektuellen Leistung (Aktivierung des Neokortex), um unserem limbischen System beizubringen, dass der Widerstand gegen emotionalen Schmerz kontraproduktiv ist.« Und er zeigt auch

[52] Germer: a. a. O., S. 116, Hervorhebungen durch Germer

auf, wie diese Umerziehung möglich ist. »Die buddhistische Psychologie und die achtsamkeits- und akzeptanzbasierte Psychotherapie geben dem Neokortex den Anstoß, emotionales Unbehagen zunächst einmal genauer zu betrachten, anstatt instinktiv zu versuchen, es zu eliminieren. Die neurowissenschaftlichen Untersuchungen von Sara Lazar, Richard Davidson, Norman Farb und Kollegen zeigen, wie Achtsamkeits- und Mitgefühlsmeditation die Funktionsweise und Struktur des limbischen Systems verändern können.«[53]

Es deckt sich mit unserer Lebenserfahrung, dass Widerstand Stress erzeugt, besonders, wenn wir ihn gegen etwas richten, was wir (aktuell) nicht beeinflussen können und also auch nicht zu ändern vermögen, zum Beispiel einen permanent Druck erzeugenden Chef, einen Abnutzungsschmerz im Kniegelenk, das Älterwerden, das pubertierende Kind usw. Annehmen hilft, uns dem zu öffnen, was wir jetzt gerade erfahren und was wir dazu denken und fühlen.

Im kognitiv-behavioralen Stressmanagement (Seite 75) versuchen Klient und Therapeut, schädigende Denkmuster zu ändern. Das ist schon mal ein sehr guter Ansatz, vor allem, weil er uns hilft, überhaupt erst einmal zu erkennen, womit wir uns gewohnheitsmäßig »selbst die Hölle heiß machen«. Bei genauerer Betrachtung zeigt sich aber deutlich, dass wir vor allem deshalb etwas verändern wollen, weil wir das, was sich an Denk- und Gefühlsmustern in uns entwickelt hat, ablehnen – und damit auch einen Teil unserer selbst ablehnen.

Gerner räumt ein, dass »man mit solchen Ansätzen einige Erfolge erzielen konnte, doch neuere Forschungsergebnisse weisen darauf hin, dass der Heilungsprozess im Rahmen einer erfolgreichen Therapie anders verläuft, als wir bisher dachten: Es ist ein Prozess, bei dem wir ein ganz neues *Verhältnis* zu unseren Gedanken und Gefühlen entwickeln, anstatt sie direkt anzugehen und zu versuchen, sie zu verändern. Dieses neue Verhältnis ist weniger vermeidend, weniger verstrickend, sondern annehmender, mitfühlender und bewusster. Indem wir unseren Problemen mit offenen Augen und Herzen begegnen – mit Wachheit und Mitgefühl –, erfahren wir emotionale Heilung.«[54]

Und dieses Verhältnis ist natürlich der beste Nährboden für alle Prozesse der Selbstheilung, der Genesung und vor allem auch ganz allgemein für den Erhalt unserer psychischen und körperlichen Gesundheit.

[53] Germer: a. a. O., S. 152

[54] A. a. O., S. 47, Hervorhebung durch Germer

Die Einübung einer individuellen Yogapraxis

»Unterforderung im Yoga gibt es nicht!«

Dr. Günter Niessen, Orthopäde und Yogalehrer

Klarheit gewinnen mithilfe der vier heilsamen Geistesqualitäten

In einem der wichtigsten Referenztexte des Yoga, Patañjalis *Yogasutra,* findet sich eine äußerst genaue Analyse davon, wie unser Geist arbeitet und welche inneren Störfaktoren seine Ruhe, seine Regenerationsfähigkeit und damit seine Gesundheit beeinträchtigen können, außerdem eine sehr genaue psychosomatische Beschreibung:

»Ein Gefühl von innerer Enge, ein Gefühl von tiefer Niedergeschlagenheit, eine Störung des harmonischen Gleichgewichts körperlicher Funktionen oder die Unmöglichkeit, den Atem ruhig zu führen, gehen einher mit einem Geist, der in Probleme verwickelt ist.« (Patañjali: *Yogasutra* 1,31[55])

Besser sollte man eigentlich sagen, dass unser Geist *sich selbst* mit seiner Bewertung eines äußeren oder inneren Sachverhalts in Probleme verwickelt hat, was sein Körper nun ausdrückt. In den nächsten Versen beschreibt Patañjali eine Reihe von Strategien, die erwiesenermaßen geeignet sind, unseren Geist wieder zu klären, ihn zu beruhigen und zu stabilisieren – zum Beispiel die Verlängerung der Ausatmung *(Yogasutra* 1,32), eine Methode, die aktivierend auf den Vagusnerv wirkt. Damit werden wir aber nur auf die Symptome einwirken können, nicht aber auf unser Verhältnis zu unseren Gedanken und Gefühlen – und damit auf die Ursachen.

Dieser Wirkzusammenhang war Patañjali sicher bewusst, denn im Vers 1,33 erklärt er, dass der Geist sich vor allem dann klärt, wenn wir vier heilsame Geistesqualitäten *(Bhavanas)* einüben – die übrigens aus dem Buddhismus stammen und unverändert in diesen Yogatext übernommen wurden:

- Güte, Wohlwollen, Liebe, Freundlichkeit (*Maitri*)
- Mitgefühl, Hilfsbereitschaft (*Karuna*)
- Freude, sich mit anderen freuen, Begeisterungsfähigkeit, Heiterkeit (*Mudita*)
- Geduld, Nachsicht, Vergeben können, Fehlerfreundlichkeit *(Upeksha).*

Wenn wir diese heilsamen Kräfte zunächst auf uns selbst ausrichten, dann erschaffen wir eine Atmosphäre von Wohlwollen, Zugewandtheit, Akzeptanz und Verständnis für uns selbst – kurz: eine Atmosphäre des Selbstmitgefühls

55 In der Übersetzung von T. K.V. Desikachar in: Über Freiheit und Meditation. Das Yoga Sutra des Patañjali; Fulda: Via Nova 1997, S. 42

und der Selbstliebe. In dieser Atmosphäre können wir uns (endlich einmal) innerlich entspannen, und in dieser Entspannung wird unser Geist allmählich wieder ruhig und klar.

Die Klarheit brauchen wir, um zu erkennen, auf welche Weise ein Yogaprogramm gestaltet sein soll, das uns hilft, seelisch, mental und körperlich zu gesunden.

Das passende Yogaprogramm finden

Mitfühlend und geduldig werden wir uns Zeit geben zu lernen und uns ein Programm aussuchen, das uns den notwendigen Ausgleich zu unserem Alltag bietet und mit dem wir uns wohlfühlen.

Wenn Sie also den ganzen Tag intensiv mental gefordert sind, dann brauchen Sie ein Programm, das Sie beruhigt. Üben Sie dann langsam, bewusst und achtsam – denn das sind genau die Qualitäten, die uns in der Hast des Alltags zuerst verloren gehen. Vielleicht denken Sie, dass ein schneller, knackiger Yoga-Work-out, bei dem Sie sich so richtig auspowern, besser für Sie wäre. Aber damit machen Sie nur weiter wie im Alltag, wo ständig Schnelligkeit und Leistung gefragt sind. Sie würden bei einem solchen Training also nur Ihre Alltagsmuster auf die Yogamatte mitnehmen – und deshalb wahrscheinlich in der Schlussentspannung vor Erschöpfung einschlafen.

Es wird heute auch mehr und mehr empfohlen, Yoga nicht zu üben, um Ausdauer zu trainieren. Erstens ist die Yogapraxis dazu nicht gemacht und deshalb dafür nicht geeignet, und zweitens ist körperliche Ausdauer auch nicht das Ansinnen von Yoga. Ihm geht es ja vor allem darum, Sie wieder Ruhe, Gleichmut und innere Ausgeglichenheit erfahren zu lassen, die sich in der Stabilität und Leichtigkeit Ihres Körpers ausdrückt.

Besser ist es, wenn Sie die wertvolle Zeit, die Sie sich selbst widmen, dafür nutzen, um Achtsamkeit einzuüben: Achtsamkeit für Ihre körperliche Befindlichkeit, Achtsamkeit für Ihre geistige Verfassung und vor allem dafür, wie Sie die Beziehung zu sich selbst auf allen Ebenen gestalten.

Der Körper als Ort der Wahrheit

Ihre körperliche Befindlichkeit spiegelt zu jedem Zeitpunkt wider, was Sie über sich denken, mit wie viel Wohlwollen und Akzeptanz Sie sich begegnen, wie viel mentale und emotionale Anspannung sich in Ihnen angesammelt hat und in welchem Maße Sie sich gestresst fühlen.

Ihr Körper ist der Spiegel Ihres Seins.

Er ist das Resultat der Art und Weise, wie Sie Ihr Leben führen.

Mit Ihrem Körper verkörpern Sie immer Ihr gesamtes Sein. (Ja, wirklich! Das *gesamte* Paket!)

Deshalb ist es auch möglich, dass ein erfahrener Bodyreader (zum Beispiel ein Rolfer) Sie anschaut und Ihnen nach kurzer Zeit Ihre gesamte Lebensgeschichte erzählt! Es klingt erstaunlich, ja unglaubwürdig, aber ich habe es selbst schon bei mir und anderen erfahren!

Wenn Sie achtsam üben und dadurch lernen, auf Ihren Körper zu hören und seine Sprache zu verstehen, dann werden Sie viel über sich lernen. Insbesondere der Hatha-Yoga als ein »Weg, der am Körper ansetzt« *(Kaya Sadhana)* ist zunächst immer ein Weg der Selbsterfahrung und der daraus erwachsenden Selbsterkenntnis.

Der Körper kann nicht lügen, er ist nicht in der Lage, irgend etwas vorzugeben.

Boris Tatzky, mein langjähriger Ausbilder im »Yoga der Energie«, nannte den Körper deswegen einen »Ort der Wahrheit«. Unser Körper ist der Ort, an dem wir uns selbst *wahrhaftig* begegnen – wenn wir uns darauf einlassen möchten.

Sich einzulassen braucht Zeit und sehr viel Spielraum. Einmal achtsam geworden, werden Sie immer mehr über sich selbst erfahren, da die Sinne, mit denen Sie Ihre innere Welt erkunden, sich immer mehr verfeinern und Sie deswegen immer differenzierter in Ihrer Wahrnehmung werden. Das ist ein Prozess, der nie endet, denn unser Körper birgt neben all unseren Erinnerungen und Erfahrungen auch das Wunder des Lebens, das sich nur in der Stille erforschen und erfahren lässt.

Und genau diese Stille und dazu die Zeit, uns selbst achtsam und bewusst zu erfahren, schenkt uns die Meditation.

Meditieren lernen

Meditation ist Weg und Ziel zugleich.

Es ist offenkundig – in allen Medien –, dass Meditation »in« ist. Mehr und mehr wird der Wert der Meditation anerkannt, wenn es darum geht, Stress abzubauen, gewissermaßen als eine »Entspannungsantwort« (Seite 32) erster Wahl. Viele medizinische Studien konnten zeigen, dass eine regelmäßige Meditationspraxis das vegetative Nervensystem – als Folge einer solchen Entspannungsantwort – in starkem Maße darin unterstützen kann, sich selbst im Zusammenspiel seines anregenden Anteils (Sympathikus) und seines in die Ruhe führenden Anteils (Parasympathikus) zu regulieren. Zudem lassen sich viele heilsame Auswirkungen in anderen Körpersystemen beobachten, etwa im Atem-, Herz-Kreislauf- und Verdauungssystem, insbesondere aber im allem übergeordneten Immunsystem (mehr dazu im Übungskapitel ab Seite 227).

Liest man die Liste all dieser inzwischen gut dokumentierten Heilwirkungen, könnte man meinen, Meditation wirke wie ein Medikament. Doch ein Medikament ist sie ganz sicher nicht. Weil sie aber heute oft in diesem Sinne angepriesen wird, sind vermutlich so viele Menschen daran interessiert, meditieren zu lernen. Da dies dann aber nicht – wie erwartet – direkt und unmittelbar Erleichterung verschafft (wie eine Schmerztablette), brechen viele Menschen (ca. 80 Prozent!) diesen Versuch schon bald wieder ab.

Ein sich selbst organisierender Prozess

Überall dort, wo sich Traditionen begründet haben, die Meditation lehren, gilt es als selbstverständlich, dass die Aneignung der Methoden, die uns in den Zustand der Versenkung führen, nur allmählich und prozesshaft geschieht. Damit dieser Lernprozess gelingen kann, brauchen wir vor allem ein Interesse an dieser Methode, das aus unserem Inneren erwächst (also eine »intrinsische Motivation«). Wichtig ist jedoch, dass dabei nicht der Nutzen im Vordergrund steht, also der Wunsch, etwas »haben zu wollen« (und das auch noch am besten möglichst schnell!), sondern dass uns vielmehr *der innere Wunsch* leitet*, uns selbst besser zu verstehen*.

Die in uns wirkenden Muster unseres Denkens und Fühlens können wir aber nur dann erkennen und verstehen lernen, wenn wir uns *regelmäßig* in uns selbst versenken. Und erst dann, wenn wir erkannt und zumindest oberflächlich verstanden haben, warum diese inneren Muster in uns Spannungen erzeugen oder uns belasten, können wir beginnen, sie zu verändern.

Und das ist nicht leicht, denn wie jeder weiß, ist das Verändern von Denk- und Fühlmustern ein äußerst anspruchsvolles und vor allem langwieriges Unterfangen.

Zum Beobachter werden

Meditation schafft – so zeigt die Erfahrung aus Jahrtausenden – aber gerade für solche inneren Wandlungsprozesse ein passendes Setting, denn sie hilft uns besser als alle anderen Methoden, mehr und mehr die Sichtweise des Beobachters, des Zeugen einzunehmen.

Beobachter zu sein heißt, achtsam zu erkennen, was ist, ohne sich mit dem Erkannten zu identifizieren.

Achtsam zu beobachten heißt, nicht zu werten und nicht zu kommentieren, sondern zunächst alles »so sein zu lassen«, wie es gerade eben ist.

Hindernisse auf dem Weg

Als Beobachter lernen wir aber auch unweigerlich bald unsere inneren Hindernisse kennen. Sie hindern uns daran, unserem reinen Sein ohne all die scheinbar sinnstiftenden Aktivitäten des Alltags und die vielen Verkleidungen, in die uns unsere Rollen zwingen, zu begegnen. Sie zeigen sich, kaum dass wir uns hinsetzen, die Augen schließen und versuchen, ruhig zu werden.

Es ist wichtig, um diesen Mechanismus zu wissen, denn die meisten Anfänger in der Meditation denken, es reiche, sich vorzunehmen, ruhig zu werden, und dann geschehe es auch. Die meisten von uns sind entsetzt, wenn sich zunächst einmal wieder und wieder die »Horden von Affen« unserer ungezügelten mentalen Aktivitäten auf uns zu stürzen scheinen. Und weil wir es nicht besser wissen, nehmen wir diese innere Unruhe persönlich, identifizieren uns sofort mit ihr und fühlen uns als Versager. Wenn uns niemand sagt, dass das, was wir da gerade erleben, absolut normal ist, dann werden wir schnell ungeduldig mit uns oder entwickeln sogar Schuldgefühle.

Doch wir brauchen nur zu verstehen, dass diese mentalen Aktivitäten ein Ausdruck davon sein können, dass sich unser Gehirn gerade selbst aufräumt und neu verdrahtet, weil das schon erwähnte Ruhemodus-Netzwerk *(Resting State* oder *Default Mode Network,* Seite 41) aktiv ist. Dann können wir beginnen, Frieden zu machen mit diesem ständigen Kommen und Gehen von Gedanken und sonstigen mentalen Aktivitäten.

Sich Schritt für Schritt dem Zustand der Meditation annähern

Meditation ist nichts, was man *machen* kann, genauso wie man Schlafen nicht machen kann. Meditation ist wie der Schlaf ein Zustand.

Da wir mit beiden Zuständen verbinden, dass sie uns Entspannung, Ruhe und Erholung schenken, wollen wir sie aber gern aktiv herbeiführen. Das geht jedoch nicht, wie jede und jeder von uns vom Schlaf weiß. Je mehr wir versuchen einzuschlafen, desto mehr flieht der Schlaf uns. Das gilt genauso für die Meditation: Je mehr wir uns anstrengen zu meditieren, desto angespannter und frustrierter werden wir.

Der Zustand der Meditation geschieht – oder auch nicht.

Was wir jedoch tun können, ist, günstige Bedingungen zu schaffen, die in uns den Raum dafür bereiten, dass sich der Zustand einstellen kann.

Sieben Schritte zum Lernerfolg

Wie diese Bedingungen aussehen, wurde in den letzten Jahren intensiv erforscht. Deshalb ergibt es Sinn, wenn wir uns für das Meditierenlernen die Erkenntnisse der Neurobiologie und die auf ihnen aufbauenden Konzepte für gehirngerechtes Lernen zunutze machen. Sie umfassen sowohl in der Form als auch inhaltlich folgende Punkte:

1. Die Struktur der einzelnen Lektionen sollte zu Beginn immer gleich aufgebaut sein, während die Inhalte leicht variieren können. Wiederholungen bestimmter Formulierungen helfen unserem Gehirn, neue Nervenverschaltungen (neuronale Netzwerke) anzulegen. Wenn wir unseren Geist einige Wochen lang auf diese Weise trainieren und schulen, stabilisieren sich diese Netzwerke allmählich. Es ist deshalb sinnvoll, immer für einige Wochen bei einer bestimmten Meditation zu bleiben.
2. Die Lernschritte sollten klein sein und die Übungsdauer zunächst sehr überschaubar (ca. 15 Minuten). Beginnen Sie deshalb mit kurzen Meditationen, am besten mit der Achtsamkeitsmeditation (Seite 228).
3. Da Sie über einen längeren Zeitraum dasselbe Thema – zum Beispiel die Unruhe Ihres Geistes – immer wieder aus unterschiedlichen Blickwinkeln anschauen werden, können Sie sich zunehmend an den Gedanken gewöhnen, dass all die mentalen Hindernisse, die Sie stören und ärgern, völlig normal sind. Erst mit diesem Annehmen und Akzeptieren werden Sie sich innerlich genügend entspannen können, um dem Übungsweg und vor allem auch sich selbst zu vertrauen.
4. Beginnen Sie Ihre Meditationsübungen immer mit einer körperlichen und geistigen Entspannung, denn nur dadurch ist Ihr Gehirn wirklich bereit, sich den neuen Informationen, Anleitungen und Erfahrungen zu öffnen.
5. Wählen Sie eine Meditation aus, die Sie wirklich interessiert und die Ihnen Freude macht. Wir lernen nämlich nur das, was uns Freude bereitet, und sind nur dann bereit, uns in irgendeiner Weise zu verändern, wenn sich das neue Denken, Fühlen, Handeln oder Verhalten besser anfühlt als das, was wir uns vorher angewöhnt hatten.
6. Dazu gehört die wiederholte Einladung, sich selbst zuzulächeln beziehungsweise in sich hineinzulächeln (Seite 124). Lächeln entspannt über das vegetative Nervensystem viele Bereiche unseres Körpers. Es erleichtert das Atmen und signalisiert uns, dass wir uns gerade wohl fühlen. Damit ist es die Grund-

lage einer körperlichen wie auch mentalen Gelöstheit, die Ihnen jede Minute der Meditation zu einem angenehmen Erlebnis werden lässt.

7. Am Ende sollten Sie sich immer selbst loben. Damit ist nicht das oft verpönte »Eigenlob« gemeint, sondern eine direkte Botschaft an das Belohnungssystem des Gehirns. Indem Sie sich selbst danken für die Zeit und die Mühe, für Ihre Beharrlichkeit und Geduld, und sich dafür loben, regen Sie Ihr Gehirn an, Dopamin auszuschütten. Dieser Botenstoff ist eng verknüpft mit der Erfahrung guter Gefühle und Freude. Wenn Sie sich auf diese Weise über einen längeren Zeitraum immer wieder eine kleine »Dopaminspritze« verpassen, merkt sich Ihr Gehirn, dass Meditation etwas ist, das Ihnen Freude macht und Ihnen gute Gefühle schenkt.

Und dann wird das Meditieren plötzlich zum Selbstläufer. Probieren Sie es doch einfach mal aus.

Die Selbstheilungskräfte mit Yoga stärken

Wenn man die vielen Quellentexte des Yoga studiert, die im Laufe der letzten knapp 3000 Jahre entstanden sind, dann fällt auf, dass sie alle den Menschen für grundsätzlich heil und gesund halten.

Anders als in den modernen Leistungsgesellschaften hat der Yoga niemals ein Defizitmodell des menschlichen Seins konzipiert, in dem ein Mensch erst einmal »etwas aus sich machen muss« und sich dann lebenslang ständig selbst optimieren soll, um immer »eine gute Performance zu liefern«. Für diejenigen, die mit solchen Glaubenssätzen sozialisiert wurden, bedeutet das, dass jede Schwäche, jede Krankheit als Versagen angesehen wird, auch der natürliche Alterungsprozess mit seinem allmählichen Nachlassen der Kräfte. Auf einer unbewussten Ebene vermag dieses vermeintliche Versagen sogar die Seinsberechtigung der Betroffenen in Frage zu stellen. Das macht fortwährend Stress und dadurch irgendwann krank. Ein deutliches Zeichen dafür ist das vermehrte Auftreten von Depressionen und eindeutig stressbedingten Krankheiten bei Arbeitslosen, bei Menschen kurz nach der Verrentung und bei chronisch Kranken.

Durch Gleichmut und Gelassenheit ins innere Gleichgewicht

Gemäß den Konzepten des Yoga ist also jeder Mensch grundsätzlich heil und vollkommen. Störungen dieses Zustands zeigen sich erst dann, wenn äußere oder innere Faktoren den Menschen aus seinem Gleichgewicht gebracht haben. Die Meister des Yoga interpretierten die Symptome einer Beschwerde oder Krankheit als ein Zeichen, dass der Körper mit diesem Ungleichgewicht überfordert ist und nun Unterstützung braucht, zum Beispiel Ruhe, Diät oder bestimmte Übungen, so wie wir sie aus dem Hatha-Yoga kennen. Die Yogameister verfügten zwar nicht über ein (wissenschaftlich) gesichertes Wissen über die Kräfte der Allostase des menschlichen Körpers, aber sie waren gute Beobachter. Deshalb erkannten sie deutlich, dass im Inneren eines jeden Lebewesens Kräfte wirksam sind, die Heilung bewirken (deutlich sichtbar zum

Beispiel beim Heilen von Wunden) und die bestrebt sind, das innere Gleichgewicht und damit die Gesundheit immer wieder herzustellen.

Die Yogameister erkannten außerdem, dass es dafür außerordentlich hilfreich ist, wenn der Geist sich entspannen und selbst beruhigen kann. Dabei gingen sie davon aus, dass geistige oder emotionale Unruhe (wie Zweifel, Sorgen, Kummer) meist zum einen die Auslöser von gesundheitlichen Störungen sein können, dass zum anderen aber auch die Beschwerden selbst den Geist beunruhigen und belasten – ein Zusammenhang, den sicher jede und jeder von uns aus eigener Erfahrung bestätigen kann.

Damit erklärt sich, warum die Yogatexte immer wieder darauf hinweisen, wie wichtig es ist, innere Ruhe und vor allem Gleichmut einzuüben und zu kultivieren, denn wir brauchen beides sowohl zur Prävention als auch zur Therapie gesundheitlicher Störungen. Gleichmut und Gelassenheit sollten deshalb das Ziel einer jeden Yogapraxis sein.

Um immer wieder in einen solchen friedlichen und stabilen Geisteszustand zurückfinden zu können, ist es hilfreich zu erkennen, durch welche Mechanismen er gefährdet ist. Denn erst wenn wir erkennen, wodurch unser Geist sich in Probleme verwickelt und sich beunruhigt, können wir Achtsamkeit dafür entwickeln. Und dann können wir uns die passenden Strategien überlegen, die uns helfen, diese Automatismen allmählich zu entkräften und idealerweise sogar zu entmachten.

Yoga – ein Erkenntnisweg

Ähnlich wie der Buddhismus geht auch der Yoga davon aus, dass ein Leben ohne die Erfahrung von Leid nicht möglich ist. Allein schon dadurch, dass alles ständig dem Wandel *(Parinama)* unterworfen ist und sich jeder Mensch der Tatsache stellen muss, dass er verletzlich ist, krank werden kann, altert und eines Tages sterben wird, entsteht unvermeidlich Leid.

Über Leid und Selbsterkenntnis

Auf der Grundlage dieser Erkenntnis haben die Meister des Yoga eine Vielzahl von Konzepten und Methoden entwickelt, die uns helfen zu erkennen, dass die Erfahrung von Leid sehr viel damit zu tun hat, wie wir Dinge bewerten und wie unserer generelle innere Einstellung zum Leben ist. Sie behaupten damit, dass sich jeder Einzelne, bedingt durch seine Denkmuster und seine inneren Einstellungen, sein ganz individuelles Leiden erschafft. Sie sagen uns aber auch, was wir tun können, um dieses Leid zu lindern oder – falls es sich um leidvolle Erfahrungen handelt, die uns keinen Erkenntnisgewinn bringen – zu vermeiden.

In den Quellentexten wird Leid sehr differenziert betrachtet. Wir können leidvolle Erfahrungen machen, die uns helfen, etwas zu erkennen und zu lernen (zum Beispiel, dass man sich an heißen Gegenständen verbrennen kann). Diese Erfahrungen werden als wichtig angesehen, ebenso wie die von echtem Kummer und Trauer. Es gibt aber auch andere leidvolle Erfahrungen (wie sie zum Beispiel entstehen, wenn wir ständig an uns rummäkeln), die in sich keinerlei Erkenntnisgewinn tragen. Solche Erfahrungen werden als »unnötiges Leid« angesehen, das man vermeiden sollte.

Um den angestrebten Erkenntnisprozess vollziehen zu können, brauchen wir Konzepte, die beschreiben, was der Geist ist, wie er funktioniert, was sein Denken und Fühlen in förderlicher und nicht förderlicher Weise unterstützt und so weiter. Die Sammlung dieser Konzepte bezeichnet man im Westen als »Yogaphilosophie«, ein Begriff, der in Indien allerdings ungebräuchlich ist. Die Erkenntnisse, die auf der Grundlage der Yogakonzepte gewonnen werden können, sind nämlich niemals nur philosophisch, also rein intellektueller Natur. Sie laden uns ein, unseren Geist genau zu beobachten und zu versuchen, ihn zu erforschen und zu verstehen, denn alle diese Konzepte wollen und sollen uns vor allem zur Selbsterkenntnis *(Svadhyaya)* führen.

Atma Vidya: Yogapsychologie und echtes Wissen

Selbsterkenntnis bedeutet im Yoga nicht, Einsichten zu gewinnen und uns selbst rein intellektuell zu verstehen, denn die Lebenserfahrung zeigt, dass das noch gar nichts für uns bewirkt. Vielmehr möchte Yoga uns helfen, mittels der Konzepte zu erkennen, in welchem Maße und auf welche Weise wir uns selbst unsere Befindlichkeit gestalten. Damit geht es im Yoga um echtes Wissen *(Vidya),* das heißt ein Wissen, das sich auf Erfahrungen stützt, die sich in unserem Körper widerspiegeln und – wenn sie bedeutungsvoll genug sind – sogar in seinem Erfahrungsgedächtnis abgelegt werden.

So betrachtet ergibt es Sinn, wenn wir eher von einer »Psychologie des Yoga« statt von »Yogaphilosophie« sprechen. In Indien wird der in allen Quellentexten zentral stehende Prozess der Selbsterforschung deshalb zumeist *»Atma Vidya«* (Wissenschaft von *Atman,* dem Selbst, dem Wesenskern) genannt.

Wer bin ich?

Am Anfang steht immer die Frage: »Wer bin ich?« »Wer bin ich, wenn ich alle Merkmale abziehe, die meinen Charakter und meine Persönlichkeit bilden? Wer bin ich also wirklich?«

Fast jeder von uns, der sich diese Fragen schon einmal gestellt hat, wird zu der Erkenntnis gekommen sein, dass wir die Antwort nicht wissen. Wir stellen fest, dass wir nicht wissen, wer sich unter den dicken Schichten des Egos und der Persönlichkeit verbirgt, zu der wir im Laufe unseres Lebens geworden sind.

Ich persönlich hatte vor vielen Jahren, als ich mich das erste Mal diesen Fragen wirklich stellte, plötzlich das äußerst unangenehme Gefühl, dass ich keine Ahnung hatte, mit wem ich da eigentlich lebte. Fast noch unangenehmer war es für mich zu erkennen, dass ich sogar noch weniger Ahnung hatte, was genau mein Ego (also meine Persönlichkeit und meinen Charakter) ausmacht. Ich merkte, dass meine ganze Innenwahrnehmung – also die Art und Weise, wie ich mich selbst erlebte – vor allem eine Ansammlung von Vorstellungen, Projektionen und Vermutungen war. Wie anders sollte ich mir sonst erklären, dass mich andere Menschen immer so anders wahrnahmen und Aussagen über mich und mein Verhalten machten, die ich nicht oder nur wenig in Übereinstimmung mit meiner Innenerfahrung bringen konnte?

Ich begriff, dass ich, wenn ich mir selbst so fern war, verständlicherweise auch weder Zugriff auf all die Denk-, Fühl- und Verhaltensmuster haben konnte, die mein Leben bestimmten, noch Erkenntnisse darüber gewinnen konnte.

Wie die meisten Menschen um mich herum hatte ich keine Ahnung, wie mein Geist strukturiert war und wie er funktionierte. Der Versuch, mir selbst mithilfe einer Psychotherapie nahe und irgendwie auf die Spur zu kommen, endete in endlosen Rückführungen in die Vergangenheit, in der immer irgend jemand (Eltern, Lehrer, andere Bezugspersonen) »schuld daran war«, dass ich diese oder jene Sichtweisen oder Verhaltensmuster ausgeprägt hatte.

All das sind übrigens Fragestellungen, die für eine Selbsterforschung im Sinne des *Atma Vidya* völlig bedeutungslos sind. Bedeutung hat allein die Erkenntnis, dass wir durch Erziehung und Gesellschaft geprägt worden sind, und dann zu erforschen, ob diese Prägungen eher förderlich oder eher belastend für unseren Geisteszustand sind.

Vom Opfer der Umstände zum Gestalter des eigenen Seins werden

Es ist erst ein paar Jahrzehnte her, dass man nicht nur dachte, jeder Mensch sei ein unveränderliches Resultat der Prägungen seiner Kindheit und seiner sonstigen Sozialisation, sondern er sei auch dem Einfluss seiner Gene unerbittlich ausgeliefert. Man ging davon aus, dass ein Mensch entweder gute oder schlechte Gene habe, die nicht nur über seine Intelligenz, seine Fähigkeiten und Defizite bestimmen, sondern auch, ob dieser Mensch gesund bleiben oder krank werden würde. (Ich selbst führte zum Beispiel viele Jahre einen regelrechten Kampf mit verschiedenen Frauenärztinnen, die mich mit allen Mitteln davon zu überzeugen versuchten, dass ich auch Brustkrebs kriegen würde, weil meine Mutter daran gestorben ist.)

Diese Sichtweisen führten dazu, dass unser Geist und unser Gemüt in der Regel von machtvollen Glaubenssätzen dominiert wurde. Man brachte uns bei, dass wir sowohl in biologischer Hinsicht (durch unsere genetischen Dispositionen), als auch in psychologischer Hinsicht (durch Prägung, Erziehung und Sozialisation) ein bestimmtes Schicksal hätten, dem wir nur schwer entrinnen könnten.

Genauso bedeutungsvoll für die eigenen Gestaltungsmöglichkeiten war die weit verbreitete Annahme, dass die Ursachen der Probleme, der Krankheiten, der Gesundheit und des Glücks in der Außenwelt (den Umständen) zu suchen seien – womit sie unserem Zugriff entzogen waren!

Heute wissen wir, dass all diese Annahmen so nicht stimmen. Die Forschungsergebnisse der Epigenetik, der Neurobiologie, der humanistischen Psychologie und der Bewusstseinswissenschaften schufen die Grundlage dafür, dass sich allmählich ganz neue Sichtweisen entwickelten. Diese erlauben uns, die Rolle als Opfer der Umstände hinter uns zu lassen und zu begreifen, dass wir unsere Gesundheit und unsere Befindlichkeit bewusst und aktiv selbst gestalten können. »Funktionierende (oder fehlende) Selbststeuerung beeinflusst Genaktivitäten und Gesundheitsrisiken«, bringt es der Neurowissenschaftler und Psychologe Joachim Bauer auf den Punkt und lädt uns damit ein, die Zügel für diese Selbststeuerung endlich wieder zu ergreifen.

Die Forschungen der letzten Jahre ließen keinen Zweifel daran, dass unser Gehirn hinsichtlich seiner Aktivität und seiner Verschaltungen und Vernetzungen außerordentlich plastisch ist. Das bedeutet zum einen, dass wir ein Leben lang lernfähig sind und damit unsere Ansichten, Muster und unser Verhalten immer wieder anpassen und verändern können. Dadurch verfügen wir über einen großen Gestaltungs- und Handlungsspielraum, wenn wir erkennen, dass sich etwas in unserem Denken und Fühlen etabliert hat, womit wir uns schaden oder was uns krank macht. Und es bedeutet zum anderen, dass die neuen Muster – wenn wir sie kontinuierlich beachten und anwenden – in der Lage sind, die alten schädlichen Muster zu ersetzen.

Neurobiologen wie Gerald Hüther vertreten die Ansicht, dass es möglich ist, uns auf einer mentalen Ebene gewissermaßen neu zu erfinden und uns einen neuen, unserer Gesundheit dienlicheren Körperstatus (mit zum Beispiel weniger Gewicht, niedrigem Blutdruck und/oder Blutzuckerwerten und so weiter) zu erschaffen. Das Resultat ist ein Ausdruck unserer neu eingeübten Selbstwirksamkeit und spiegelt sich dann natürlich auch in unserer körperlichen Befindlichkeit wider. »Das Gehirn macht aus Psychologie Biologie«, sagt Joachim Bauer.

Allerdings bedeutet das nicht, dass die neuronalen Verknüpfungen der alten Muster dadurch verschwinden. Sie sind nur deaktiviert, gemäß dem Grundsatz für alle Gehirnaktivitäten, der wie gesagt lautet: *»Use it or loose it!«* Da sie potenziell weiter in uns ruhen, braucht es also immer einen hohen und beständigen Grad von Achtsamkeit.

Achtung: Stress kann uns zurückwerfen!

Jeder von uns kennt vermutlich das Phänomen, dass wir in sehr stressigen Situationen plötzlich ein Denken, Fühlen oder Verhalten erleben, von dem wir sicher waren, dass wir es schon längst hinter uns gelassen hätten. Es ist, als würde es aus der Tiefe des Gehirns wieder hochploppen – was es ja auch in der Tat macht. Das geschieht, weil wir, bedingt durch den Stress, unachtsam geworden sind und dadurch die neuen Muster kurzfristig vergessen haben und daher auch nicht anwenden. Das ist *die* Chance für die oft über viele Jahre etablierten und im Gehirn verankerten alten Muster, sich wieder zu zeigen. Solche »Rückfälle« sind so normal, dass wir am besten ganz entspannt mit ihnen umgehen und uns freuen sollten, dass wir sie bemerkt haben – um sie dann bewusst wieder durch förderlichere Muster zu ersetzen! Denn jeder Tag birgt neue Chancen für Sie, sich Ihr Leben beziehungsweise die Sicht auf Ihr Leben so zu gestalten, dass Sie sich nicht immer wieder aufs Neue leidvolle Erfahrungen erschaffen.

Wege aus dem Leid am Beispiel der Bhagavadgita

Die Wege aus dem Leid, die uns der Yoga anbietet, sind oft sehr pragmatisch. Besonders gut und nachvollziehbar wird so ein Prozess in einem der berühmtesten Yoga-Quellentexte, der *Bhagavadgita,* beschrieben.

In diesem Lehrgedicht, das in das große altindische Epos *Mahabharata* eingefügt ist, sehen wir am Beginn der Erzählung den Helden Arjuna, der unter einer großen emotionalen Belastung, die ihn massiv stresst, zusammenbricht. Durch den Konflikt zweier Zweige seiner großen Sippe fühlt er sich dazu gezwungen, einen Krieg zu führen, den er gar nicht führen will. Weil er keinen Ausweg mehr sieht, gerät er unter den Einfluss des dorsalen Vagus (Seite 61), der ihn kollabieren lässt. Glücklicherweise steht ihm in dieser schwierigen Situation sein Lehrer und Freund, der Gott Krishna, zur Seite. Krishna geleitet Arjuna Schritt für Schritt durch einen Bewusstseinsprozess, der bewirkt, dass sein Geist ruhig und klar wird, wodurch er wieder fähig ist, alle Handlungsoptionen zu bedenken, sie abzuwägen und verantwortungsvolle Entscheidungen zu treffen. Krishna macht mit Arjuna gewissermaßen zunächst eine Krisenintervention und coacht ihn dann, bis er wieder handlungsfähig ist.

Man kann diesen Text, der viele Grundideen der Yogalehre enthält, also auch als ein »Coaching zur Stressbewältigung« lesen.

Dieser Prozess beginnt mit der Schilderung eines sehr bedrohlichen Geisteszustands des Protagonisten, der unmittelbar vor einer Schlacht inmitten der aufgestellten Heere eine Art Nervenzusammenbruch erleidet. In den 18 Kapiteln der *Bhagavadgita* begleiten wir Arjuna durch die Stationen seines Erkenntnisweges und können so lernen, dass es machbar und möglich ist, aus einer solch gravierenden Situation – und erst recht aus dem alltäglichen Stresserleben – wieder herauszufinden.

Arjunas Erkenntnisweg

Schauen wir uns die Stationen des Weges an, dann kommt uns vielleicht einiges ziemlich bekannt vor:

1. Arjuna fühlt sich angesichts einer für ihn verzweifelten Situation vollkommen hilflos und ratlos. Er bricht unter der Last seiner Bedenken und Zweifel zusammen und geht in eine Art *Totstellreflex* (= Aktivität des dorsalen Vagus, siehe Seite 60).

   Arjunas limbisches System befindet sich in einem extremen – alles andere überdeckenden – Alarmzustand, der in der Gesamtheit des Gehirns eine Art Rauschen (das sogenannte *Arousel)* erzeugt. Das bewirkt, dass er selbst nicht mehr klar denken und auch nichts mehr aufnehmen kann. Deshalb ist es ihm unmöglich, die besänftigenden Worte, die Krishna zu ihm spricht, zu verstehen (zu dekodieren). In diesem Zustand kann er nichts bedenken und nichts entscheiden, denn die Abschätzung von Folgen und die Handlungsplanung (beides Funktionen des Stirnhirns) sind in diesem Zustand seines vegetativen Nervensystems unmöglich. Arjuna ist durch seine Ängste und Befürchtungen wie in einem Vakuum der Verzweiflung gefangen.

2. Krishna erkennt den Geisteszustand seines Schützlings. Damit Ruhe eintreten kann, hält er die Zeit an. (Das kann er. Er ist schließlich ein Gott!) Er erschafft dadurch einen *Zeitraum,* wodurch der Druck verschwindet, unverzüglich handeln zu müssen. Hier wird deutlich, dass wir Probleme nur lösen können, wenn wir innenhalten und uns so aus dem Reiz-Reaktions-Schema auskoppeln. Den heilsamen Effekt des Innehaltens beschreibt der Psychologe Viktor Frankl folgendermaßen: »Zwischen Reiz und Reaktion liegt ein Raum. In diesem Raum liegt unsere Macht zur Wahl unserer Reaktion und unsere Freiheit.«
3. Krishna bittet Arjuna, sich – in diesem Raum zwischen Reiz und Reaktion – aufrecht hinzusetzen, die Augen zu schließen und erst mal tief durchzuatmen. Dadurch kann er das Innehalten auch auf einer körperlichen Ebene erfahren und erleben, wie er langsam wieder zu sich kommt und wie sein Geist sich allmählich beruhigt und sammelt.
4. Dann erst beginnt Krishna Arjuna zu erklären, worum es in der ihn so verstörenden Situation eigentlich geht. Die Nachfragen Arjunas machen deutlich, dass die Erklärungen ihn erst ganz allmählich erreichen. In seinem aufgeregten Zustand hört er zwar die Worte, versteht aber ihre Bedeutung nicht. Deswegen wiederholt Krishna seine Belehrungen mehrmals, bis erkennbar wird, dass Arjuna wieder in der Lage ist, seinen Gedanken zu folgen.
5. Nachdem Arjuna wieder erreichbar ist, beginnt Krishna ihm aufzuzeigen, wie er – der Gott – die Situation sieht und warum es zwingend nötig ist, dass Arjuna handelt. Dabei stellt er den ganzen Konflikt in einen größeren Rahmen beziehungsweise betrachtet und erklärt ihn aus einer übergeordneten Perspektive (Metaperspektive = Jñana-Yoga). Er unterstützt Arjuna damit darin, seine Rolle und Aufgabe *(Svadharma)* in der Wiederherstellung der Weltordnung *(Dharma)* zu erkennen. Damit er diese Erkenntnisse integrieren kann, zieht er sich in einen meditativ-reflektiven Zustand zurück (Dhyana-Yoga).
   Der Perspektivwechsel in Verbindung mit einem *Reframing,* also den Sachverhalt in einem neuen Rahmen *(frame)* und damit in einem anderen, erweiterten Zusammenhang zu sehen, ermöglicht neue Sichtweisen und dadurch neues Denken – und es scheinen Lösungsmöglichkeiten des Konflikts auf. Durch die damit verbundene andere Bewertung und Einschätzung des eigentlichen Konflikts erkennt nun auch Arjuna den wahren Sachverhalt und die sich daraus für ihn unausweichlich ergebenden Handlungsoptionen. Diese Klarheit bewirkt, dass sich sein limbisches System nun endgültig beruhigt.
   Sein Angstzentrum, die Amygdala, erkennt, dass das Stirnhirn, der Teil des Gehirns, der für Handlungsabwägung und Entscheidungen zuständig ist, gewissermaßen wieder »die Zügel in die Hand genommen hat«. Dadurch

kehrt Arjuna zurück in einen Zustand der *Selbststeuerung* und wird wieder handlungsfähig.

6. Arjuna erkennt seine Aufgaben und Pflichten in diesem Konflikt und schickt sich in aller Ruhe an, zu tun, was getan werden muss, um die gesellschaftliche und ethische Ordnung wiederherzustellen (Karma-Yoga). Dadurch, dass es ihm gelungen ist, seinen Geist zu klären und dadurch klar zu sehen, was die gegebene Situation erfordert, erlöst er sich selbst von seinen Zweifeln und inneren Nöten und kehrt dadurch in eine innere Verfassung zurück, in der er wieder in seine Kraft finden kann.

Am Beginn dieses Prozesses ist Arjuna so verstört und beunruhigt, dass er nicht aus sich selbst heraus wirksam werden kann. Er braucht Unterstützung. Das bedeutet, dass auch wir uns immer dann Unterstützung suchen sollten, wenn wir merken, dass wir vollkommen neben uns stehen. Das können auch Ressourcen sein, die wir im Vorfeld geschaffen haben, wie Yogaübungen, Atemübungen, Meditationen oder andere Aktivitäten (zum Beispiel Spazierengehen), die unseren Geist klären und uns wieder zurück in die Ruhe führen.

Mit Herausforderungen anders umgehen

Jeder Mensch erlebt von Zeit zu Zeit Situationen in seinem Leben, die ihm mental und körperlich Stress bereiten und die ihn beunruhigen und destabilisieren. Das ist normal und vielleicht ja auch irgendwie ein bisschen »das Salz in der Suppe« des Lebens.

Wie wir im ersten Teil dieses Buches gesehen haben, kann das Bewusstsein eines Menschen aber auch so geprägt sein (zum Beispiel durch einen Mangel an sicherer Zuwendung in der Kindheit), dass das Stresserleben sich unablässig aus seinem Inneren erschafft (zum Beispiel durch die ständige Nörgelei unseres inneren Kritikers oder durch eine Sichtweise, die grundsätzlich vom Gefühl des Mangels geprägt ist.).

Doch die Evolution hat uns mit der hohen und fast lebenslangen Plastizität unseres Gehirns die Möglichkeit gegeben, in einer förderlicheren und heilsameren Weise auf unser Leben mit allen seinen Herausforderungen und Freuden zu schauen, und uns Konzepte zu erschaffen, die uns helfen, das Erlebte als sinnvoll und lehrreich einzuordnen.

Wege aus dem Leid mit den Mitteln des modernen Yoga

Wie genau und konkret kann uns der moderne Yoga helfen, besser mit unserem Stress klarzukommen, wirksame und nachhaltige Entspannungsantworten zu geben? Und wie kann er uns zu einer inneren Ausrichtung verhelfen, die uns darin unterstützt, unsere Gesundheit zu erhalten oder wiederzuerlangen? Hier einige Vorschläge.

Wie der Yoga helfen kann

- Yoga ist eine Geistesschulung, auf deren Grundlage Erkenntnisprozesse möglich werden.
- Yoga bietet uns die Arbeitskonzepte von *Abhyasa* (fortwährende Bemühung) und *Vairagya* (Gelassenheit) an, mit denen wir durch stetiges, gelassenes »Dranbleiben« einüben können, allmählich die Denk-, Fühl- und Verhaltensmuster loszulassen, mit denen wir uns immer wieder Leid erschaffen.
- Yoga trainiert unser Körperbewusstsein (die Propriozeption), damit wir durch das Spüren erkennen können, ob wir uns mit unseren Bemühungen in die richtige Richtung bewegen.
- Yoga schult unsere Wahrnehmungsfähigkeit und Achtsamkeit, damit uns bewusst werden kann, wie sich nicht nur bestimmte Geisteshaltungen, sondern sogar einzelne Gedanken auf unsere Befindlichkeit auswirken. Diese Fähigkeit nennt der Psychologe Daniel Siegel »Geistes-Gewahrsein« *(Mindsight)*. Sie entsteht auf der Grundlage einer immer weiter verfeinerten Achtsamkeit, die die Propriozeption, also das bewusste Körpergefühl, und die feinfühlige Wahrnehmung von Stimmigkeit und Kohärenz ermöglicht.
- Yoga schenkt uns mit seinen Konzepten yogischen Lebens die Visionen, die wir brauchen, um unseren inneren Kompass in eine förderliche und heilsame Richtung ausrichten zu können.

Die yogische Lebenshaltung

»Yogi sein« beziehungsweise sich in einen Yogi, eine Yogini zu verwandeln, könnte für uns demnach Folgendes bedeuten:

- achtsam zu sein bezüglich unserer inneren Ausrichtung, unserer Absichten und der Ziele, die wir mit unserem Handeln verfolgen,

- bewusst und achtsam zu handeln (zum Wohle aller Wesen),
- zu erkennen, dass wir nie die ganze Dimension unseres eigenen Handelns richtig abschätzen können (einfach, weil unsere eigene Sichtweise immer hochgradig subjektiv und damit eingeschränkt ist),
- mit uns selbst wohlwollend, geduldig und fehlerfreundlich – also mitfühlend – umzugehen
- zunehmend gleichmütiger zu werden hinsichtlich Erfolg oder Misserfolg und dem Maß an Anerkennung.

Wenn Sie das lesen, spüren Sie wahrscheinlich sofort, dass es sich bei der Verwirklichung all dieser Qualitäten um ein hohes Ideal handelt. Das macht aber nichts, denn jedes Ideal weist uns den Weg. *Auf dem Weg dahin sind wir Übende.*

Entspannung im Stress finden

Vielleicht das Wichtigste, was wir jedoch im Yoga lernen können, sind die vielfältigen Entspannungsmethoden, die in den verschiedenen Traditionen über die Jahrhunderte hinweg entwickelt worden sind. Gerade *weil* sie so vielfältig sind, ermöglichen sie uns, für jede Situation im Alltag eine Entspannungsantwort zu finden und dem unvermeidlichen Stress der modernen Lebensführung etwas entgegenzusetzen. Wie außerordentlich wichtig das ist, zeigen uns – wie wir gesehen haben – die Forschungen der Psychoneuroimmulogie.

Die Wirkung auf der psychoneuroimmunologischen Ebene

Egal, ob wir es mit äußeren oder inneren Stressoren zu tun haben: Das Stresserleben findet immer im Körper statt. Also ist unser Körper auch der Raum, in dem wir die Erfahrung machen, dass unser in diesen Körper eingebettetes Nervensystem zunächst einmal nicht in der Lage ist zu unterscheiden, ob wir tatsächlich bedroht sind oder nur das Gefühl haben und uns mit unserem Denken Stress erschaffen. Für unser vegetatives Nervensystem ist Stress einfach Stress. Wenn uns etwas stresst, werden immer dieselben uralten Programme gestartet, die den Lebewesen – länger, als es uns Menschen gibt – das Überleben ermöglicht haben: der Kampf- beziehungsweise Fluchtreflex oder – wenn es ganz bedrohlich wird (oder erscheint) – der Totstellreflex. Diese Reaktionen laufen so automatisch ab, dass wir sie oft gar nicht bewusst bemerken. Die meisten Menschen spüren nur die langfristigen Resultate, wenn sie sich ständig erschöpft fühlen, Mühe haben, sich zu konzentrieren, oder ständig krank sind. Hier setzt der Yoga an.

Worum es beim Yogaüben geht

Die Yogamatte als Versuchslabor

Der ideale Ort zum Üben ist unsere Yogamatte. Wir können unsere Yogapraxis zum Übungsfeld machen, um uns selbst zu erkennen, denn wir gehen ja immer mit unserer ganzen Persönlichkeit, mit allen Sichtweisen und Glaubenssätzen über uns und die Welt auf die Matte. Wir können die Yogamatte zu unserem Versuchslabor erklären, zu einer Art »Spielraum«, der uns erlaubt, uns entspannt, neugierig und vielleicht sogar spielerisch in neuen Sichtweisen zu versuchen und förderliches, heilsames Verhalten einzuüben.

Die Selbstwahrnehmung schulen

Das Erste, was Sie im Yoga lernen sollten, ist, sich selbst wieder zu spüren. Ein gezieltes Trainieren der Körperwahrnehmung ist meiner Ansicht nach für Anfänger viel wichtiger, als gleich schon eine Reihe von Bewegungsabläufen und Asanas zu lernen. Genauso wichtig ist es, dass Sie spüren lernen, wie Sie mit sich selbst beim Üben der vielen Haltungen und Bewegungen umgehen, die im Alltag nicht vorkommen und deswegen neu und ungewohnt sind.

Anfängergeist

Der Begriff »Anfängergeist« meint einen Zustand großer Offenheit und Neugier. Er lädt uns ein, auch auf vertraute Bewegungsabläufe, Asanas und andere uns bereits bekannte Yogaübungen immer wieder so zuzugehen, als wäre es das erste Mal. Diese innere Einstellung ist dann möglich, wenn es uns gelingt, unsere unbewussten Bewertungen, Meinungen und Ansichten und die daraus sich ergebenden Routinen zu erkennen und uns dann von ihnen bewusst zu lösen (»abzukopplen« = *Viyoga).* Im Zustand des Anfängergeistes können wir Erfahrungen machen, die (weitgehend und zunehmend) frei von Konzepten sind. Da unser Gehirn immer dann aufwacht, wenn es etwas als »frisch und neu« erachtet, sind wir im Zustand des Anfängergeistes wirklich ganz da und können so unmittelbare Erfahrungen *(Pramana)* machen.

Sind Sie geduldig und wohlwollend mit sich? Gelingt es Ihnen, im Anfängergeist zu bleiben? Können Sie entspannt damit umgehen, etwas nicht gleich zu verstehen, umsetzen zu können oder gar zu beherrschen?

Oder sind Sie eher ungeduldig mit sich und genervt, wenn etwas nicht auf Anhieb klappt? Vielleicht wird es Ihnen möglich zu erkennen, dass Sie sich selbst Stress machen, wenn Sie Ihre Erwartungen nicht (sofort) erfüllen können.

Der stete Umgang mit solchen Fragestellungen stärkt Ihr »beobachtendes Ich«. Dieser Teil Ihres Bewusstseins stellt eine Metaebene dar und ist dem Ego übergeordnet, das immer stark mit seinen Sichtweisen, Glaubenssätzen über sich selbst und seine Erwartungen identifiziert ist.

Wie ich oben schon erwähnte, nehmen wir uns immer im unserem ganzen Gewordensein mit auf die Matte – also mit allen unseren Denk-, Fühl-, Haltungs-, Bewegungs- und Verhaltensmustern.

Guten Yogaunterricht erkennen

Wenn Sie Kurse an einer Yogaschule besuchen, achten Sie darauf, dass die Atmosphäre des Unterrichts Entschleunigung und Achtsamkeit fördert, denn nur so können Sie lernen, sich selbst zu erfahren und sich auf die Spur zu kommen.

»Geh nur so weit, wie du kannst!« ist ein Standardspruch im Yogaunterricht. Ihre Yogalehrerin/Ihr Yogalehrer möchte Sie damit ermutigen, Ihre Grenzen zu erkunden und zu respektieren. Dazu brauchen Sie allerdings zunächst einmal Körperbewusstsein und auch ein Gefühl dafür, wie stark Sie Ihre inneren Antreiber im Griff haben.

Guter Yogaunterricht unterstützt Sie darin, die Bewegungen und Haltungen, das Atmen, die Konzentration und auch das Entspannen entspannt anzugehen und möglichst nichts von sich zu erwarten oder zu fordern.

Das ist vielleicht der wichtigste Lernprozess, denn nur so können Sie Ihren Geist und in der Folge Ihr Nervensystem trainieren, eine Entspannungsantwort zu finden und zu geben.

Durch Gelassenheit in den Entspannungsmodus finden

Konkret könnte das so aussehen: Sie merken zum Beispiel, dass eine Übung eine Herausforderung für Sie ist. Sie haben verstanden, dass Sie jede Herausforderung bedingt durch Ihre Prägungen (Erziehung, Leistungsgesellschaft) als Stress erfahren. Sie lernen, statt sich jetzt ganz heftig anzustrengen, um das Gewünschte zu schaffen, in einen Probe- oder Übungsmodus zu wechseln. Sie können sich zum Beispiel sagen, dass Sie im Yogaunterricht nichts erreichen und nichts schaffen müssen, sondern dass es hier für Sie nur und vor allem um Selbsterfahrung geht.

Indem es diese innere Einstellung im Körper erfährt, wechselt Ihr vegetatives Nervensystem mit großer Wahrscheinlichkeit in den Entspannungsmodus. Und Sie üben weiter – aber jetzt nur noch um des Übens willen und um sich selbst zu erfahren.

Ohne solch eine gelassene Grundeinstellung kann Yoga nicht wirksam werden, sondern würde nur zu einem weiteren Stressfaktor in Ihrem Alltag werden.

Erst wenn Sie zu dieser Grundhaltung gefunden haben, ergibt es Sinn, mit Atemübungen oder Meditation zu beginnen, um den Geist und damit das vegetative Nervensystem nachhaltig umzustimmen, denn sowohl der Atem als auch die Geistesruhe in der Meditation brauchen Ihre Fähigkeit, innerlich loszulassen und etwas auch einmal geschehen lassen zu können.

Immunsystem und Salutogenese stärken

Wenn Ihr Organismus gelernt hat, Entspannungsantworten zu finden und diese umzusetzen und zu integrieren, ist Ihr Nervensystem wieder oder besser in der Lage, zwischen dem für Aktivität zuständigen Ast des vegetativen Nervensystems (dem Sympathikus) und dem für Entspannung und Regeneration zuständigen Ast (dem Parasympathikus oder ventralen Vagus) hin und her zu wechseln.

Wie im Exkurs über Psychoneuroimmunologie dargestellt, bewirkt diese Art von Stressmanagement, dass die von der Unterdrückung des Immunsystems verursachten latenten Entzündungsreaktionen in den Geweben, Gefäßen und Organen eingedämmt werden und unser Organismus seine Selbstheilungskräfte wieder wirken lassen kann.

Man kann deshalb mit Fug und Recht sagen, dass die durch die Yogapraxis eingeleiteten Entspannungsantworten ein unverzichtbares Element sind, um eine Regeneration und Heilung Ihres Körpers zu ermöglichen. Gleichzeitig sind sie aber auch durch die damit erworbenen Fähigkeiten der Selbstregulation und Selbststeuerung ein wichtiger Bestandteil Ihrer Gesundheitsförderung, der Salutogenese.

Einführung in die Yogapraxis

»Asanas bewirken die mentale wie auch körperliche Stabilität, Gesundheit und ein Gefühl von Leichtigkeit.«

Hatha-Yoga-Pradipika 1,17

Über die Wirkung der Übungen

Die Haltungen des Hatha-Yoga, Asanas genannt, sind durchgängig so konzipiert, dass sie uns darin unterstützen, energetische und körperliche Dysbalancen auszugleichen. Schon in einem der bedeutendsten Quellentexte des Hatha-Yoga, der *Hatha-Yoga-Pradipika,* finden wir Hinweise, wie wir jedes Asana im Kontext des Ayurveda, der altindischen Heilkunst, einordnen können. Der Ayurveda geht davon aus, dass Krankheit immer dann entsteht, wenn sich solche Dysbalancen in unserem Organismus etablieren, weil wir sie nicht erkannt haben und deshalb auch nicht ausgleichende Gegenmaßnahmen einleiten konnten.

Die Auswahl der Asanas muss im Rahmen dieses Buches natürlich begrenzt sein. Jedes der hier vorgestellten Asanas steht deshalb stellvertretend für die Prinzipien des Hatha-Yoga, die Heilung unterstützen. Hinweise auf die Wirkungen finden Sie immer vor der eigentlichen Übungsanweisung.

Der körperliche Aspekt

Im Verlauf der letzten Jahrzehnte ist die Übungspraxis der eher statischen Asanas noch ergänzt worden durch eine große Vielfalt an dynamischen Bewegungsabläufen und Bewegungen. Sie sind wichtig und hilfreich als Vorübungen für die Asanas, deshalb beginnt der Praxisteil damit. Da die meisten von uns viel zu viel sitzen müssen und sich insgesamt nicht ausgewogen genug bewegen (können), braucht es unbedingt solche Mobilisationen. Sie wirken zum einen stoffwechselaktivierend auf die Muskeln und die Gelenke, sorgen also dafür, dass diese mit Nährstoffen versorgt und Abfall- und Schadstoffe abtransportiert werden. Zum anderen wirken kleine Bewegungen und Bewegungsabläufe entspannend und lösend auf unser Binde- und Stützgewebe (die Faszien).

Doch auch die statischen Asanas (ab Seite 157) wirken positiv auf die Faszien, denn sie dehnen diese sanft auf allen Ebenen und in alle Richtungen, sodass wir allmählich wieder beweglicher und unsere Bewegungen wieder geschmeidiger werden können. Zudem stärkt und dehnt eine ausgewogene Asanapraxis die gesamte Muskulatur, was dazu beiträgt, dass wir mehr inneren Halt erfahren und unsere Muskeln nicht mehr ständig überfordern müssen, sodass sie weniger hart und angespannt sein können.

Warum die Faszien so wichtig sind

Faszien umhüllen, verbinden und puffern sämtliche Muskeln, Knochen, Nervenbahnen, Blutgefäße und Organe. Der Oberbegriff Faszie umfasst die Muskelhüllen (oder Muskelbindegewebe), die Sehnen und Bänder, die Sehnenplatten, die Sehnenscheiden, die Knochenhäute, die Umhüllung von Nerven und Blutgefäßen, die Gelenkkapseln und das lockere Bindegewebe unter der Haut.

Unter Faszien verstehen wir somit das faserige, kollagenhaltige Bindegewebe, dessen Gestaltentstehung in erster Linie durch Zugspannung gekennzeichnet ist.

Dieses Gewebe zieht sich zusammen, sobald Stresshormone ausgeschüttet werden, und es verklebt in den langen Phasen der Regungslosigkeit – wenn wir konzentriert arbeiten, am Computer sitzen oder fernsehen – und verliert an Elastizität und Gleitfähigkeit.

Die Faszien, die in ihrer Struktur einem Flüssigkristall gleichen, wieder geschmeidiger und durchlässiger zu machen, ist von großer Bedeutung sowohl für unsere Gesunderhaltung als auch für unsere Genesung. Denn in den Faszien findet ein Großteil des Stoffwechsels statt, weil sie mit ihrer Grundsubstanz (der Matrix) das Leitmedium für alle Botenstoffe sind und weil überall in ihnen Rezeptoren (auch Schmerzrezeptoren) sitzen. Wenn die Faszien an Geschmeidigkeit verlieren und sich verfestigen, kommen diese Rezeptoren unter Druck, wodurch wir Unbehagen und Schmerz empfinden. Wenn unsere Faszien im Laufe einer sanften, tiefgehenden und achtsamen Yogapraxis wieder durchlässiger werden, dann können die Botenstoffe und Hormone wieder besser die Kommunikation zwischen den verschiedenen Organsystemen aufrechterhalten, was wesentlich für die ordnenden Kräfte der Selbstregulierung (Allostase) und damit der Selbstheilung ist. Gleichzeitig wird durch das Auflösen von Verklebungen *(cross links)* Druck von den Schmerzrezeptoren und den überall in die Faszien einmündenden freien Nervenenden (den Rezeptoren für Druck, Dehnung, Körperhaltung, Kälte usw.) genommen.

Der mentale Aspekt

Die meisten dieser Übungen sehen einfach aus (und sind auch einfach zu üben), wirken aber oft sehr in die Tiefe und sind deswegen auch zumeist recht intensiv. Diese Intensität lädt Sie ein, besonders intensiv zu spüren, was es in den Bewegungen für Sie zu erfahren gibt. Dadurch wird Ihre Körper- und Ihre Innenwahrnehmung (Proprio- und Interozeption) geschult, wodurch Sie sich differenzierter und genauer wahrnehmen können und sich ganz allgemein in Ihrem Körper mehr zu Hause fühlen werden. Das wiederum fördert das Gefühl von innerer Geborgenheit und Sicherheit im eigenen Sein. Sie werden aber auch schneller merken können, wenn in Ihrem Inneren »etwas nicht stimmt«, wenn sich Anspannung aufbaut oder der freie Fluss Ihres Atems gestört wird – alles Hinweise darauf, dass Ihr Körper Sie braucht, damit Sie ihn bewegen oder Ihrem Geist Ruhe gönnen.

Jede Asana- und Körperübungspraxis ist somit eine hervorragende Gelegenheit, Achtsamkeit (Seite 82) einzuüben, besonders dann, wenn Sie sich für jede Übung genügend Zeit nehmen und in der Übungspraxis eher die Selbsterfahrung als die »Performance« suchen. Dabei ist der wesentliche Faktor oft weniger die Bewegung oder das Asana an sich, als vielmehr die Art und Weise, wie Sie es üben.

Wenn Sie sich offen, spürend und achtsam durch die einzelnen Schritte der Übungspraxis begleiten, werden Sie lernen, was Ihnen guttut, was Sie unterstützt und fördert, aber auch, was Sie überfordert.

Um die Selbstheilung beziehungsweise Genesung zu unterstützen, brauchen wir vor allem die Gefühle von Sicherheit und Ruhe, denn sie führen uns in den Bereich des ventralen Vagus (Seite 60) und aktivieren damit den Teil unseres autonomen (vegetativen) Nervensystems, das zuständig für Heilung ist.

Über das Üben

Aus der großen Fülle der Yogaübungen habe ich ganz bewusst diejenigen ausgewählt, die ich im Laufe der Jahrzehnte als förderlich für die Gesunderhaltung und Genesung erfahren habe. Neben dieser eigenen Erfahrung floss in meine Auswahl auch all das Feedback ein, das ich von meinen Teilnehmerinnen und Teilnehmern bekam, denn sie ließen mich sehr oft wissen, ob eine Übung ihnen gut getan hatte und auch, in welcher Weise sie ihnen ihrer Meinung nach geholfen hatte.

Für mich war und ist der Hatha-Yoga ein ganzheitlicher Übungsweg, zu dem neben den Asanas immer auch Atemübungen, Entspannungsübungen und Meditation gehört. Nur dann, wenn wir den Hatha-Yoga in seiner Gesamtheit üben, werden wir in Körper, Geist und Seele angesprochen und können auf allen diesen Ebenen gesunden und Stabilität und Ruhe entwickeln. Aus diesem Grund finden Sie im Übungsteil fast gleichgewichtig Asanas, Pranayamas und Meditationen, wobei die Achtsamkeit als Grundlage einer jeden Übung gesehen wird. Dadurch wird das Üben bewusster, langsamer und tiefgehender.

Die Übungspraxis gestalten

Wie können Sie nun unter den Übungen der folgenden Kapitel die für Sie richtigen finden und diese am besten nutzen?

- *Passende Übungen auswählen:* Lesen Sie möglichst zuerst das ganze Praxiskapitel durch. In den Einleitungen zu jeder Übung finden Sie Informationen zu ihrer Wirkweise, die Ihnen helfen werden zu erkennen, ob Sie die Übung in Ihr aktuelles Programm aufnehmen sollten. Wenn Sie sich unsicher sind, suchen Sie eine Yogalehrerin oder einen Yogalehrer auf, der im Einzelunterricht ausgebildet ist, und lassen Sie sich von ihr oder ihm beraten. Das gilt auch für die Zusammenstellung kleiner Übungsprogramme, die auf Ihre Bedürfnisse zugeschnitten sind.

  Wenn Sie einfach nur etwas für Ihre Gesunderhaltung und Ihr Wohlbefinden tun wollen, können Sie auch mit den Übungen experimentieren, die Sie ansprechen. Solange Sie achtsam üben, wird Ihre Körperintelligenz Ihnen schnell zurückmelden, ob eine Übung Ihnen richtig guttut.
- *Eine Übungsabfolge physiologisch passend zusammenstellen:* Beginnen Sie immer mit einer (oder mehreren) vorbereitenden Übungen (ab Seite 127), um die Faszien, Muskeln und den Kreislauf gut auf das Üben einzustimmen. Wählen Sie dann zuerst Asanas aus, die Ihnen leichtfallen und die Ihnen Ihrer Erfah-

rung nach guttun. Machen Sie nach den Asanas eine Atemübung und beenden Sie Ihre Praxis mit einer Übung aus dem Meditationsteil.

- *Atemübungen und Meditationen einbauen:* Achten Sie bei jedem Programm, das Sie sich zusammenstellen, darauf, dass immer eine Atemübung und eine Meditation dabei ist. Beide, Atemübungen und Meditation, entfalten ihre Wirkungen am besten, wenn Sie über mehrere (mindestens sechs) Wochen immer dieselben Übungen machen.
- *Wenn Sie Stress haben,* sich sehr angespannt oder erschöpft fühlen, machen Sie nur ein kleines Übungsprogramm von 10 bis 15 Minuten, damit nicht auch noch die Yogapraxis Sie anstrengt oder Ihnen Stress bereitet.
- Dieses Buch ist ganz bewusst so angelegt, dass Beschwerden und Übungen einander nicht fest zugeordnet sind. Da wir Menschen – sogar in der Art, wie wir die Beschwerden erfahren – so verschieden sind, greifen solche allgemeinen Zuordnungen oft nicht gut. Achten Sie lieber darauf, was Sie in der Einleitung oder Übungsbeschreibung anspricht, und probieren Sie es dann achtsam einfach erst mal aus. Verlassen Sie sich darauf, dass Sie im Laufe der Zeit immer genauer spüren werden, was Sie brauchen. Fragen Sie im Zweifelsfall eine Yogalehrerin oder einen Yogalehrer, am besten mit einem medizinischen Hintergrund (Arzt, Heilpraktiker, Physiotherapeut).
- Wenn Sie sich ein Programm zusammengestellt haben, sollten Sie es fünf Mal pro Woche üben, damit es seine Wirkkraft entfalten kann. Das ist wichtig, denn erst dann, wenn Sie die guten Wirkungen »am eigenen Leib« tatsächlich spüren können, wird die Einsicht, etwas tun zu müssen, durch eine echte innere (intrinsische) Motivation ersetzt – also durch ein Interesse, das aus Ihrem Inneren erwächst.

Grenzen des Übens

- Üben Sie nicht, wenn Sie akut krank sind oder ein deutliches Krankheitsgefühl (Abgeschlagenheit, Erschöpfung, schnelle Ermüdung) spüren. Dann braucht Ihr Körper tatsächlich vor allem eines: Ruhe!
- Üben Sie auch nicht bei akuten starken Schmerzen und Entzündungen (an Organen, Gelenken), denn sie könnten sich verschlimmern.
- Wenn Sie eine chronische Erkrankung ertragen müssen, suchen Sie eine Yogalehrerin oder einen Yogalehrer, die/der über einen medizinischen Hintergrund verfügt, und lassen Sie sich beraten, was genau Ihnen guttun könnte.
- Und ganz wichtig: Nehmen Sie sich immer genug Zeit zum Üben (also nicht: »Ich mach noch mal schnell mein Yogaprogramm …«) und gehen Sie immer achtsam, fürsorglich und einfühlsam mit sich um. Bedenken Sie, dass Heilung oft einfach Zeit braucht – und Geduld.

Yogaunterricht

Kein Buch kann erfahrene und sachkundige Yogalehrende ersetzen! Besonders dann, wenn Sie unter bestimmten Beschwerden leiden, nehmen Sie bitte zusätzlich Unterricht (idealerweise Einzelstunden) bei einer Yogalehrerin oder einem Yogalehrer, die/der in Yogatherapie ausgebildet ist oder zusätzlich Physiotherapeut, Heilpraktiker oder Arzt ist. Lassen Sie sich ein spezielles, auf Sie individuell abgestimmtes Übungsprogramm erstellen. Falls Ihr/e Yogalehrer/in nicht über ausreichend medizinische Vorkenntnisse verfügt, klären Sie das Programm mit Ihrem Arzt/Ihrer Ärztin ab. Die Yogapraxis ist eine allgemein anerkannte, exzellente begleitende (adjuvante) Therapie, die aber nicht medizinisch sinnvolle Maßnahmen ersetzen kann und will.

Regelmäßig üben

»Nichts wird so oft unwiederbringlich versäumt wie die Gelegenheit, die sich täglich bietet.«

Marie von Ebner-Eschenbach

- Das Wichtigste ist: Üben Sie! Auch wenn es nur 5 bis 10 Minuten sind. Schon ein, zwei Asanas oder ein kleiner Bewegungsablauf, ein paar Mal hintereinander geübt, bringen auf Dauer viel. Ebenso kurze Pausen für eine Innenschau oder Atemachtsamkeit.
- Ihre Körperintelligenz versteht sofort, dass Sie sich Zuwendung schenken, dass Sie auf sich achten wollen, und nimmt diese Impulse gern auf. Sie können die Übungspraxis auch wie kleine Entspannungsoasen in Ihren Alltag einstreuen, wenn ca. 20 Minuten am Morgen oder Abend einfach nicht in Ihre Tagesplanung passen wollen. Aber bitte: Planen Sie diese Pausen ein! Sonst ist so ein voller Tag plötzlich wieder zu Ende – und Sie haben noch immer nicht geübt.
- Achten Sie darauf, sich innerlich immer darauf auszurichten, dass Sie sich mit dem Üben etwas Gutes tun – und damit nicht nur eine weitere Pflicht aufbürden. Wie schon erwähnt konnten Forschungen zeigen, dass sich die positiven und heilsamen Wirkungen einer Übungspraxis vor allem dann entfalten, wenn Sie freiwillig und besser noch mit Begeisterung auf die Yogamatte gehen.

Wann ist die beste Zeit zum Üben?

- Das ist jede Zeit am Tag, in der Sie 15 bis 20 Minuten ungestört sein können. Vielleicht morgens noch vor dem Frühstück, um besser in den Tag zu starten: Den frühen Morgen bevorzugen die Yogis schon immer, denn dann sind wir – in der Regel – ganz für uns. Lassen Sie sich nicht davon irritieren, wenn Sie morgens noch etwas steif sind, denn das gibt sich mit dem Üben meist von allein.
- Vielleicht ist aber die einzige Zeit, die sich Ihnen anbietet, Ihre Mittagspause. Finden Sie eine Möglichkeit, einen Bewegungsablauf, eine Atemübung und eine kleine Meditation zu üben. Essen Sie anschließend einen kleinen Snack. Sie werden sich sicher hinterher besser fühlen, als wenn Sie nur zu Tisch gesessen hätten.
- Das abendliche Üben schließt den Alltag ab und wird Ihrem Feierabend eine andere Qualität geben. Seien Sie nur sicher, dass Ihre Umgebung weiß und akzeptiert, dass Sie eine kurze Auszeit nehmen, um sich zu regenerieren. Stellen Sie Telefon und Handy ab und ziehen Sie sich zurück. Achten Sie darauf, dass seit Ihrer letzten größeren Mahlzeit mindestens 3 Stunden vergangen sind, und trinken Sie auch unmittelbar vor dem Üben keine größeren Mengen Flüssigkeit.

Was brauchen Sie zum Üben?

- Sie brauchen bequeme Kleidung, also je nach Temperatur eine Gymnastikhose oder Leggins, ein T-Shirt oder Sweat-Shirt und eventuell Socken. Achten Sie darauf, dass die Kleidung Sie nicht einengt (BH!).
- Für die Asanas brauchen Sie eine dünne, rutschfeste Yogamatte, die in allen möglichen Farben, Formen und Qualitäten angeboten wird. Achten Sie auf Bio-Qualität, da andere Matten oft sehr (lange) unangenehm ausdünsten. (Einen Herstellerhinweis finden Sie auf Seite 249.)
- Für die Übungen im Sitzen (auf dem Boden) ist es angenehm, ein Meditationskissen oder -bänkchen zu nutzen. Das Kissen sollte nicht zu hoch und nicht zu fest sein. Entscheiden Sie sich für ein Bänkchen, wenn Sie Knieprobleme oder Durchblutungsstörungen in den Beinen haben (Krampfadern).
- Für die gestützte Rückbeuge brauchen Sie eine feste Decke, die Sie zu einer stabilen Rolle zusammenrollen können. Für die Entspannungsübung brauchen Sie eventuell ein flaches Kissen, um es unter den Kopf zu legen, und eine leichte Decke.

Lächeln

In der taoistischen Medizin kennt man schon seit Jahrtausenden die heilsame Wirkung des Lächelns. In der Praxis des Tao-Yoga nach Mantak Chia oder im »Stillen Qigong« kann man deutlich spüren, wie ein inneres Lächeln Anspannung im Zwerchfell (und damit in der Atmung), in den Bauchorganen und sogar in den Faszien zu reduzieren hilft. Sogar einzelne Organe reagieren erstaunlich direkt darauf, wenn Sie Ihnen Ihr Lächeln schenken. Probieren Sie doch mal aus, wie sich Ihr Herzbereich anfühlt, wenn Sie Ihrem Herzen, das ständig für Sie da ist, ein dankbares und liebevolles Lächeln schenken! Diesen positiven Wirkungen des Lächelns ist inzwischen auch die moderne Mind-Body-Medizin auf der Spur.

Entspannung für Körper und Geist

Das Hochziehen der Mundwinkel entspannt Ihre gesamte mimische Muskulatur, insbesondere dann, wenn Ihr Lächeln auch noch die Lachfältchen rund um Ihre Augen aktiviert. Ihr Gehirn registriert sofort diesen entspannten Zustand Ihrer Gesichtsmuskeln, was zu einer Herabsetzung der Aktivität in der Amygdala führt, unser tief im Gehirn immer wachsamer Sensor für Bedrohung und besorgniserregende Umstände. Dadurch entsteht nun auch eine zunehmende Entspannung auf mentaler Ebene. Es kommt zu einem Umschalten auf den vorderen (ventralen) Ast des Vagus-Nervs (ab Seite 59), was bewirkt, dass sich Ihre Atmung vertieft, Ihr Herzschlag beruhigt und sich vor allem Anspannungen im Bauchraum erstaunlich schnell und deutlich lösen. Sie können es daran merken, dass die Schwingungen der Atembewegungen wieder bis ins Becken gelangen. Forschungen konnten zeigen, dass wir sogar (viel) weniger schmerzempfindlich sind, wenn wir lächeln.

Lächeln ist oft ansteckend: Wenn Sie jemand anlächelt (sogar im Fernsehen oder Film), werden Sie automatisch zurücklächeln. Wenn Sie selbst lächeln, laden Sie die Menschen in Ihrer Umgebung ein, dasselbe zu tun. Dadurch verändert sich natürlich die Atmosphäre um Sie herum. Sie wird entspannter, freundlicher und offener. In solch einer Atmosphäre fühlt sich unser Nervensystem sicher, wodurch der ventrale Vagus aktiv bleibt, und es entsteht ein Zustand des Vegetativums, der tiefgreifende und vor allem nachhaltige Genesung, Regeneration und Erholung überhaupt erst möglich macht. Das ist wahrscheinlich auch der Grund, warum verschiedene unabhängig voneinander gewonnene Forschungsergebnisse belegen, dass Menschen, die viel lächeln, länger leben.

All das sind Gründe, warum Sie in den folgenden Übungsanweisungen immer wieder eingeladen werden, lächelnd zu üben. Auch wenn es anfangs sehr ungewohnt ist: Lächeln Sie!

Einen ALI einladen

Noch ein Tipp für unterwegs, für den Alltag und für alle Lebenslagen, der vom »Netzwerk für achtsame Wirtschaft« stammt.

Hin und wieder »einen ALI einladen«:

A = Atmen
L = Lächeln
I = Innehalten

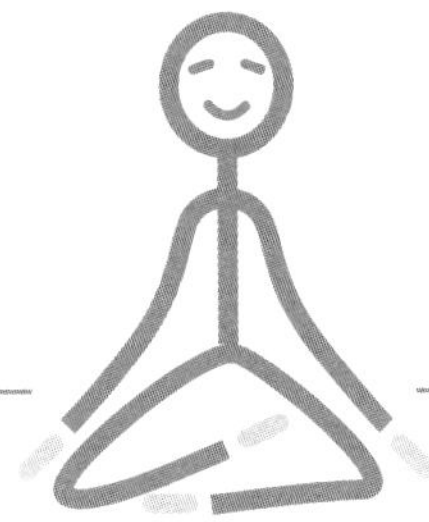

Bewegungsabläufe & Asanas zur Stärkung der Selbstheilungskräfte

Dynamische Kundalini-Übungen für mentale Entlastung und Stressabbau

Der Kundalini-Yoga wurde erst in den späten sechziger Jahren des letzten Jahrhunderts von Yogi Bhajan aus Indien in die USA eingeführt, wo er sehr positiv aufgenommen wurde, sodass er dort heute zu den führenden Yogatraditionen zählt. Typisch für diesen Yogastil sind schnelle, rhythmische und vor allem langandauernde Bewegungsabläufe.

Jedes Stresserleben aktiviert in uns uralte Kampf- und Fluchtimpulse, die danach verlangen, in Bewegung umgesetzt zu werden. Genau das fehlt uns aber in aller Regel im Alltag. Die schnellen Bewegungsabfolgen der Kundalini-Yogaübungen helfen uns, die aufgestaute Energie, die sich im Laufe des Tages durch die unterdrückten Bewegungen (Gestikulieren, Weglaufen usw.) angestaut haben, wieder ins Fließen zu bringen. Damit können sie zu einer effektiven Stressantwort werden und uns helfen, Druck abzulassen und Emotionen auszudrücken. Besonders hilfreich in dieser Hinsicht sind die Übungen, in denen hörbar und energisch ausgeatmet wird (Reinigungsatem, Seite 196).

Da viele der Kundalini-Yogaübungen intensiv rhythmisch geübt werden, helfen sie uns außerdem, den ständigen Fluss der Gedanken »abzuschalten«. Der Geist wird ruhiger, und wir können spürend in den gegenwärtigen Moment – in das JETZT – eintauchen. Sobald ein Gedanke auftaucht, »stolpert« die Bewegung. Dadurch lernen Sie, achtsam zu werden, wenn Ihre Gedanken sich selbstständig machen wollen, und erhöhen Ihre Fähigkeit, auf entspannte Weise mental ausgerichtet zu bleiben. Das wiederum hilft dem Geist, sich zu sammeln, in die Ruhe zu finden und sich zu regenerieren.

Die Arme entspannt um den Körper schwingen lassen

Diese Übung lässt uns wieder Leichtigkeit und Beschwingheit erfahren. Sie mobilisiert auf einfache und wirkungsvolle Weise den Brustkorb und das Zwerchfell, sodass es Ihnen nach einigen Minuten Übungsdauer leichter fallen wird, endlich mal wieder aufzuatmen und tief durchzuatmen. Gleichzeitig hilft sie, Engegefühle im Brustkorb zu lösen. Dadurch bietet sie eine wirksame entspannenende Stressantwort.

Sie können diese Übung auch ohne großen Aufwand im Alltag üben. Sie brauchen nur einen stabilen Stand und ein bisschen Platz um sich herum.

- Üben Sie im Stand auf einer rutschfesten Unterlage und achten Sie darauf, etwas Platz um sich herum zu haben. Stellen Sie die Füße gut beckenbreit auseinander und drehen Sie sie ganz leicht nach außen. Entspannen Sie Gesicht und Mundraum und schenken Sie sich ein Lächeln.
- Werden Sie sich Ihrer inneren vertikalen Achse bewusst, bringen Sie den Kopf über das Becken.
- Beginnen Sie, sich um Ihre innere Achse zu drehen, und lassen Sie dabei die Arme locker um den Körper herum schwingen. Lassen Sie zu, dass Ihre Hände, bedingt durch den Schwung der Drehung, mit einem Klaps auf den Seiten des Brustkorbs landen.
- Fahren Sie damit eine Weile fort. Lassen Sie Ihren Atem die ganze Zeit ruhig weiter fließen. Achten Sie darauf, dass Ihr Mundraum entspannt bleibt.
- Lassen Sie die Bewegung schließlich ausschwingen und spüren Sie nach. In welchem Maße fühlen Sie sich jetzt entlasteter und entspannter? Als wie durchströmt und warm erfahren Sie jetzt Ihre Arme und Schultern?

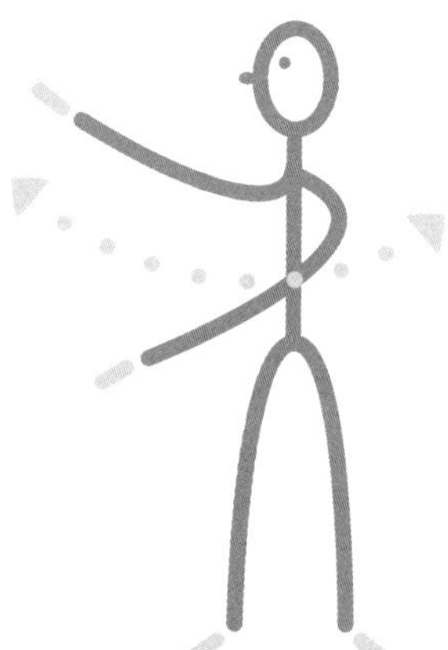

Die Arme nach hinten oben schwingen

Diese Übung verbindet eine schwunghafte, kraftvolle Drehbewegung mit einer energischen, reinigenden Ausatmung. Dadurch hilft diese Bewegung sehr gut, über den Tag aufgestauten Druck abzubauen. Die Drehbewegungen mobilisieren den Brustkorb und helfen dadurch, Engegefühle im Brustraum und besonders rund um das Herz aufzulösen. Die intensive Ausatmung wird zum Reinigungsatem, weil er uns einlädt, Frust, Ärger und Anspannung mit dem Ausatemlaut loszuwerden. Ich persönlich schicke der sich so lösenden Anspannung gerne noch ein »Tschüss!« hinterher. In hartnäckigen Fällen wird daraus auch schon mal ein gedachtes »Zisch ab!« oder »Raus!« oder »Es reicht!«. Dadurch bekommt diese Atemübung eine deutlich psychoenergetische Ausrichtung, die viele Übende als sehr entlastend und erleichternd empfinden.

- Üben Sie im Stand auf einer rutschfesten Unterlage und achten Sie darauf, etwas Platz um sich herum zu haben. Stellen Sie die Füße gut beckenbreit und parallel zueinander.
- Heben Sie beide Arme gedehnt nach links (oder rechts) oben und schauen Sie hoch zu Ihren Händen. Atmen Sie dabei tief ein.
- Lassen Sie Ihre Arme schwungvoll nach rechts (oder links) oben »fliegen« und schauen Sie den Händen hinterher. Atmen Sie dabei kraftvoll durch den Mund mit dem Laut »Ha!« aus.
- Schwingen Sie die Arme wieder nach links (oder rechts) oben zurück und atmen Sie tief durch die Nase ein.
- Stellen Sie sich vor, dass Sie mit dieser Bewegung alles, was Sie belastet und beschwert, weit hinter sich oder zur Seite schleudern.
- Fahren Sie für 1 bis 2 Minuten mit dieser Bewegung fort. Bleiben Sie ganz bewusst sehr schwungvoll und energisch, um sich spürbar zu entlasten.
- Spüren Sie anschließend noch einen Moment im Stand nach und beobachten Sie, wie Sie sich jetzt wahrnehmen. Konnten Sie etwas Druck und Anspannung loswerden? Findet Ihr Atem wieder etwas mehr Raum?

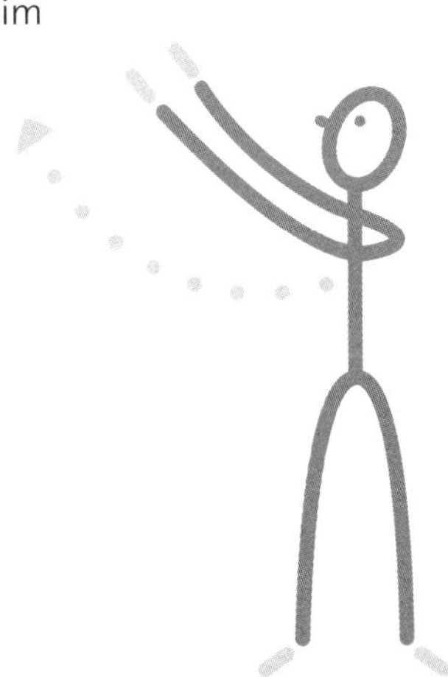

Arme und Beine über Kreuz schwingen

Auch in dieser Übung unterstützt uns der Reinigungsatem, Anspannung abzuatmen und damit loszuwerden. Zudem hilft sie abzuschalten, wenn der Geist unruhig ist. Das geschieht zum einen dadurch, dass Sie für die Überkreuzbewegung von Arm und Bein sehr viel Aufmerksamkeit brauchen, und zum anderen dadurch, dass diese Übung auf jeder Seite mindestens 2 Minuten schnell und rhythmisch geübt wird, wodurch das übliche Denken unmöglich wird. Die überkreuzende Bewegung synchronisiert zudem beide Gehirnhälften, wodurch unser Empfinden und Wahrnehmen vollständiger und ganzheitlicher wird.

- Üben Sie im Stand auf einer rutschfesten Unterlage und achten Sie darauf, etwas Platz um sich herum zu haben. Stellen Sie die Füße beckenbreit auseinander und drehen Sie sie ganz leicht nach außen.
- Stellen Sie Ihren linken Fuß 50 bis 70 cm weiter nach hinten und führen Sie beide Arme gestreckt nach rechts. Atmen Sie dabei durch die Nase tief ein.
- Schwingen Sie Ihr linkes Bein kraftvoll nach rechts vorn und führen Sie gleichzeitig Ihre Arme nach links, sodass sich das linke Bein und die Arme überkreuzen. Atmen Sie dabei tief und kraftvoll durch den Mund aus.

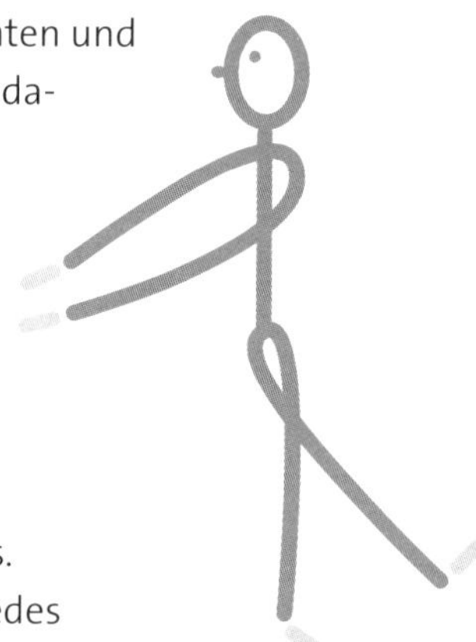

- Kehren Sie einatmend zurück in die Ausgangshaltung: Stellen Sie den linken Fuß wieder nach hinten, mit der Ferse am Boden, und schwingen Sie Ihre Arme nach rechts.
- Fahren Sie mit dieser Bewegung fort und atmen Sie jedes Mal beim Überkreuzen intensiv aus. Stellen Sie sich vor, mit jedem energischen Ausatmen Anspannung und Druck loszulassen und mit jedem Einatmen Ruhe und Kraft aufzunehmen.
- Nach gut einer Minute halten Sie inne und spüren einen Moment nach.
- Stellen Sie dann Ihren rechten Fuß ca. 50 bis 70 cm nach hinten, führen Sie die Arme nach links und wiederholen Sie die Übung mit dem anderen Bein: Schwingen Sie das rechte Bein kraftvoll nach links und führen Sie die Arme zugleich nach rechts. Üben Sie so eine weitere Minute lang.
- Nachdem Sie geendet haben, stellen Sie Ihre Füße wieder hüftgelenkbreit und parallel zueinander. Spüren Sie nach und werden Sie sich bewusst, in welchem Maße Sie sich freier, weiter und leichter fühlen.

TIPP Die Übung braucht eine gute Koordinationsfähigkeit, die sich nicht immer auf Anhieb zeigt. Wenn Sie ständig mit den Seiten durcheinanderkommen, bleiben Sie geduldig und üben Sie langsam – so lange, bis Ihr Gehirn »den Dreh raus hat«.

Rhythmisches Heranziehen des Beins

Diese Bewegung schult Ihre Koordinationsfähigkeit mit ihrem schnellen Wechsel von Zusammenziehen und Strecken des Rumpfes und des Kopfes (der oft nicht in die Bewegung integriert ist!). Sie entspannt den unteren Rücken, wirkt durch die Vertiefung der Atmung energetisierend und beruhigt den Geist durch den gleichbleibenden schnellen Rhythmus. Zudem regt sie die Verdauung an.

- Stellen Sie sich auf eine rutschfeste Unterlage, die Füße hüftgelenkbreit und parallel zueinander. Legen Sie die Hände an die Rückseite der Taille, sodass Sie Ihren unteren Rücken gut spüren können.
- Ziehen Sie nun abwechselnd – immer ausatmend – das linke Knie in Richtung rechte Schulter und das rechte Knie in Richtung linke Schulter.
- Jedes Mal, wenn Sie das Knie nach schräg oben ziehen, machen Sie mit dem Standbein einen Knicks, runden den Rücken und schauen in Richtung Knie. Dadurch dehnt und entspannt sich der untere Rücken.
- Jedes Mal, wenn Sie einatmend den Fuß zurückstellen, strecken Sie Ihr Standbein wieder. Dadurch geht der untere Rücken wieder in seine natürliche Wölbung. Werden Sie weit im Brustraum und schauen Sie nach schräg oben.
- Spüren Sie das rhythmische Strecken und Zusammenziehen Ihres Rückens unter Ihren Händen.
- Fahren Sie mit dieser Bewegung eine Weile fort. Wenn Sie mögen, begleiten Sie die Ausatembewegung mit dem Reinigungsatem »Ha!«.
- Halten Sie inne und spüren Sie nach, als wie warm, lebendig und durchströmt Sie jetzt Ihren unteren Rücken wahrnehmen und in welchem Maße Sie Ihren Atem als weit und frei erfahren.

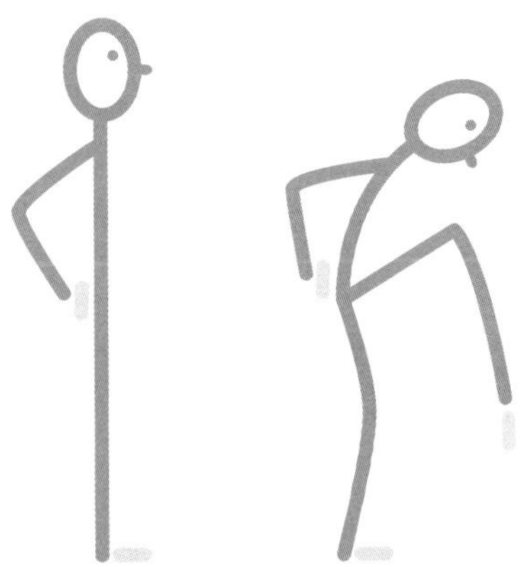

Rhythmisches Drehen mit den Armen in der Grusshaltung

In dieser Drehung werden Ihr Brustraum, das Zwerchfell und der Rücken in eine rhythmisch federnde Schwingung versetzt, die Anspannungen löst und den Brustkorb ideal mobilisiert. Dadurch vertieft sich Ihr Atem, Ihre Verdauung wird angeregt und die Durchblutung aktiviert. Die schnelle Bewegung lässt wenig Raum für das alltägliche Denken, wodurch sich wohltuende Zustände der »Geistesabwesenheit« einstellen können.

- Kommen Sie in einen aufrechten und stabilen Sitz Ihrer Wahl, am besten auf einem Sitzkissen am Boden. Lassen Sie sich nieder und verwurzeln Sie sich ganz tief über die Beine und das Becken in der Erde.
- Werden Sie sich Ihrer vertikalen Achse bewusst. Sie entspringt in der Mitte des Beckenbodens und steigt durch die Mitte des Becken-, Bauch- und Brustraumes, den Hals und den Kopf auf bis hoch zum Scheitelpunkt. Richten Sie sich an dieser lotrechten Achse aus und auf. Sie wird gleich Ihre Drehachse werden.
- Legen Sie die Hände vor der Brust in der Grußhaltung aneinander. Nehmen Sie die Daumen an das Brustbein und entspannen Sie Ihre Ellenbogen und Schultern in die Breite und Tiefe.
- Entspannen Sie die Muskeln Ihres Gesichts und Mundraumes und schenken Sie sich ein Lächeln. Lassen Sie Ihren Oberkörper um die innere Achse schwingen, wobei das Becken als Ruhepol ganz unbewegt bleibt (siehe Abb. rechts).
- Finden Sie nach und nach zu einem Rhythmus, der Sie »trägt«, und lassen Sie Ihren Atem einfach weiter fließen.
- Fahren Sie damit eine Weile fort. Lassen Sie eine schwingende – beschwingende – und leichtgängige Bewegung entstehen. Beginnen Sie mit einer Minute und steigern Sie die Übungsdauer auf 3 bis 5 Minuten. Versuchen Sie während der Bewegung, mehr und mehr Ihren Geist zu entspannen.
- Spüren Sie anschließend nach und werden Sie sich bewusst, in welchem Maße Ihr Körper und Ihr Atem beschwingter und leichter und Ihr Geist ruhiger werden konnten.

TIPP Wenn Ihr Geist gerade sehr unruhig ist, dann halten Sie Ihren Blick während der Übung entspannt hoch zur Mitte der Stirn ausgerichtet. Diese Ausrichtung des Blicks wird *Dhrishti* genannt und gilt im Hatha-Yoga als eine bewährte Konzentrationsmethode.

Übungen und Bewegungsabläufe mit dem Fokus auf Durchlässigkeit

Wenn wir Stress erfahren und es unmöglich ist, die damit verbundene Anspannung in Bewegung umzusetzen, zieht sich oft spürbar alles in uns zusammen. Schon im *Yogasutra* wird darauf hingewiesen, dass ein Mensch, dessen Geist sich in Probleme verwickelt hat, sich eng fühlt und Mühe hat, tief und frei zu atmen *(Yogasutra* 1,31). Um diese Anspannungen zu lösen, wurden im modernen Yoga viele sanfte Dehnungen entwickelt. Sie wirken besonders wohltuend auf die Faszien – also auf die Strukturen unseres Binde- und Stützgewebes –, die sich unter der Einwirkung von Stresshormonen zusammenziehen und dazu neigen, Verklebungen und »Knoten« *(cross links)* zu bilden. Früher ging man davon aus, dass diese Verhärtungen, die sich wie Knoten anfühlen, im Muskel entstehen würden, und nannte sie deswegen Myogelosen. Forschungen von Robert Schleip, dem Leiter der *Fascia Research Group, Division of Neurophysiology* an der Universität Ulm, zeigten jedoch, dass sie sich in der Faszie bilden.

Für all diese Dehnübungen ist es wichtig, dass Sie sich *wohlig* dehnen – so wie eine Katze oder ein Hund nach einem Nickerchen. Lächeln und sanftes Federn wird Ihnen helfen, mehr Geschmeidigkeit und Raum zu erschaffen, sodass Ihr Atem nach jeder Dehnung wieder etwas freier fließen kann.

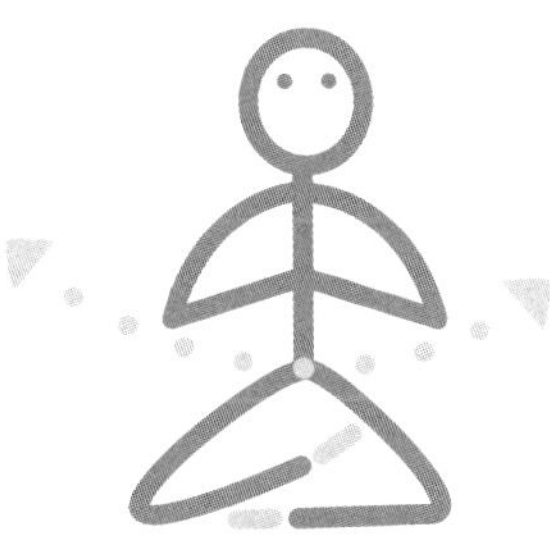

Flankendehnung im Vierfüsslerstand

Diese Übung dehnt in sehr angenehmer Weise die Achseln, die Brustmuskeln, die Flanken und den unteren Rücken, also alles Bereiche, die im Alltag zu Verkürzungen und faszialen Verklebungen neigen. Gleichzeitig wird durch die Dehnung der Innenseiten der Arme die Atmung angeregt, sodass Sie nach der Übung deutlich freier und tiefer durchatmen können.

Die Art der Dehnung gleicht der einer Katze nach dem Mittagsschlaf und lädt Sie ein, sich wohlig und genüsslich zu bewegen. Und gerade dieses Wohlgefühl ist es, wodurch das Üben zu einer wirkungsvollen Entspannungsantwort wird.

- Kommen Sie in den Vierfüßlerstand und nehmen Sie die Hände etwas weiter nach vorn. Spreizen Sie Ihre Finger ganz weit.
- Legen Sie die rechte Hand vor die linke, dehnen Sie sich über die Finger nach vorn und streben Sie mit dem Gesäß über die Sitzbeine ausatmend weit nach oben und hinten. Drehen Sie Ihren Kopf leicht nach links. Achten Sie darauf, dass beide Unterarme noch etwas über dem Boden schweben.
- Kommen Sie einatmend zurück in den Vierfüßlerstand.
- Wiederholen Sie die Dehnung ausatmend, nun mit der linken Hand vor der rechten und dem Kopf leicht nach rechts gedreht.
- Üben Sie diese Dehnung zu jeder Seite fünf bis sechs Mal im Rhythmus Ihres Atems. Werden Sie sich bewusst, wieviel Weite Sie sich erschaffen können und wie die Dehnung Ihren unteren Rücken entlastet.
- Spüren Sie anschließend einige Atemzüge im Sitzen nach und werden Sie sich der Wirkung dieser Dehnungen auf Ihren inneren Raum und Ihren Atem bewusst.

TIPP Wenn die Dehnung Ihnen angenehm ist, können Sie mit kleinen federnden Bewegungen auch einige Atemzüge lang in ihr verweilen.

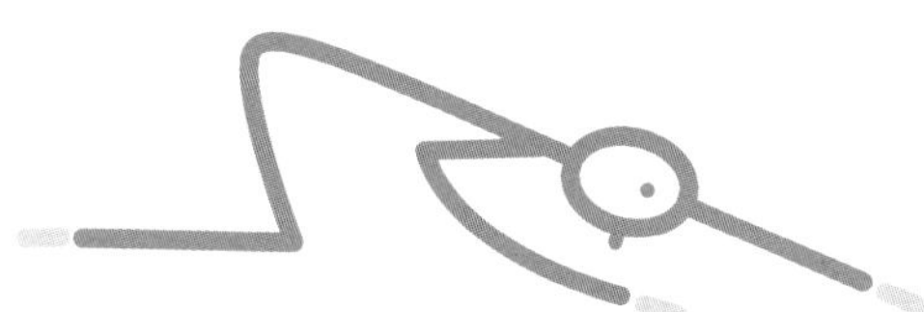

Bewegungsablauf Kind – Katze – Kind

Dieser kleine Bewegungsablauf mobilisiert und entspannt Rücken, Bauch und Brustkorb in idealer Weise. Die rhythmische Ausführung folgt dem Atem, wodurch Ihr Geist sich wieder sammeln und in die Ruhe finden kann. Der Wechsel von leichten Vor- und Rückbeugen wirkt zudem ausgleichend auf das vegetative Nervensystem.

- Kommen Sie in den Fersensitz.
- Neigen Sie sich vor, lassen Sie den Bauch auf die Oberschenkel und die Stirn zum Boden in die Kindhaltung sinken. Strecken Sie Ihre Arme schulterbreit weit nach vorn und atmen Sie aus. (1)
- Mit dem nächsten Einatmen biegen Sie Ihren Rücken nach unten durch und kommen hoch in den Vierfüßlerstand. (2)
- Runden Sie ausatmend den Rücken nach oben in den Katzenbuckel (3) und ziehen Sie Ihr Gesäß wieder zurück zu den Fersen in die Kindhaltung. (4)
- Wiederholen Sie diesen kleinen Bewegungsablauf mehrere Male und werden Sie sich bewusst, wie er von Mal zu Mal etwas geschmeidiger wird. Spüren Sie anschließend in einer Sitzhaltung Ihrer Wahl nach. Erfahren Sie sich als etwas lebendiger und durchströmter?

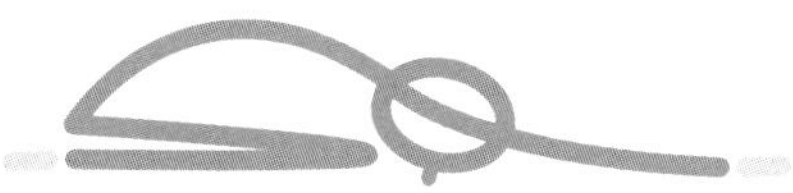

1

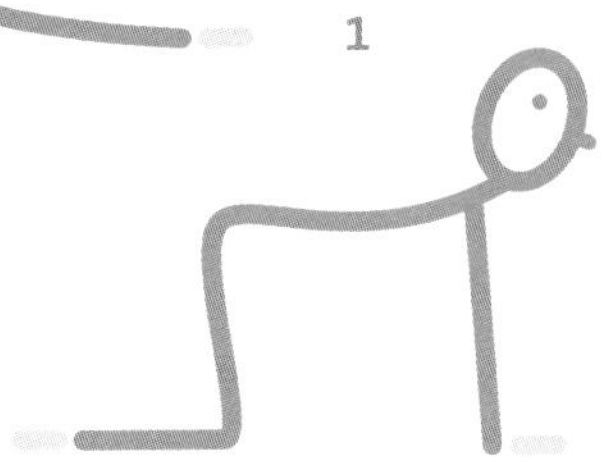

2

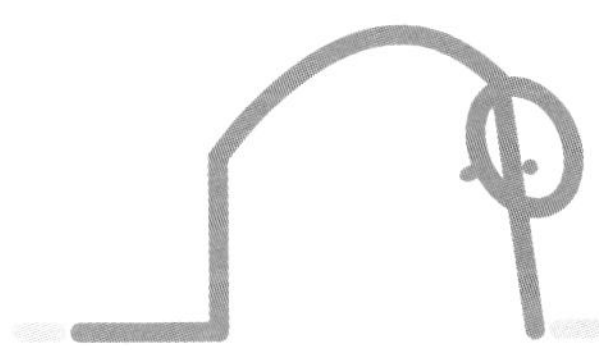

3

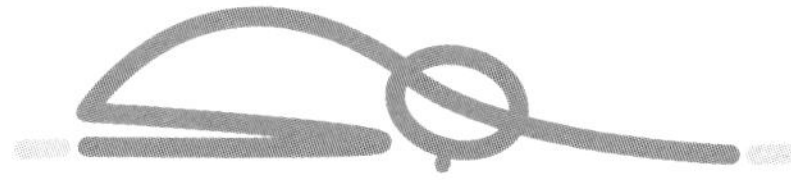

4

Bewegungsablauf Kind – Katze – Hund

Dieser kleine Ablauf hat als Höhepunkt die Haltung des Hundes, der nach unten schaut. Sie ist insgesamt durch den Fokus auf die Vorbeugen deutlich ausatembetont, wirkt deshalb sehr beruhigend und fördert den Zustand wacher Ruhe. Diese Wirkung können Sie noch verstärken, indem Sie bei jedem Durchlauf einige Atemzüge im Hund verweilen. Die Einbeziehung der Blickrichtung bewirkt, dass Ihr Nervensystem lernt, die Bewegungen von Rumpf und Kopf besser zu koordinieren, sodass »Kopf und Bauch« wieder besser kommunizieren können.

- Kommen Sie in den Fersensitz. Neigen Sie sich vor, lassen Sie die Stirn zum Boden sinken, strecken Sie Ihre Arme weit nach vorn und kommen Sie so in die Kindhaltung. Die Hände sind schulterbreit voneinander entfernt und die Finger gespreizt (Zeige- oder Mittelfinger parallel). Atmen Sie aus. (1)
- Strecken Sie einatmend den oberen Rücken, heben Sie den Brustkorb und den Kopf (in der Verlängerung der Wirbelsäule!) und schauen Sie nach schräg vorn. (2)
- Runden Sie ausatmend den Rücken vom Becken bis zum Kopf wie zu einem Katzenbuckel und kommen Sie langsam hoch in den Vierfüßlerstand. Schauen Sie zum Nabel (Katzenhaltung). (3)

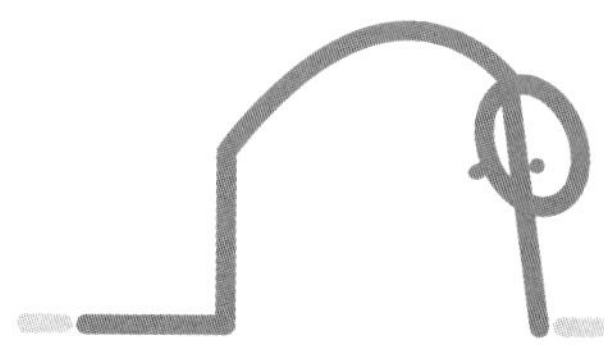
3

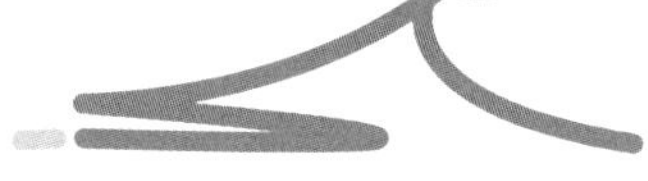
2

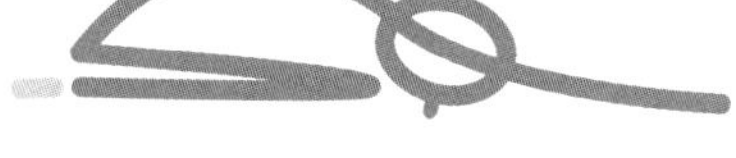
1

- Biegen Sie einatmend Ihre Wirbelsäule vom Becken bis zum Kopf durch, sodass eine harmonische, lang gezogene Rückbeuge entsteht. Schauen Sie nach schräg vorn und stellen Sie die Zehen auf. (4)
- Schieben Sie sich ausatmend nach oben und hinten in die Haltung des Hundes, der sich dehnt. Schauen Sie zum Nabel. (5)
- Sobald der Einatem kommt, bringen Sie die Knie behutsam zurück zum Boden und biegen Sie Ihren Rücken wieder durch. Schauen Sie nach schräg vorn. (6)
- Atmen Sie aus, machen Sie einen Katzenbuckel, schauen Sie zum Nabel und ziehen Sie sich langsam mit dem Gesäß wieder zurück zu den Fersen. (7)
- Wiederholen Sie diesen Ablauf mehrere Male im Rhythmus Ihres Atems. Versuchen Sie, zunehmend eine ruhige und fließende Bewegung entstehen zu lassen.
- Spüren Sie anschließend für einige Atemzüge in einer Sitzhaltung Ihrer Wahl nach. Als wie lebendig, durchlässig und durchströmt erfahren Sie sich jetzt? Konnte Ihr Atem freier und weiter werden?

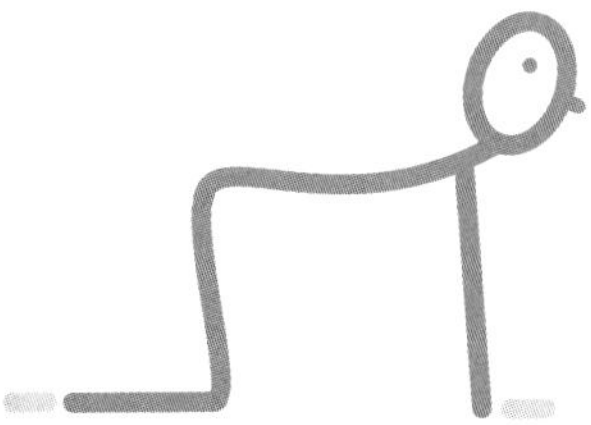
4

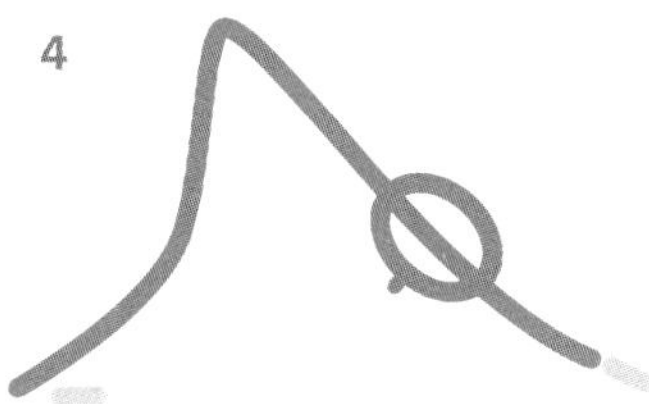
5

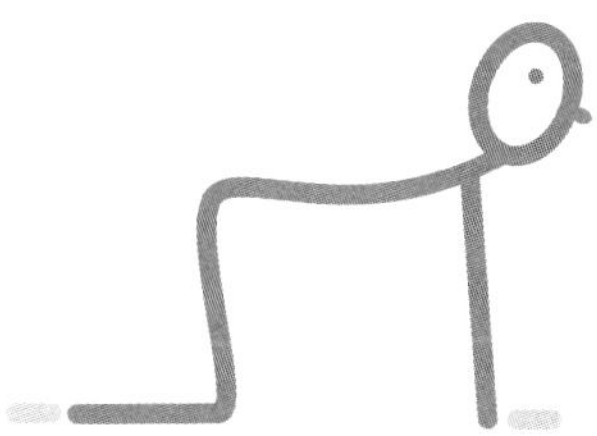
6

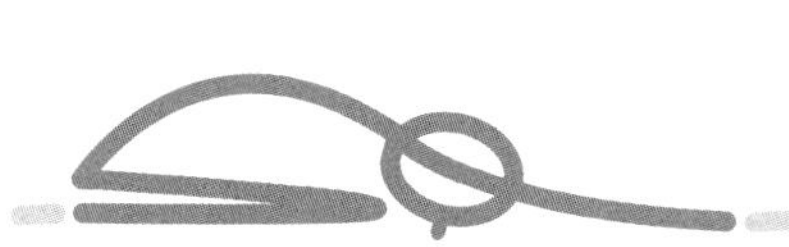
7

Der Hund, der sich dehnt (Adho mukha shvanasana)

Der »Hund, der sich dehnt« ist wirklich »Yogi's best friend«, denn in dieser Version wirkt das beliebte Asana gleichermaßen entspannend und belebend. Der entspannende Effekt entsteht dadurch, dass der Kopf nach unten zeigt und Sie beim Üben nach unten oder innen schauen. Der belebende Effekt entsteht durch die Stützhaltung der Arme und die Vertiefung der Atmung, die immer mit diesem Asana einhergeht, besonders dann, wenn Sie sich in ihm genüsslich und wohlig dehnen, räkeln, mal ein Bein heben, das Becken oder den Brustkorb bewegen (vielleicht sogar schütteln). Insgesamt wirkt dieses Asana so immer ganzheitlich erfrischend auf Körper, Atem und Geist.

- Kommen Sie in den Vierfüßlerstand. Stellen Sie die Hände gut schulterbreit auf und spreizen Sie die Finger ganz weit, sodass alle Fingergrundglieder in Kontakt mit der Matte kommen. Richten Sie entweder die Mittelfinger oder die Zeigefinger parallel zueinander aus.
- Biegen Sie einatmend Ihre Wirbelsäule vom Becken bis zum Kopf nach unten durch, sodass eine harmonische, lang gezogene Rückbeuge entsteht. Schauen Sie nach schräg vorn und stellen Sie die Zehen auf.
- Schieben Sie sich ausatmend nach oben und hinten in die Haltung des Hundes. Heben Sie die Fersen und beugen Sie die Beine leicht an. Schauen Sie zum Nabel oder zum Boden, je nachdem, womit Ihr Nacken sich wohler fühlt.
- Beginnen Sie nun, sich wohlig zu räkeln. Vertrauen Sie ganz Ihrer Körperintelligenz und beobachten Sie, wie sie fortlaufend Bewegungen erschafft, die der Körper als angenehm und wohltuend empfindet. Lassen Sie Ihren Atem fließen und fahren Sie mit dem Räkeln so lange fort, bis Sie Ihre Handgelenke spüren.
- Kommen Sie anschließend in einen Sitz Ihrer Wahl und spüren Sie nach. Als wie ruhig, wach und erfrischt erfahren Sie sich jetzt?

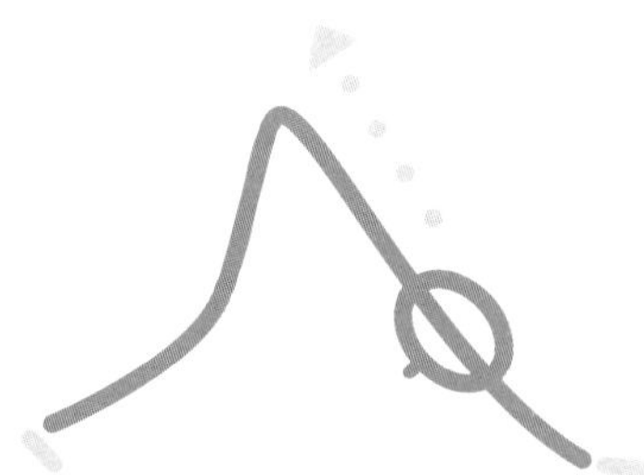

Übungen zur Entspannung des Zwerchfells

Stress, der durch Zeitmangel, Arbeitsdruck, Überlastung und vor allem durch Sorgen und Ängste entsteht, kann uns »den Atem rauben« – das haben wir alle schon einmal erlebt. Die Auswirkungen von jeglicher Form psychosozialen Stresserlebens sind auch dem Yoga von jeher bekannt. So beschreibt bereits das *Yogasutra,* dass unser Atem »rau und unregelmäßig« *(Shvasaprashvasa)* wird, wenn sich unser Geist in Probleme verwickelt.

Wenn wir im Alltag nicht immer wieder Gelegenheit finden, aufzuatmen, durchzuatmen und damit das Atmen zu entspannen, kommt es unweigerlich im Laufe der Zeit zu einer Verspannung des Zwerchfells und der kleinen Muskeln, die die Atemwege (Bronchien) umgeben. Wenn wir dann versuchen, bewusst tiefer zu atmen, verstärkt sich leider oft genug diese Anspannung, und wir erfahren unsere Atmung als blockiert.

Die folgenden Übungen unterstützen deshalb die Entspannung dieser Muskeln und machen so den Weg für eine tiefe, entspannte Atmung frei. Sie richten sich vor allem an unseren Hauptatemmuskel, das Zwerchfell. Es spannt sich kuppelförmig quer zwischen Brust- und Bauchraum auf und ist über die bindegewebige Umhüllung der Lunge (der Pleura) mit dieser verbunden. Wenn sich das Zwerchfell, initiiert vom Atemzentrum, anspannt, dann senkt sich seine Kuppel und flacht sich ab. Die Lungenbläschen (Alveolen) werden aufgedehnt, und der Atem strömt ein. Zum Ausatmen entspannt sich das Zwerchfell und steigt wieder kuppelförmig hoch in den Brustraum. Gleichzeitig bewirken die elastischen Rückstellkräfte der Lunge, dass sich das Lungengewebe nach innen und oben zusammenzieht. Dadurch wird die Luft langsam wieder »hinausgeschoben«.

Unser Hauptatemmuskel ist überall an der Innenseite des Brustkorbs sehnig befestigt und zusätzlich mit zwei starken Muskelanteilen – den Zwerchfellschenkeln – innen an der Lendenwirbelsäule angeheftet. Dadurch wirken viele Bewegungen des Beckens und der Lendenwirbelsäule direkt auf das Zwerchfell ein und können helfen, es zu mobilisieren und zu entspannen. Das Lösen von Anspannungen bewirkt, dass Sie nach jeder dieser Übungen wieder besser aufatmen und durchatmen und entspannt weiteratmen können. Diese Entspannung des Atems wirkt immer als Stressantwort und wird sich damit direkt auf Ihr vegetatives Nervensystem übertragen und sein Umschalten auf den Parasympathikus bewirken.

Beckenkreisen im Vierfüsslerstand

Diese Basisübung wirkt garantiert entspannend, und zwar nicht nur auf den unteren Rücken, sondern durch die kreisenden Bewegungen auch auf alle Nerven, die den unteren Rücken, den Unterbauch und das Becken durchziehen. Die Bewegung ist deswegen immer eine Wohltat, besonders aber dann, wenn Sie viel sitzen müssen.

- Kommen Sie in den Vierfüßlerstand. Stellen Sie die Hände etwas weiter vorn auf, um die Druckbelastung an den Handgelenken zu vermindern.
- Bewegen Sie Ihr Becken in Kreisen parallel zum Boden. Nach jeweils 3 bis 4 Kreisen wechseln Sie die Drehrichtung.
- Fahren Sie damit einige Minuten fort, während Ihr Atem ruhig weiterfließt. Beobachten Sie, wie sich die Bewegung des Beckens durch die Wirbelsäule fortsetzt und den Brustkorb von unten her mitbewegt.
- Spüren Sie anschließend für einige Atemzüge im Sitz nach. Als wie viel lebendiger und strömender erfahren Sie jetzt Ihren Atem?

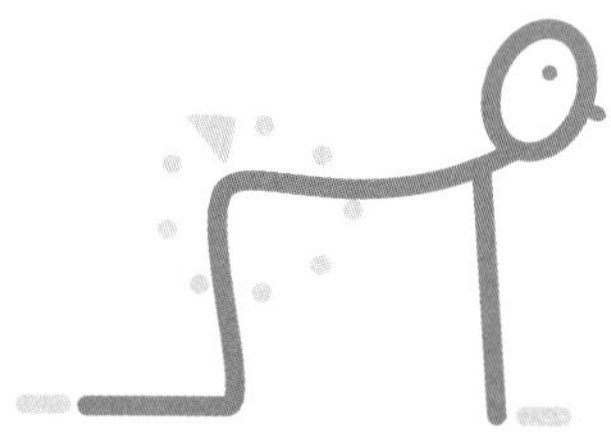

Das freudige Hündchen

Diese Übung löst schnell Anspannungen und Verspannungen im unteren Rücken, im Bauch- und Beckenraum und am Zwerchfell. Die schnelle seitliche Beckenbewegung bewirkt, dass die ganze untere Wirbelsäule eine Schlängelbewegung macht, die durch alle Wirbelgelenke hindurchschwingt – bis hoch zum Kopf. Machen Sie diese Bewegung am besten mit dem inneren Bild eines kleinen Hundes, der so freudig mit dem Schwanz wedelt, dass der ganze restliche Hund inklusive Kopf »mitwedelt«. Das erfrischt, energetisiert, macht gute Laune und verschafft dem Geist Ruhe (denn Wedeln und Denken gleichzeitig geht nicht!).

- Kommen Sie in den Vierfüßlerstand und nehmen Sie die Hände etwas weiter nach vorn. Spreizen Sie die Finger ganz weit. Halten Sie die Wirbelsäule und den Kopf parallel zum Boden.
- Bewegen Sie nun Ihr Becken in einer schnellen, fröhlichen Bewegung nach links und rechts, wie ein Hündchen, das freudig mit dem Schwanz wedelt – sodass der ganze restliche Hund mitschwingt. Beobachten und spüren Sie, wie diese Bewegung durch die ganze Wirbelsäule läuft – bis in die »Schnurrbartspitzen und Ohren« des Hündchens.
- Lächeln Sie breit in sich hinein und atmen Sie in dieser Bewegung ruhig weiter, bis Sie merken, dass Ihre Handgelenke sich melden.
- Lassen Sie sich anschließend mit dem Becken nach hinten und unten in die Kindhaltung (Seite 185) sinken und spüren Sie im Beckenraum und Lendenbereich nach. Atmen Sie tief in diesen Raum hinein und nehmen Sie wahr, als wie geräumig, entspannt und vom Atem durchströmt Sie ihn jetzt erfahren.

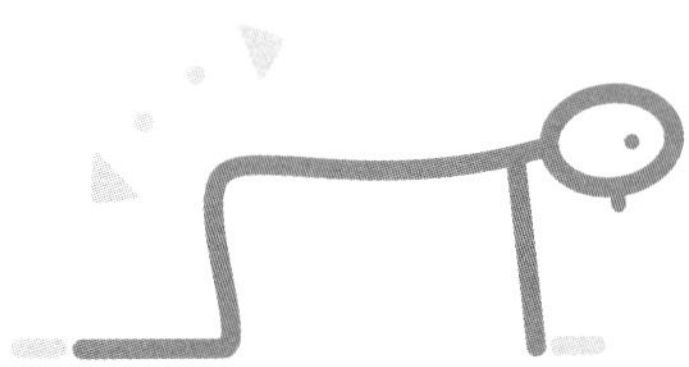

Krokodil-Varianten

Jede der drei folgenden Krokodilübungen mobilisiert und entspannt einen anderen Bereich des Zwerchfells: Krokodil 1 wirkt auf den hinteren (dorsalen) Bereich, Krokodil 2 vor allem seitlich auf die Flanken, und Krokodil 3 wirkt auf den vorderen (ventralen) Bereich des Brustkorbs und des Zwerchfells. Es ist deswegen ratsam, alle drei Varianten hintereinander zu üben.

Krokodil 1 – Beine ganz breit

- Kommen Sie in der Rückenlage und breiten Sie Ihre Arme seitlich in Schulterhöhe aus. Stellen Sie Ihre Füße sehr breit auf, sodass sie die Außenkanten der Yogamatte berühren.
- Senken Sie im Wechsel – mit der Ein- oder Ausatmung – die Beine nach links und rechts. Achten Sie dabei darauf, dass sich das Knie des innen liegenden Beines in der Endposition hinter dem Fuß des äußeren Beines befindet! Dabei hebt sich die Beckenseite, von der Sie die Beine wegbewegen, leicht vom Boden ab.
- Spüren Sie, wie Ihre Lende in der Drehung nach innen und oben gezogen und dadurch hohler wird. Wenn Sie zur Mitte zurückkommen, wird die Lende wieder lang, und der untere Rücken entspannt sich.
- Wiederholen Sie diese Bewegung ca. 10-mal pro Seite.
- Spüren Sie anschließend nach, wie und wo Sie jetzt Ihren Atem erfahren.

Krokodil 2 – Beine beckenbreit

- Breiten Sie in der Rückenlage Ihre Arme seitlich in Schulterhöhe aus. Stellen Sie nun Ihre Füße beckenbreit und parallel auf.
- Senken Sie im Wechsel – mit der Ein- oder Ausatmung – die Beine nach links und rechts.
- Spüren Sie, wie sich mit dieser veränderten Fußstellung die Dehnung in der Drehung verändert. Sie bewirkt jetzt eine Dehnung im Bereich der Flanken.
- Wiederholen Sie auch diese Bewegung ca. 10-mal pro Seite.
- Spüren Sie anschließend nach, wie und wo Sie jetzt Ihren Atem erfahren.

Krokodil 3 – Beine dicht beieinander

- Breiten Sie in der Rückenlage Ihre Arme seitlich in Schulterhöhe aus. Ihre Füße stehen nun ganz dicht beieinander und berühren sich.
- Senken Sie im Wechsel – mit der Ein- oder Ausatmung – beide Beine zusammen nach links und rechts. Die Beine bewegen sich dabei *en bloc*, sodass zum Beispiel bei der Drehung nach links das obere rechte Bein und der Fuß auf dem unteren linken Bein und Fuß aufliegen!
- Spüren Sie, wie sich dadurch die Dehnung in der Drehung verändert. Sie wird nun an der Vorderseite des Brustkorbs spürbar.
- Wiederholen Sie auch diese Bewegung ca. 10-mal pro Seite.
- Kommen Sie anschließend hoch in einen Sitz Ihrer Wahl und spüren Sie nach. Wie reagiert Ihr Atem? Ist er tiefer und müheloser geworden? Ist er langsamer geworden? Das wäre ein Zeichen dafür, dass der Vagus aktiviert ist! Und wie reagiert Ihr Geist? Konnte er ruhiger werden?

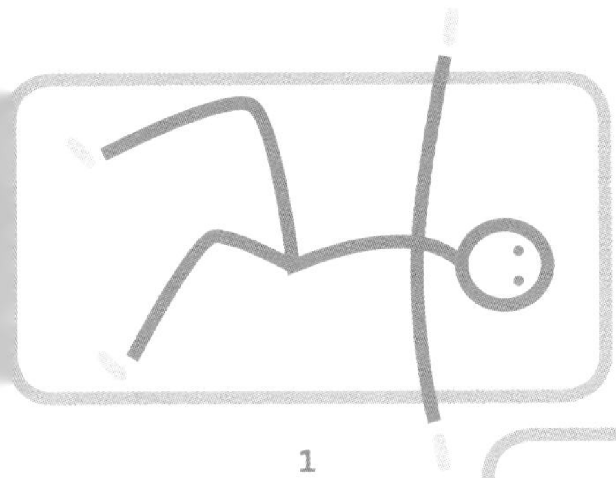

1

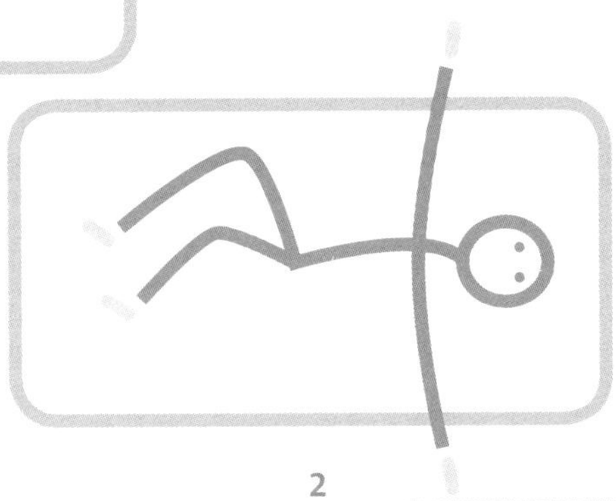

2

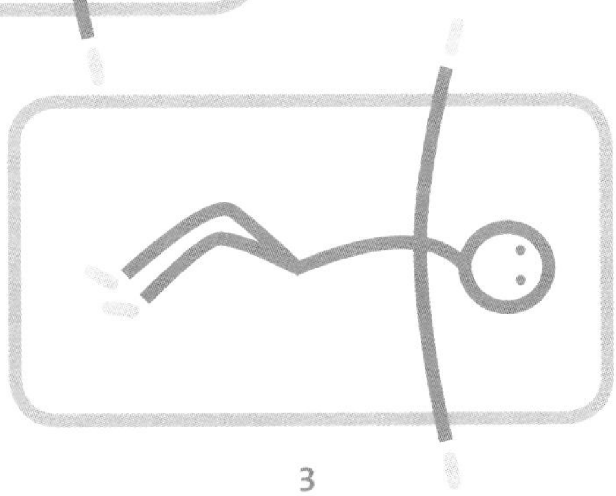

3

Übungen zur Faszienentspannung im unteren Rücken

Genau wie das Zwerchfell reagiert auch das Fasziengewebe des unteren Rückens sehr empfindlich auf Stress. Zum einen dadurch, dass es sich zusammenzieht, wenn die Grundsubstanz (Seite 118) von Stresshormonen durchflutet wird. Das geschieht überall im Körper, führt aber im unteren Rücken besonders häufig zu chronischen Schmerzen, weil noch einige andere Faktoren dazukommen. Wenn es uns nicht gut geht, wenn wir Kummer haben oder uns unsicher fühlen, bleibt die Welt ja nicht stehen, sondern das Leben geht weiter. Deswegen meinen wir, dass wir uns »zusammenreißen« müssen. Und das tun wir, indem wir uns muskulär anspannen, also die Redensart umsetzen, die es krass ausdrückt: »Arschbacken zusammenkneifen – und durch!« Ein weiterer Faktor ist die Notwendigkeit, lange sitzen zu müssen, die das Leid des unteren Rückens verstärkt.

Dort befindet sich über den rumpfaufrichtenden Muskeln eine kräftige Faszienplatte (die Fascia thoracolumbalis), die den ganzen Lendenbereich stabilisiert. Sie besteht aus mehreren, in Schichten übereinander liegenden Sehnenplatten, die unter ungünstigen Bedingungen so verkleben können, dass sie einem handgroßen Brett gleichen. Überall zwischen diesen Schichten sitzen in der verdickten Grundsubstanz Schmerzrezeptoren, die natürlich unter Druck geraten, wenn die Schichten verklebt sind.

Die folgenden Übungen sind so angelegt, dass sie die verschiedenen Faszienschichten wieder ins Gleiten bringen, Druck von den Schmerzrezeptoren nehmen und dadurch den unteren Rücken »entstressen«. Die Übungen sind besonders wirkungsvoll, wenn Sie sie hintereinander üben. Das freut Ihren unteren Rücken und bewirkt, dass Ihr vegetatives Nervensystem eine spürbar entspannende Stressantwort erfährt.

Beckenkreisen in der Rückenlage – Füße am Boden

Diese Übung ist die Basisübung bei jeder Form von Anspannung im Rücken, im Becken, im Bauch und entlang der Wirbelsäule. Sie löst zudem Verspannungen im Zwerchfell und damit in der Atmung. Die kreisende Bewegung läuft idealerweise durch den ganzen Körper hindurch und schenkt dadurch wieder ein kohärenteres Körpergefühl. Der Rhythmus des Kreisens sammelt und beruhigt den Geist, besonders dann, wenn Sie mehrere Minuten lang üben.

- Kommen Sie in die Rückenlage und stellen Sie Ihre Beine hüftgelenk- bis beckenbreit angebeugt auf.
- Machen Sie nun langsam und achtsam auf dem Boden kreisförmige Bewegungen rund um Ihr Kreuzbein. Nach 3 bis 4 Kreisen wechseln Sie die Drehrichtung. Lassen Sie Ihren Atem dabei ruhig weiter fließen.
- Beobachten Sie, wie sich die Bewegung durch die Wirbelsäule fortsetzt. Sie geht hoch bis zum Kopf – und über das Becken, die Hüftgelenke, die Knie und Fußgelenke bis hinunter zu den Füßen.
- Fahren Sie damit für 2 bis 3 Minuten fort und wechseln Sie immer wieder die Drehrichtung.
- Spüren Sie anschließend mit ausgestreckten Beinen nach. Wie erfahren Sie jetzt Ihren unteren Rücken. Liegt er entspannter – und vielleicht etwas flacher – auf? Fühlt er sich wärmer und lebendiger an?

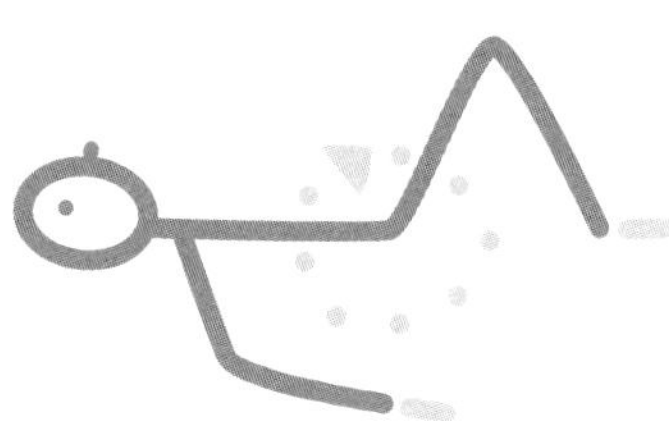

Seitliches Schwingen der Beine

Diese kleine Übung entspannt und beschwingt den Rücken, die Bauchorgane und vor allem den Atem durch die Mobilisierung des Zwerchfells. Gleichzeitig aktiviert sie die Bauchmuskeln und stärkt dadurch die Leibesmitte (core strenght).

- Kommen Sie in die Rückenlage und stellen Sie Ihre Beine hüftgelenk- bis beckenbereit angebeugt auf.
- Führen Sie beide Beine in einer entspannten schwingenden Bewegung nach links und rechts, und zwar nur so weit, dass beide Fußsohlen am Boden bleiben können – also maximal schulterbreit. Lassen Sie Ihren Atem ruhig weiterfließen und nehmen Sie die sanfte rhythmische Massage Ihres unteren Rückens wahr.
- Spüren Sie anschließend nach. Erfahren Sie Ihren Rücken als etwas wärmer und lebendiger? Konnte Ihr Atem weiter und freier werden?

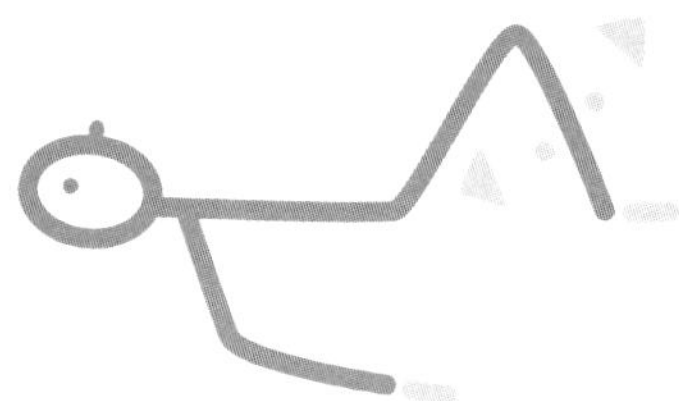

Beckenkreisen in der Rückenlage – Beine am Bauch

Da die Beine an den Bauch gezogen sind, wirkt mehr Gewicht auf den Rücken ein als bei den letzten beiden Übungen. Dadurch wird der Massageeffekt für den Lendenbereich spürbar intensiviert, der Rücken wird erwärmt und dadurch wieder durchlässiger.

- Ziehen Sie in der Rückenlage die Beine an den Bauch und umfassen Sie mit jeder Hand ein Knie.
- Machen Sie langsam und achtsam kreisförmige Bewegungen rund um Ihr Kreuzbein. Wechseln Sie immer nach 3 bis 4 Kreisen die Drehrichtung, während Ihr Atem dabei ruhig weiterfließt.
- Beobachten Sie, wie die Massage des unteren Rückens durch das Gewicht der Beine intensiver wird. Werden Sie sich bewusst, wie sich die Bewegung durch die Wirbelsäule fortsetzt.
- Fahren Sie damit für ca. 2 Minuten fort.

- Spüren Sie dann nach. Wie erfahren Sie jetzt Ihren unteren Rücken? Liegt er entspannter – und vielleicht etwas flacher – auf? Fühlt er sich wärmer und lebendiger an?

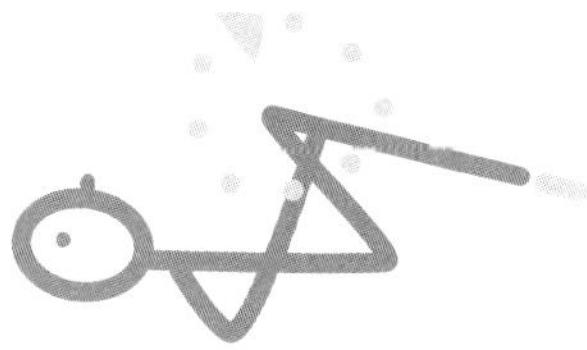

Päckchenhaltung (Apanasana-Variante)

Apanasana wurde eigentlich dazu konzipiert, die Verdauung anzuregen und Blähungen zu beseitigen. In dieser Variante hier sind die Bewegungen jedoch kleiner und schneller als üblich, wodurch sich der Fokus vom Bauchraum in den Rücken verlagert. Wenn der Körper allmählich durchlässiger wird für die Bewegung, kann der Eindruck entstehen, dass die ganze Rückseite des Rumpfes »in der Haut schwingt«, was sehr wohltuend ist und was über die Faszie und die aus der Wirbelsäule entspringenden Spinalnerven tief entspannend auf das Nervensystem wirkt.

- Ziehen Sie in der Rückenlage die Beine an den Bauch und umfassen Sie mit jeder Hand ein Knie.
- Ziehen Sie zunächst langsam ausatmend beide Beine an den Bauch. Führen Sie sie einatmend so weit von sich weg, dass Ihre Arme gestreckt sind.
- Steigern Sie allmählich den Rhythmus, bis eine schnelle, kleine, federnde Bewegung entsteht, in der Ihr Körper kopf- und beckenwärts schwingt, wobei der untere Rücken dem Boden fest verbunden bleibt.
- Fahren Sie damit für ca. 2 Minuten fort.
- Spüren Sie anschließend nach. Erfahren Sie Ihren Rücken als etwas wärmer und lebendiger? Konnte Ihr Atem noch weiter und freier werden?

Die acht Bewegungsrichtungen der Wirbelsäule

Wir können unsere Wirbelsäule in acht Richtungen bewegen: in die Vorbeuge und Rückbeuge, in die Seitbeugen nach links und rechts, in Drehungen nach links und rechts, und wir können sie auseinander dehnen und in sich zusammenziehen.

Obwohl uns all diese Bewegungen möglich sind, zwingt uns der Alltag oft dazu, stundenlang in einer dieser Möglichkeiten – meist einer Art Vorbeuge – zu verharren. Und genau diese einseitige, andauernde Belastung im Sitzen oder Stehen ist es, die unsere Bandscheiben und damit unserem Rücken so stresst und uns Schmerzen bereiten kann.

In den acht Bewegungsrichtungen der Wirbelsäule wird die Druckbelastung der Bandscheiben immer wieder rhythmisch verändert. Das tut nicht nur den Bandscheiben gut, sondern das rhythmische Üben hilft auch dem Nervensystem, sich wieder zu beruhigen und zu ordnen.

Üben Sie zuerst die Bewegungen ein und lassen Sie Ihren Atem kommen und gehen, wie er will. Ist Ihnen der Ablauf vertraut, verbinden Sie ihn mit der Atemführung. Tauschen Sie Ein- und Ausatmung aus, wenn es Ihnen andersherum angenehmer ist.

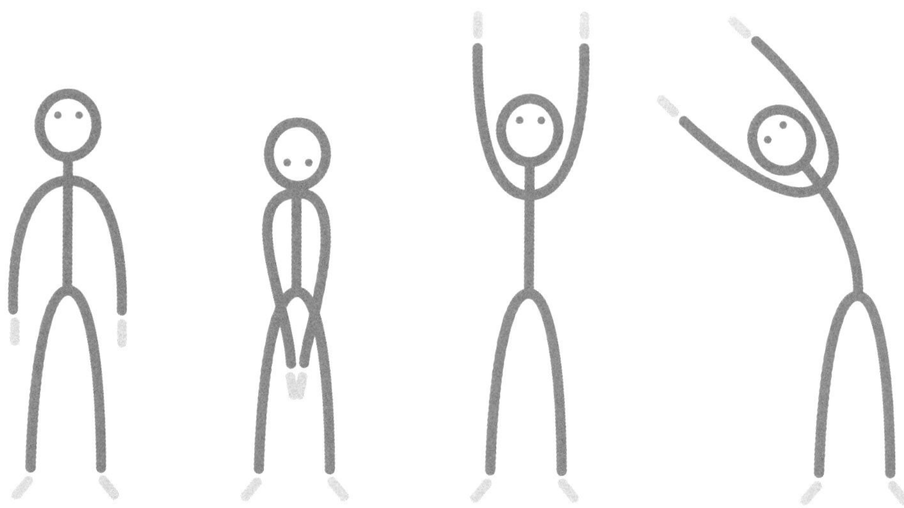

- Kommen Sie in den Stand und stellen Sie Ihre Füße hüftgelenkbreit und parallel zueinander. (1)
- Legen Sie die Handrücken vor dem Becken aneinander. Ziehen Sie Ihr Brustbein nach innen und unten, lassen Sie das Kinn sinken, und atmen Sie tief aus. (2)
- Führen Sie einatmend die Arme über die Seiten nach oben. Lassen Sie die Schultern sinken und wachsen Sie gleichzeitig aus Ihrer Wirbelsäule heraus nach oben. (3)
- Neigen Sie sich ausatmend nach rechts und lassen Sie Weite in der linken Flanke entstehen. (4)
- Kehren Sie einatmend zur Mitte zurück und lassen Sie die Schultern sinken. (5)
- Neigen Sie sich ausatmend nach rechts und lassen Sie Weite in der linken Flanke entstehen. (6)
- Kehren Sie einatmend zur Mitte zurück und lassen Sie die Arme in die Kerzenleuchterhaltung sinken: Die Oberarme sind seitlich etwa schulterhoch, die angewinkelten Unterarme und die Hände weisen senkrecht nach oben, die Handflächen schauen zueinander. Ziehen Sie Ihre Schultern sanft nach hinten unten. (7)
- Drehen Sie ausatmend den Brustkorb nach rechts. Schieben Sie gleichzeitig die rechte Hüfte etwas nach vorn. (8)

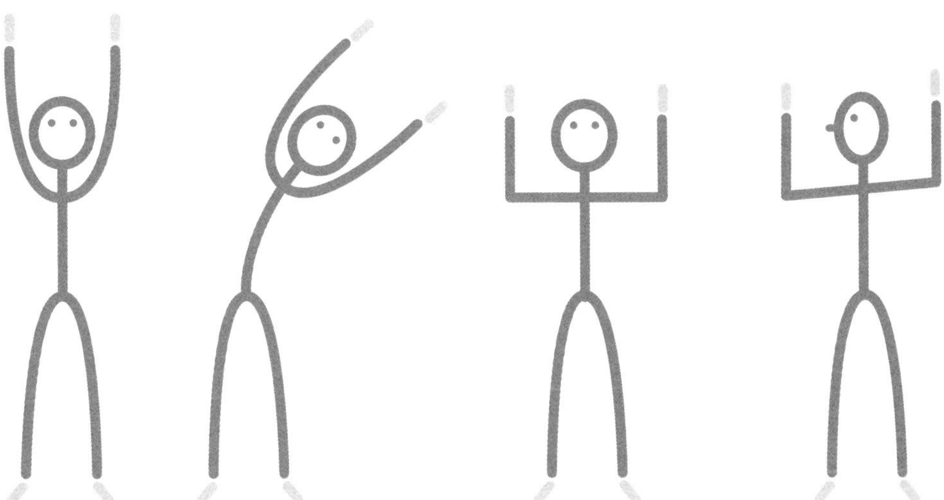

5 6 7 8

- Kehren Sie einatmend zur Mitte zurück. Achten Sie darauf, dass Ihre Arme seitlich bleiben, nicht absinken und die Schultern entspannt sind. (9)
- Drehen Sie ausatmend den Brustkorb nach links. Schieben Sie gleichzeitig die linke Hüfte etwas nach vorn. (10)
- Kehren Sie einatmend zur Mitte zurück. Führen Sie ausatmend beide Arme so weit, wie es angenehm geht, gestreckt nach oben und hinten. Drücken Sie einatmend kraftvoll mit den Füßen in oder gegen den Boden, und kommen Sie in der Atemfülle in eine Rückbeuge. (11)
- Lassen Sie ausatmend die Hände wie Wasser am Körper hinuntergleiten, und kommen Sie so in die Vorbeuge. (12)
- Beugen Sie in der Atemleere die Beine an, bis sich die Oberschenkel parallel zum Boden befinden. Legen Sie den Bauch auf die Oberschenkel, und heben Sie einatmend beide Arme seitlich in Schulterhöhe. Dehnen Sie sich in der Atemfülle weit über die ganze Länge Ihrer Wirbelsäule. (13)

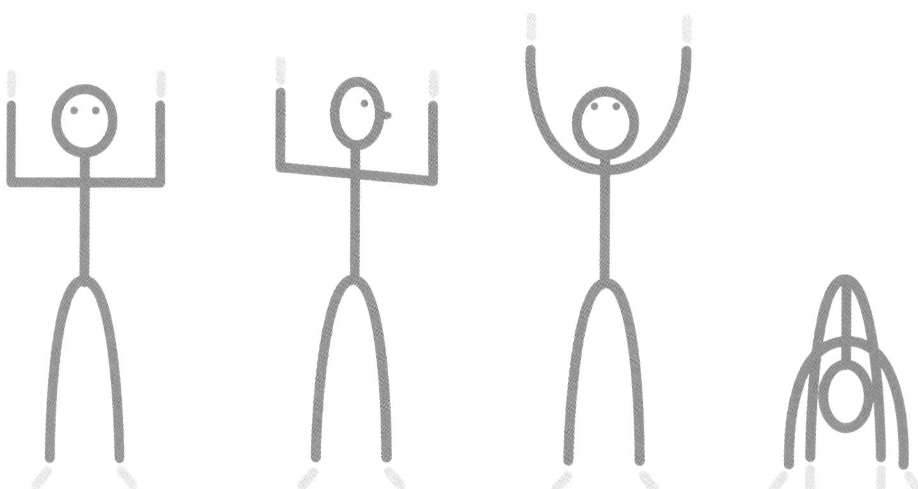

9 10 11 12

- Beugen Sie ausatmend die Arme und Beine, und kommen Sie so weit, wie es Ihnen angenehm ist, in die Hocke. Ziehen Sie sich ganz in sich zusammen. Halten Sie die Füße parallel, selbst wenn sich dann die Fersen vom Boden lösen. (14)
- Heben Sie einatmend den Kopf, den Rumpf und die Arme in die Senkrechte. Richten Sie sich aus der Kraft der Beine auf in den Stand und führen Sie die Arme bis über den Kopf. (15) Dehnen Sie in der Atemfülle die Wirbelsäule leicht nach hinten.
- Kehren Sie zurück in die Senkrechte. Führen Sie ausatmend die Arme über die Seiten nach unten. (16)
- Nehmen Sie einen ruhigen tiefen Atemzug, bevor Sie von vorn beginnen. Wiederholen Sie den Bewegungsablauf noch einige Male.
- Spüren Sie anschließend nach. Wie erfahren Sie sich jetzt in Ihrem Körper? Wurde Ihr Atem weiter? Als wie gesammelt, wach und ruhig erfahren Sie jetzt Ihren Geist?

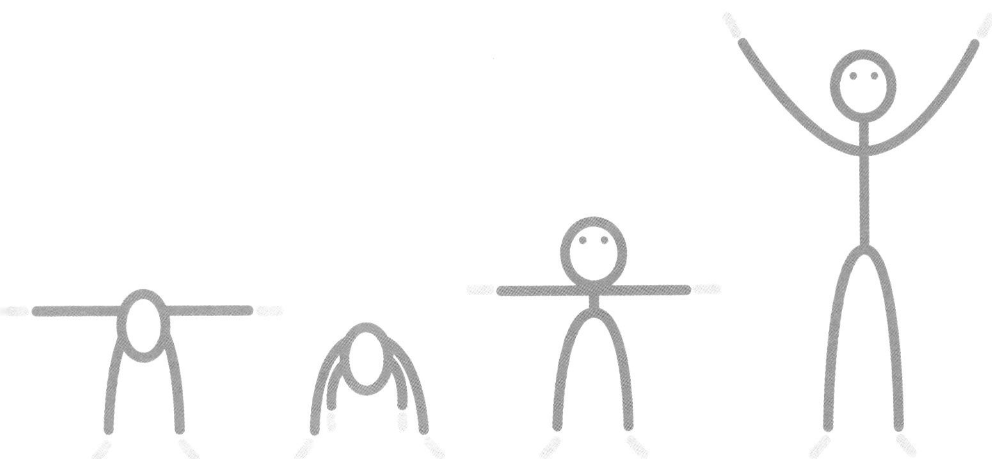

13 14 15 16

Bewegungsabläufe, die Erde und Himmel verbinden

Im Hatha-Yoga sind viele Bewegungsabläufe entwickelt worden, in denen sich Rück- und Vorbeuge, Dehnung und Kontraktion abwechseln. Heute wissen wir, dass jede Rückbeuge tendenziell den Sympathikus und die Einatmung aktiviert und jede Vorbeuge den Parasympathikus und die Ausatmung. Im rhythmischen Auf und Ab von Rück- und Vorbeugen werden also beide Äste unseres Vegetativums – genauso wie die ihm zutiefst verbundene Atmung – gleichermaßen angesprochen und können sich so ausbalancieren.

Der mentale Fokus liegt bei den folgenden Bewegungsabläufen darauf, die Qualitäten von Erde und Himmel wieder in Verbindung bringen. Wenn unser Geist durch Stress aller Art beunruhigt ist, verlieren wir schnell sowohl »den Boden unter den Füßen« als auch den Kontakt zu der lichtvollen Weite des Himmels, der im Yoga immer auch als ein Bereich gesehen wird, dessen Weite uns Raum zum Wachsen und zur Entfaltung gibt.

Die folgenden Abläufe sind so gestaltet, dass sie für die meisten Menschen problemlos zu üben sind. Sie taugen sowohl dazu, sich am Morgen für einen anstrengenden Tag schon mal ins innere Gleichgewicht zu bringen, als auch am Abend die schädigenden Auswirkungen von alltäglichem Stress durch eine sinnvolle Entspannungsantwort auszugleichen.

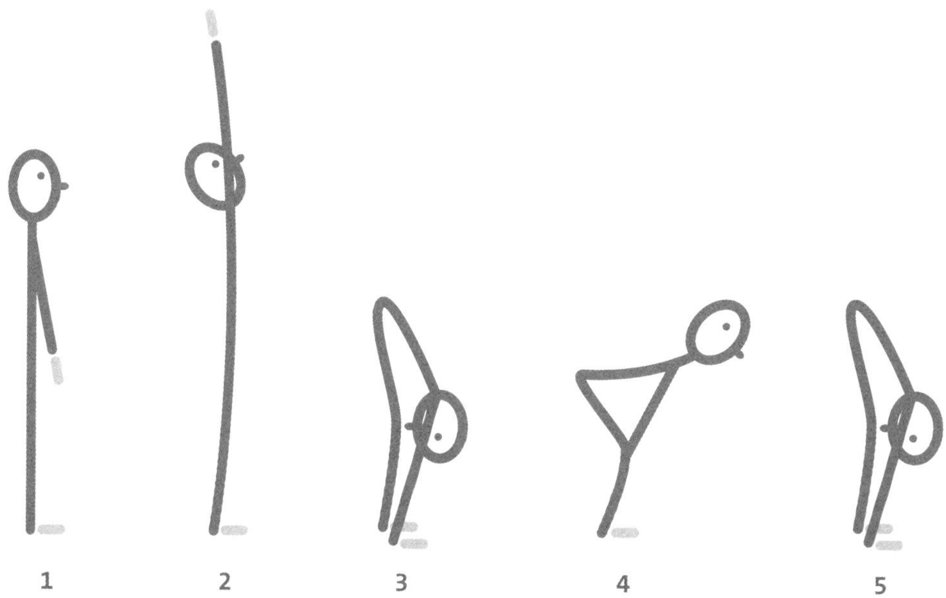

Himmel und Erde verbinden

Diese Übung ordnet uns innerlich schnell durch »geordnete« Bewegung. Sie können sie sehr gut auch einige Male während des Tages üben, wenn Sie merken, dass Ihr Geist unruhig und zerstreut ist.

- Kommen Sie in den Stand und stellen Sie Ihre Füße hüftgelenk- bis beckenbreit und parallel zueinander. Verbinden Sie sich über die Füße bewusst mit der Erde und verwurzeln Sie sich. Atmen Sie ruhig aus. (1)
- Bleiben Sie gut verwurzelt, wenn Sie einatmend die Arme über die Seiten nach oben heben und in eine angedeutete Rückbeuge kommen. Schauen Sie nach oben und öffnen Sie sich der Weite des Himmelsraums. (2)
- Führen Sie ausatmend die Arme über die Seiten in die Tiefe und kommen Sie so in die Vorbeuge. Berühren Sie mit den Händen die Erde (»Gruß an die Erde«) und entspannen Sie Ihr Schädeldach zur Erde hin. (3)
- Heben Sie einatmend Ihren Rumpf parallel zur Erde und nehmen Sie die Hände an die Knie. Dehnen Sie sich über den Scheitel und das Becken in die Horizontale. Sie steht symbolisch für unsere Lebenswelt. (4)
- Kommen Sie ausatmend wieder in die Vorbeuge. Berühren Sie wieder mit den Händen die Erde (»Gruß an die Erde«) und entspannen Sie Ihr Schädeldach erdwärts. (5)
- Führen Sie einatmend die Arme über die Seiten nach oben. Richten Sie sich aus der Kraft Ihrer Füße und Beine mit der Unterstützung der Erde auf. Heben Sie den Blick und öffnen Sie sich wieder der Weite und dem Licht des Himmels. (6)
- Lassen Sie ausatmend die Arme über die Seiten sinken und kommen Sie so zurück in die Ausgangshaltung. (7)
- Wiederholen Sie diesen Ablauf 6-mal im Rhythmus Ihres Atems.
- Spüren Sie anschließend nach. Als wie geerdet, stabil und aufgerichtet erfahren Sie sich jetzt? In welchem Maße konnte Ihr Atem weit und frei werden?

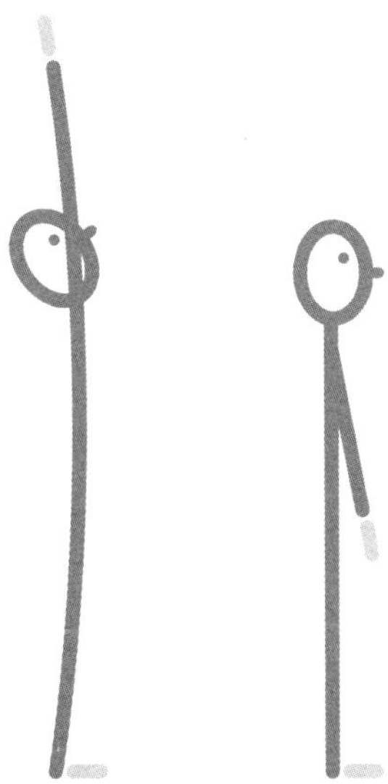

6 7

Kleiner Sonnengruss

Dieser Sonnmengruß ist so einfach gestaltet, dass (fast) jede/r ihn ohne Mühe üben kann. Er lässt Sie durch die Vorbeugen und die Öffnungen im Stand eine spürbare Verbindung zwischen Erde und Himmel erfahren und ist damit eine Übungspraxis, die uns wieder »ordnet« und uns innerlich ausrichtet. Der Sonnengruss aktiviert zudem gleichermaßen die Atmung, den Kreislauf und die Verdauung.

- Kommen Sie in den aufrechten Stand und verbinden Sie sich über die Füße bewusst mit der Erde. Atmen Sie ruhig aus. (1)
- Bleiben Sie gut verwurzelt, wenn Sie einatmend die Arme über die Seiten nach oben heben und in eine angedeutete Rückbeuge kommen. Schauen Sie nach oben und öffnen Sie sich der Weite des Himmelsraumes. (2)
- Führe Sie ausatmend die Arme über die Seiten in die Tiefe und kommen Sie so in die Vorbeuge. Berühren Sie mit den Händen die Erde (»Gruß an die Erde«) und entspannen Sie Ihr Schädeldach erdwärts. (3)
- Heben Sie einatmend den Rumpf parallel zur Erde und nehmen Sie die Hände an die Knie. Dehnen Sie sich über Scheitel und Sitzbeine in die Horizontale. (4)
- Bringen Sie ausatmend die Hände und Knie zur Erde. Kommen Sie in den Vierfüßlerstand und machen Sie einen Katzenbuckel. Verbinden Sie sich bewusst mit der Kraft der Erde. (5a)
- Biegen Sie einatmend den Rücken nach unten durch und dehnen Sie sich wieder über den Scheitel und die Sitzbeine in den Raum vor und hinter Ihnen. Stellen Sie die Zehen auf. (5b)
- Schieben Sie ausatmend Ihr Becken nach oben und hinten und kommen Sie in den herabschauenden Hund. Streben Sie über Ihre Sitzbeine himmelwärts und entspannen Sie den Scheitel zum Boden hin. Verweilen Sie so für 5 Atemzüge. (6)
- Schauen Sie nach vorn und laufen Sie einatmend mit 2 bis 3 Schritten vor, bis sich Ihre Füße zwischen den Händen befinden. (7)
- Legen Sie dann die Hände an die Knie, strecken Sie den Rücken, schauen Sie nach schräg vorn und atmen Sie zu Ende ein. Dehnen Sie sich wieder über den Scheitel und die Sitzbeine in die Horizontale. (8)
- Kommen Sie ausatmend wieder in die Vorbeuge. Berühren Sie mit den Händen die Erde (»Gruß an die Erde«) und entspannen Sie Ihr Schädeldach erdwärts. (9)
- Führen Sie einatmend die Arme über die Seiten nach oben. Richten Sie sich aus der Kraft Ihrer Füße und Beine mit der Unterstützung der Erde auf. (10)
- Heben Sie den Blick und öffnen Sie sich wieder der Weite und dem Licht des Himmels. (11)
- Lassen Sie ausatmend die Arme über die Seiten sinken und kommen Sie so zurück in die Ausgangshaltung. (12)

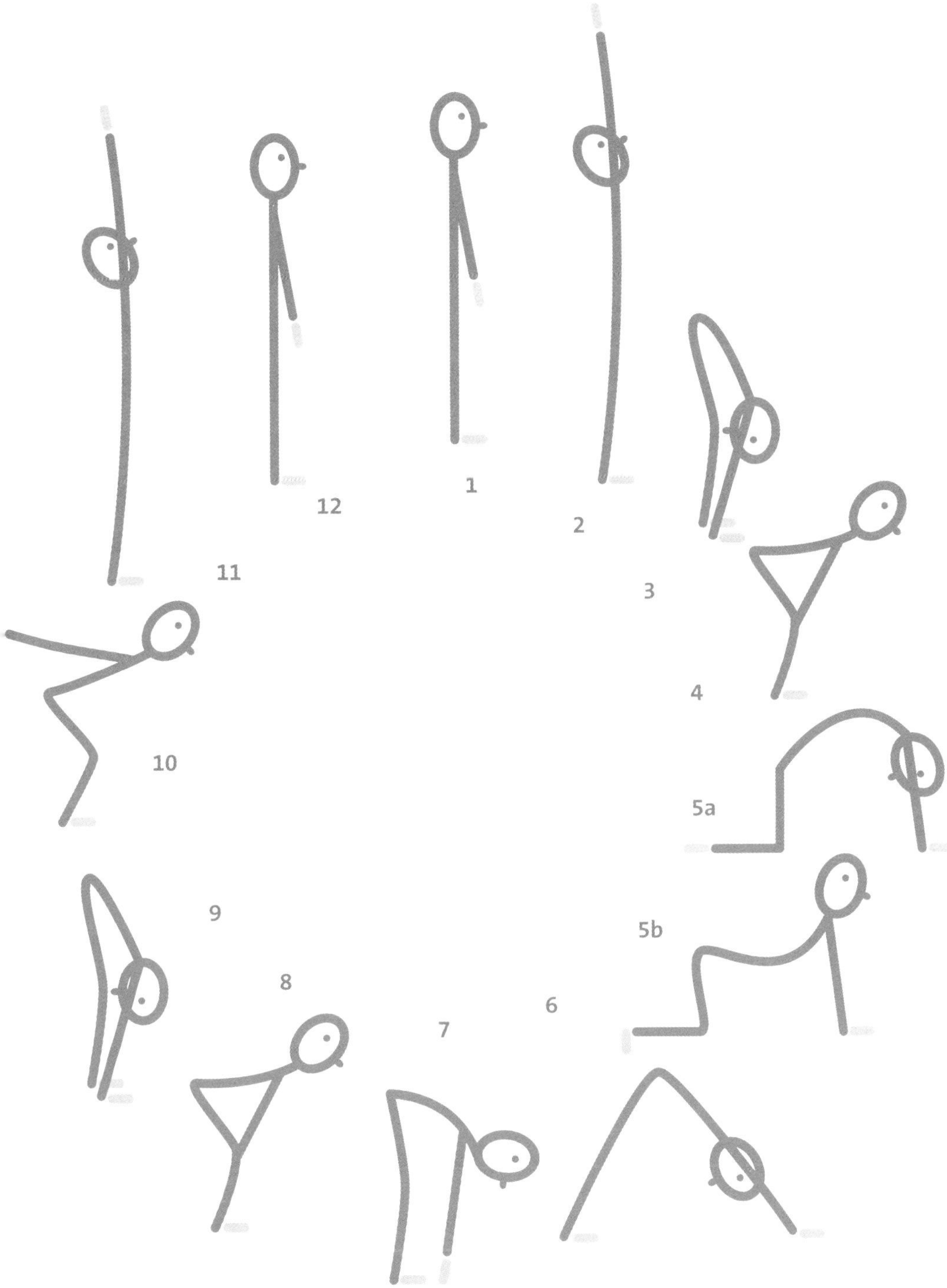

- Wiederholen Sie diesen Ablauf 6-mal im Rhythmus Ihres Atems.
- Spüren Sie anschließend im Stand nach und werden Sie sich bewusst, als wie geerdet und gleichzeitig aufgerichtet Sie sich jetzt erfahren.

Asanas als Stressantwort

Die Körperübungen des Yoga – Asana genannt – werden im modernen Yoga mit ganz unterschiedlichen Zielsetzungen geübt werden, zum Beispiel um flexibler oder kräftiger zu werden, die Atemkraft zu entwickeln oder abzunehmen. Hier in diesem Buch haben die Übungen jedoch eine andere Ausrichtung. In unserem Kontext interessiert es uns vor allem, den Fokus in jeder Übung so zu setzen, dass sie uns als entspannende Stressantwort (ab Seite 29) dienen kann und uns hilft, unser seelisches Gleichgewicht zurückzuerlangen und es zu bewahren.

Sich mit der Symbolik verbinden

Viele der Asanas tragen symbolische Namen und können uns über ihre Symbolik mit den mentalen Aspekten von Heilung verbinden. Ein gutes Beispiel dafür ist die Haltung des Helden. Dieser kraftvolle Archetyp begegnet uns in den Mythen aller Kulturen und weist darauf hin, dass.jeder Lebensweg immer auch eine Heldenreise ist. Wenn wir die Heldenhaltung üben, sind wir eingeladen, uns über das Bild des Helden mit dieser uralten und ewig gültigen Kraft zu verbinden. Sie kann uns lehren, die Hindernisse auf unserem Lebensweg eher als Herausforderungen und Möglichkeiten für inneres Wachstum denn als Schwierigkeiten und Belastung zu begreifen, und hilft uns so, aus der Weisheit dieses Menschheitswissens zu schöpfen.

Da die tiefere Bedeutung der Asanas hier im Vordergrund steht, richtet sich die Übungsanleitung vor allem an dem Fokus aus, der letztlich die Entspannungsantwort im Stress bewirkt, zum Beispiel »Erdung erfahren«. Die Übungsanleitungen informieren Sie selbstverständlich über alles, was Sie zum Ausführen des Asanas brauchen. Gleichzeitig möchten sie Ihnen aber auch ganz viel Spiel-Raum für das Ausprobieren und Erfahren lassen.

Geben Sie sich Zeit und schenken Sie sich alle Geduld dieser Welt, um den Weg zurück in Ihre Ruhe und Kraft zu finden, die der Nährboden jeder Heilung sind.

Asanas als Erfahrungsfelder

Jedes Asana erschafft einen energetischen Raum. Eine Vorbeuge, in der wir uns – durch die Körperhaltung bedingt – in uns zurückziehen, erzeugt einen Raum der Ruhe, der sich grundsätzlich von dem unterscheidet, den etwa eine Rückbeuge zu erschaffen vermag. Damit wir in diesen energetischen Raum eintreten können, muss es uns möglich sein, uns körperlich und seelisch auf die Haltung einzulassen, denn nur dadurch werden wir bereit sein, in ihr zu verweilen und sie »auszuhalten«. Wenn uns das möglich ist, dann können wir in jedem Asana intensive Erfahrungen machen. Diese sind einerseits bedingt durch die Körperhaltung: Wir öffnen/schließen eine Körperseite, drehen uns zu einer Seite und erfahren uns dadurch in unserer »Einseitigkeit«, oder wir erleben uns zum Beispiel im (Un-)Gleichgewicht eines Einbeinstandes. Andererseits entstehen sie dadurch, dass wir uns in diesem Tun an sich erleben: Dazu gehören Beobachtungen, wie wir mit uns umgehen, wenn etwas anstrengend wird, wenn wir die Konzentration halten sollen, wenn Schwierigkeiten auftauchen oder natürlich auch, wenn uns etwas leicht fällt.

Grundhaltungen

Der Yogaterminus »Asana« wird heute für alle Haltungen verwandt, meint aber ursprünglich ausschließlich Sitzhaltungen. Der Sitz auf der Erde ist – nicht nur als Lotossitz – ein bedeutungsvolles Symbol dessen, was im Yoga geschieht: sich niederlassen, zu sich kommen, ganz bewusst bei sich sein und sich der Erfahrung der inneren Welt öffnen. Deshalb ist der Sitz auch die Grundhaltung für alle Atemübungen und natürlich für die Meditation. Die Sitzhaltungen des Yoga – von denen hier zwei beispielhaft vorgestellt werden – unterscheiden sich vom alltäglichen Sitzen durch den bewusst gewählten Grad der Achtsamkeit und die Ausrichtung nach innen.

Ganz ähnlich verhält es sich mit dem Stand. Im Alltag stehen wir auch, bekommen es aber in der Regel nicht mit, da unsere Sinne nach außen gewandt sind. Im Yoga lernen Sie, im aufrechten Stand achtsam mit beiden Füßen auf dem Boden zu stehen, und zwar so, dass Sie inneres Gleichgewicht und Stabilität erfahren können.

TIPP Nehmen Sie die Achtsamkeit, Bewusstheit und die Erfahrungen in diesen beiden Grundhaltungen mit in Ihren Alltag.

Bequemer Sitz (Muktasana) · Fersensitz (Virasana)

Wie der Name »Bequemer Sitz« schon vermuten lässt, ist diese Sitzhaltung am Boden für die meisten Menschen in der westlichen Welt (die normalerweise auf Stühlen sitzen) gut zu erlernen. Der Bequeme Sitz lädt Sie ein, sich über die Kontaktflächen Ihres Beckens und der Beine und Füße am Boden bewusst niederzulassen und ganz im »Hier und Jetzt« anzukommen. Sagen Sie sich immer dann, wenn Sie sich mit gekreuzten Beinen auf dem Boden setzen, innerlich: »Jetzt lasse ich mich nieder«, »Jetzt komme ich an«, »Jetzt bin ich bei mir« oder auch nur»So sitze ich jetzt«. Dadurch werden Sie diese Botschaften mehr und mehr verinnerlichen. Nach einiger Zeit reicht dann vielleicht schon der Anblick Ihres Sitzkissens, um Sie ins Jetzt zurückzubringen.

In der Erfahrung des Jetzt kommen Sie wieder ganz zu sich. Sie werden Ihre Energie sammeln können, wobei Sie der tendenziell geschlossene Energiekreis Ihrer gekreuzt aufliegenden Beine unterstützen wird.

- Probieren Sie erst einmal aus, wie Sie am besten auf dem Boden sitzen, wie Sie Ihre Wirbelsäule am mühelosesten aufrichten und Ihre gekreuzten Beine am entspanntesten sinken lassen können: mit einem hohen, mittleren oder flachen – oder vielleicht auch gar keinem – Sitzkissen. Legen Sie sich bei Bedarf auch Kissen seitlich unter die Knie. Wichtig ist nur, dass Sie wirklich bequem sitzen und sich aufrichten können.
- Lassen Sie sich auf dem Sitzkissen oder Boden nieder und kreuzen Sie die Beine so, dass ein Fuß vor dem anderen beziehungsweise vor dem Schienbein des hinteren Beines liegt.
- Legen Sie Ihre Hände entweder in den Schoß, an die Knie oder Oberschenkel. Wählen Sie die Haltung, die am angenehmsten für Ihre Schultern ist. Schließen Sie dann die Augen.
- Atmen Sie ruhig weiter und nehmen Sie bewusst Kontakt zur Erde auf. Verwurzeln Sie sich in der ruhigen, stabilen Kraft der Erde. Spüren Sie, wie sie Sie trägt und hält. Erfahren Sie die Sammlung und Ruhe dieses Asanas. Verweilen Sie auf diese Weise, solange es Ihnen angenehm ist.

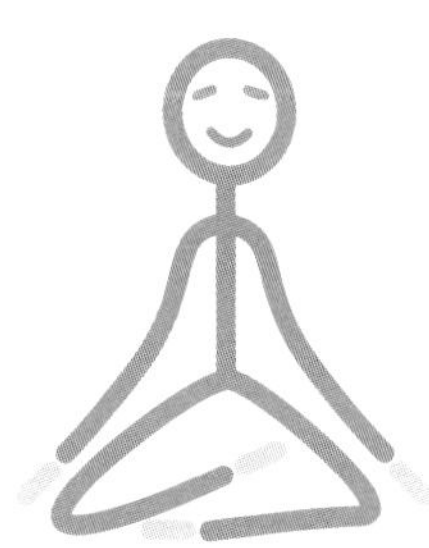

Variante: Fersensitz – Virasana

- Sollte Ihnen kein Sitz mit gekreuzten Beinen angenehm genug sein, um länger darin zu verweilen (zum Beispiel, weil Ihre Knie damit ein Problem haben oder Sie Durchblutungsstörungen in den Beinen haben), dann wählen Sie stattdessen den Fersensitz, am besten auf einem Sitzbänkchen.

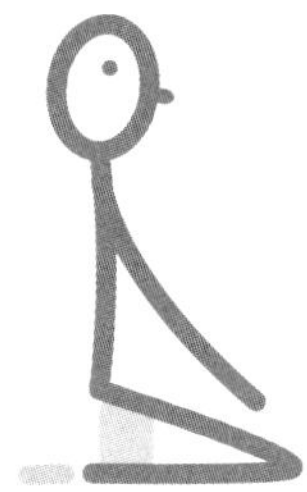

Berg (Tadasana)

»Berg« wird im Hatha-Yoga der aufrechte Stand genannt. Er ist eine der wichtigsten Grundhaltungen und soll uns helfen, Stabilität, Standkraft und innere Ruhe zu erfahren, indem wir uns innerlich mit dem Symbol des Berges verbinden. Wenn Sie sich, sobald Sie aufgerichtet stehen, immer wieder ins Bewusstsein rufen, wofür der Berg symbolisch steht, dann werden Sie diese Qualitäten allmählich verinnerlichen und auch zunehmend verkörpern. Das ist sehr hilfreich, vor allem wenn Sie im Alltag öfter mal das Gefühl haben, nicht mehr zu wissen, »wo Ihnen der Kopf steht«. Allein schon das achtsame Hinspüren zu den Füßen und zur Erde hilft dem Geist, wieder ruhiger zu werden und sich zu erden. Ruhiges, stabiles Stehen wird so zu einer wichtigen Entspannungsoase, die Sie immer wieder aufsuchen können, ohne dass jemand es merkt. So können Sie sich einen »Ruhepol« schaffen, einen Ort, an dem Sie bei Bedarf eine kurze, aber wirkungsvolle, entspannende Stressantwort geben.

- Stellen Sie sich auf eine stabile Unterlage (rutschfeste Matte, Parkett). Richten Sie Ihre Füße so aus, dass sie parallel zueinander stehen und etwa hüftgelenkbreit voneinander entfernt sind. Schmiegen Sie die Großzehenballen an den Boden und gehen Sie mit den Außenkanten der Fersen in einen aktiven, kraftvollen Bodenkontakt. Spüren Sie, wie Sie sich dadurch von den Füßen über die Beine und das Becken aktiv – aber ganz von innen heraus – entlang der Wirbelsäule aufrichten.
- Richten Sie Ihren Kopf mittig über dem Becken aus und finden Sie so Ihre innere Schwerkraftachse.

- Lassen Sie Ihre Arme an den Seiten des Körpers entspannt nach unten streben. Atmen Sie ruhig und tief ein und aus.
- Verbinden Sie sich aktiv über Ihre Füße mit der Stabilität der Erde. Spüren Sie, wie Ihre Beine Sie wie die Fundamente eines Berges solide und kraftvoll tragen. Spüren Sie die kraftvolle Ruhe, mit der Ihr Körper sich aufrecht hält. Stellen Sie sich vor, zu stehen wie ein Berg: ruhig, in sich ruhend, unerschütterlich – auch dann, wenn die Stürme des Lebens um seine Flanken tosen.
- Verbinden Sie sich spürend immer wieder mit Ihrer soliden Basis – Ihrem Fundament – und wachsen Sie aus dieser Basis in die Weite und das Licht des Himmelsraumes hinein.
- Verweilen Sie lange in dieser Haltung, am besten mehrere Minuten, und öffnen Sie sich ganz dem inneren Bild des Berges. Bleiben Sie dennoch ganz aktiv und kraftvoll in den Füßen und Beinen und in dieser Aktivität so gelöst wie möglich.
- Um die Haltung aufzulösen, beginnen Sie, sich langsam wieder zu bewegen. Nehmen Sie so viel wie möglich von diesem inneren Bild und von der Ruhe und Kraft mit in Ihren Alltag.
- Nutzen Sie jede Gelegenheit, wenn Sie stehen müssen (in einer Warteschlange, wenn Sie auf den Bus warten usw.), um sich wieder in einen Berg zu verwandeln. Üben Sie die Berghaltung vor allem dann, wenn Sie merken, dass Sie sich unsicher, angreifbar oder verletzlich fühlen, und erschaffen Sie sich auf diese Weise allmählich einen inneren Erfahrungsraum, der Ihnen Ruhe und Sicherheit bietet.

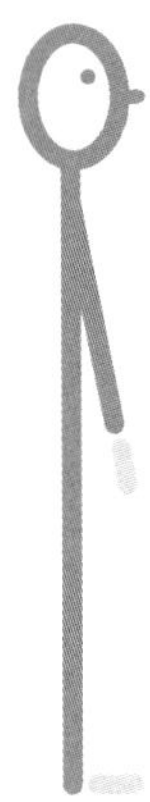

Haltungen, die stabilisieren

Im Hatha-Yoga ist die Entfaltung von Kraft und Stabilität von jeher ein wichtiges Thema. Dem liegt die Vorstellung zugrunde, dass unser Körper wie ein Gefäß ist, das die Fülle unserer Lebensenergie *(Prana)* stabil und sicher hält und das gleichzeitig so entspannt und durchlässig ist, dass die Energie in ihm frei strömen kann.

Die Erfahrung zeigt uns, dass Kraft, Stabilität und die Fähigkeit, sich entspannen zu können, eng miteinander verwoben sind, denn wir können Entspannung nur dann zulassen, wenn wir unserer Kraft gewiss sind und uns selbst als sicher und stabil erfahren. Bitte behalten Sie diesen Gedanken immer in Ihrem Bewusstsein!

Die modernen Yogameister wie Krishnamacharya oder Iyengar schufen im letzten Jahrhundert viele sehr kraftvolle Asanas. Sie erkannten, dass die Menschen damals im Befreiungskampf gegen die Engländer viel würden ertragen und erdulden müssen, und wollten sie deshalb durch die kraftvolle Übungspraxis befähigen, schwere Zeiten durchzumachen, ohne zu viel Schaden zu nehmen.

Dieser Aspekt ist auch für unser Thema interessant, denn jeder Mensch, der krank ist, macht schwere Zeiten durch. Wenn Sie, sobald es Ihnen möglich ist, regelmäßig und auf angemessene Weise solche Asanas üben, können Sie schneller wieder zu Kräften kommen, und Ihre Genesung wird nachhaltiger sein.

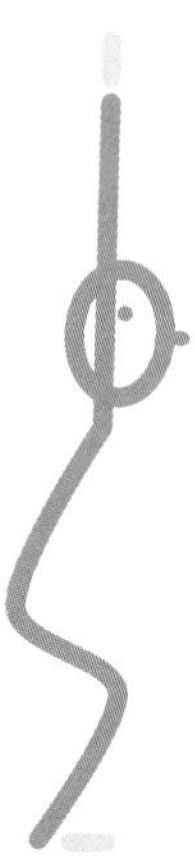

Machtvolle Haltung (Utkatasana)

Die Machtvolle Haltung ist eine Standhaltung mit angebeugten Beinen, bei der Sie wie auf einem imaginären Stuhl sitzen. Dafür brauchen Sie viel Kraft in den Beinen, in den Gesäßmuskeln und im unteren Rücken, die aber durch die Übung auch trainiert wird.

Vor allem nach dem Üben werden Sie merken, dass Sie viel besser geerdet sind und dadurch viel stabiler stehen. Wenn der Stresspegel dauerhaft hoch ist, hat man natürlicherweise immer mal wieder das Gefühl, »einzuknicken«. Es ist ein Gefühl, das im Körper entsteht und dem Gehirn vermittelt, dass »es reicht«! Leider lässt unser Leben aber nicht immer zu, diesem Appell zu folgen. Die »machtvolle Haltung« lässt uns wieder unsere Kraft spüren und lädt uns ein, uns mit dieser Ressource zu verbinden. Das ist etwas vollkommen anderes, als wenn wir – wie so oft – einfach nur unsere Willenskraft aktivieren, die dazu neigt, über die Bedürfnisse des Körpers achtlos hinwegzugehen. Üben Sie Utkatasana deshalb häufiger, wenn Sie gerade schwere Zeiten durchmachen oder der Boden unter Ihnen zu schwanken scheint. Das ist auch im Alltag möglich!

- Stellen Sie sich auf eine stabile Unterlage (rutschfeste Matte, Parkett). Richten Sie Ihre Füße so aus, dass sie parallel zueinander stehen und etwa hüftgelenkbreit voneinander entfernt sind. Schmiegen Sie die Großzehenballen an den Boden und gehen Sie mit den Außenkanten der Fersen in einen aktiven, kraftvollen Bodenkontakt.
- Halten Sie diesen klaren und intensiven Kontakt, wenn Sie ausatmend beide Beine anbeugen und das Becken weit nach hinten und unten führen.
- Richten Sie einatmend Ihren Oberkörper so weit auf, wie es Ihnen im Rücken angenehm ist, und heben Sie beide Arme in die Verlängerung des Rumpfes nach oben (siehe Abb. links).
- Verweilen Sie so für mindestens 10 Atemzüge und atmen Sie ruhig und tief weiter. Spüren Sie – auch dann, wenn Sie die Haltung anstrengend finden – die Kraft Ihrer Beine und Ihres Rückens. Es ist diese Kraft, die Sie brauchen, um den Herausforderungen des Alltags standhalten zu können.
- Die Erfahrung einer ruhigen Standhaftigkeit im Körper wirkt sich auch auf den Geist aus. Stellen Sie sich vor, wie dieses Asana ihn darin unterstützt, wieder in die Ruhe zu finden.
- Um das Asana zu verlassen, strecken Sie behutsam die Beine und lassen die Arme sinken. Werden Sie sich bewusst, wie Sie sich – in sich gegründet – jetzt im Stand erfahren und in welchem Maße Sie zu sich gekommen sind.

Allgliederhaltung (Purvottanasana)

Die Allgliederhaltung ist eine Stützhaltung, die stark aktiviert und wach macht. Um sie einzunehmen, muss die ganze Kette der Muskeln an der Rückseite des Körpers aktiv werden, was vor allem die Muskeln des Rückens, des Beckens und des Schultergürtels kräftigt. Gleichzeitig werden in der Haltung die Bereiche gedehnt, die – bedingt durch unsere Lebensweise – die Tendenz haben, sich zu verkürzen: die Brustmuskeln und die Leisten. Wenn Sie Purvottanasana regelmäßig üben, dann hilft es Ihnen nachhaltig, sich müheloser aufzurichten, sodass Sie den »Kopf wieder oben tragen können«. Das Asana ist eine Wohltat nach langen Tagen am Schreibtisch oder auf Reisen und hilft Ihrem Rücken, sich aus seiner Kraft heraus wieder zu entspannen.

- Kommen Sie auf einer rutschfesten Unterlage in den Langsitz, die Beine und Füße hüftgelenkbreit voneinander entfernt und parallel zueinander. Stellen Sie die Hände oder Fäuste schultergelenkbreit hinter dem Becken auf.
- Drücken Sie kräftig gegen oder in den Boden, bis sich Ihre Wirbelsäule spürbar streckt und aufrichtet. Achten Sie dabei darauf, die Schultern in die Breite zu ziehen und unten zu lassen.
- Heben Sie einatmend Ihr Becken nach vorn und oben, bis sich Ihr ganzer Körper in einer schiefen Ebene befindet. Spannen Sie eventuell die Muskeln des Beckenbodens an, um den unteren Rücken etwas zu dehnen.

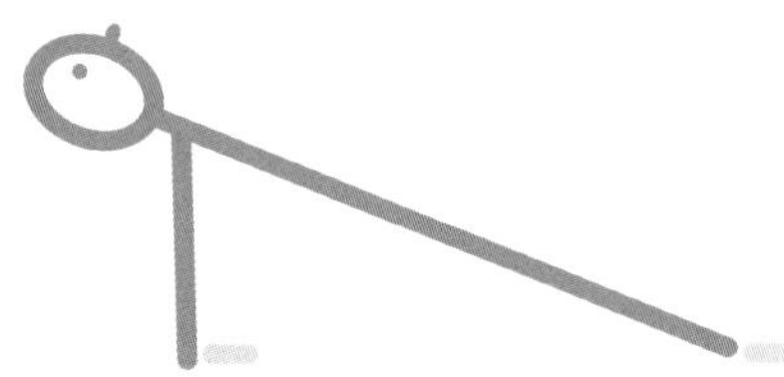

- Wenn Sie mögen, lassen Sie den Kopf etwas nach hinten sinken oder halten ihn in der Verlängerung von Hals und Rumpf.
- Bringen Sie Ihre Fußsohlen so weit wie möglich in Richtung Boden. Streben Sie mit den Großzehenballen nach unten.
- Verweilen Sie so und atmen Sie ruhig und tief weiter. Spüren Sie ganz bewusst, wie die Kraft Ihres Schultergürtels, Ihrer Mitte, Ihres Beckens und Ihrer Beine Sie hält. Nähren Sie mit jeder Einatmung diese Kraft und lassen Sie ausatmend alle überflüssige Anspannung los.
- Um die Haltung zu verlassen, führen Sie ausatmend langsam Ihr Becken nach hinten und unten, ohne mit dem Brustkorb einzusinken. Sobald das Becken den Boden berührt, legen Sie beide Hände gefaltet um ein Knie und lassen sich nach hinten sinken, bis Ihr ganzer Rumpf an dieser Armschlinge hängt. Das ist wichtig, um die Handgelenke nach der Druckbelastung wieder zu dehnen.
- Rollen Sie sich dann achtsam Wirbel für Wirbel zum Boden ab. Legen Sie in der Rückenlage die Arme zurück neben den Körper.
- Spüren Sie nach und werden Sie sich bewusst, wie schwer und entspannt Ihre Schultern jetzt aufliegen und wie weit und frei Ihr Atem werden konnte.

Boot (Navasana)

Das Boot ist eine moderne Yogahaltung, in der es vor allem darum geht, unsere Leibesmitte zu stärken (core stability). Damit geben wir dem »Boot«, mit dem wir auf den Wassern des Lebens unterwegs sind, einen stabilen Rumpf, der uns gut trägt und nicht gleich Schaden nimmt, wenn die Wellen im Alltag mal wieder etwas höher schlagen.

Das Boot macht wach und klar und verbindet uns mit unserer Leibesmitte – dem Bereich, wo sich »Kopf und Bauch« begegnen können.

Damit Ihnen diese Haltung gelingt und Sie in ihr das Gleichgewicht im Schwebesitz gut halten können, ist es wesentlich, die Wirbelsäule so weit wie möglich zu strecken und den Brustkorb zu heben.

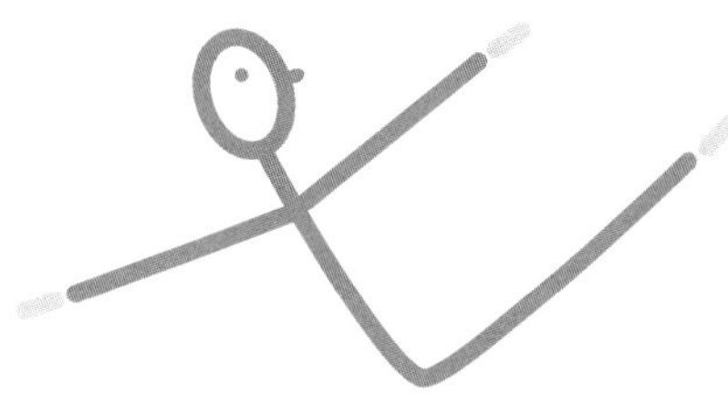

- Kommen Sie in einen Sitz mit angebeugten, aufgestellten Beinen.
- Umfassen Sie die Kniekehlen und heben Sie mit der Kraft der Arme Ihren Brustkorb weit nach vorn und oben, sodass der Rücken sich streckt und Sie fast den Eindruck haben, leicht ins Hohlkreuz zu gehen.
- Verlagern Sie dann das Gewicht etwas nach hinten, lösen Sie die Füße vom Boden und kommen Sie in einen Schwebesitz, wobei Ihr Rücken noch immer ganz gestreckt bleiben sollte.
- Strecken Sie Ihre Beine nach vorn und oben aus, so weit es möglich ist, ohne dass sich Ihr Rücken rundet. Strecken Sie dann auch Ihre Arme seitlich neben dem Körper aus.
- Verweilen Sie in der Haltung und atmen Sie ruhig und tief weiter ein und aus. Spüren Sie, wie Sie sich gleichermaßen aus der Kraft des Bauches und des Rückens halten. Dadurch verwandelt sich der Rumpf in einen stabilen Bootskörper, der Sie sicher durch die vielfältigen Strömungen und Stromschnellen des Lebens zu tragen vermag.
- Um die Haltung zu verlassen, stellen Sie die Füße wieder auf, umfangen die Beine und lassen die Stirn für einige Atemzüge auf die Knie sinken. Entspannen Sie bewusst Ihren ganzen Rücken vom Becken bis zum Nacken.
- Kommen Sie dann hoch in einen Sitz Ihrer Wahl und spüren Sie Ihre innere Kraft, die Sie aufrichtet und hält.

TIPP Das wesentliche Merkmal der Haltung ist der gestreckte Rücken und die Aufrichtung des Rumpfes. Probieren Sie aus, wie weit Sie Ihre Beine strecken können, um diese Aufrichtung zu halten. Übrigens: Je kleiner der Winkel zwischen Rumpf und Beinen, desto anspruchsvoller ist die Haltung.

Haltungen für Weite und Kraft

Mit kraftvollen Asanas können wir die Lebensenergie sammeln und halten. Sie können aber auch so gestaltet sein, dass sie uns unsere Kraft erfahren lassen und uns damit einladen, uns wieder zu öffnen. Oft sind es Rückbeugen, die diesen Effekt haben. Rückbeugen stärken die rumpfaufrichtende Muskulatur und uns damit den Rücken. Sie fordern aber auch, dass wir an der Vorderseite des Körpers loslassen und dort vor allem wieder Weite und Öffnung im Brust- und Herzraum zulassen.

Gerade dort werden wir eng, gerade dort verschließen wir uns und ziehen uns in uns zurück, wenn wir emotionalen und psychosozialen Stress erfahren. Unser Körper neigt seit frühester Kindheit dazu, sich zusammenzuziehen, sich zu verschließen und eng zu werden, wenn wir Kummer haben, wenn uns weh ums Herz ist oder wenn wir uns sehr verunsichert fühlen.

Die Rückbeugen möchten uns einladen, unser »Mauseloch« zu verlassen, damit wir wieder auf- und durchatmen und am Leben teilnehmen können. Vielleicht finden Sie es zu Beginn beängstigend, diese Weite im Brust- und Herzraum zu erfahren, aber die damit verbundene innere Öffnung ist unabdingbar, um wirklich auf andere Menschen zugehen und mit ihnen kommunizieren zu können.

Seien Sie achtsam und behutsam mit diesen Rückbeugen und der Flankendehnung, wenn Sie unter Herzenge (Angina pectoris) oder dem Broken-Heart-Syndrom leiden und wenn Sie mal eine Herz-OP hatten oder Bypässe bekommen haben (auch, damit sich die großen Narben nicht verziehen).

Wenn Sie jedoch wirklich achtsam, einfühlsam, wohlwollend und geduldig solche Asanas üben, wird Ihr Zutrauen allmählich wieder wachsen. Denn jedes der hier ausgewählten Asanas trägt auch dazu bei, Ihren Rücken zu stärken.

Kobra (Bhujangasana)

Kobras sind in Indien noch immer weit verbreitet und leben in den ländlichen Regionen oft in enger Nachbarschaft mit den Menschen. Sie gelten als Wesen, die auf und in der Erde leben können, die sich auch im Wasser wohlfühlen und sich immer mal wieder »in die Lüfte erheben«, wenn sie sich weit aufrichten, um zum Beispiel auf einen Ast zu kriechen. Sie gelten als wahre Überlebenskünstler und Muster der Anpassung an alle möglichen Umstände und werden deshalb bis heute sehr verehrt.

Wenn eine Kobra sich aufrichtet, dann tut sie das aus eigener Kraft. Sie nutzt zwar den Boden, indem sie sich von ihm wegdrückt, aber den Rest machen ihre Rückenmuskeln. Genau dieses Prinzip nutzen auch wir Menschen am Beginn unseres Lebens, wenn wir unsere »Baby«-Kobras üben. Sie kräftigen unsere Rücken-Nacken-Muskeln über die ganze Länge, bis wir in der Lage sind, auch kriechend und krabbelnd unseren Rumpf zu stabilisieren – bis wir uns dann eines Tages aufrichten können. Die Kobra greift also auf ein ganz frühes Bewegungsmuster zurück, sodass unser Körper weiß, dass wir ihn kräftigen, wenn wir die »erwachsene« Kobra üben.

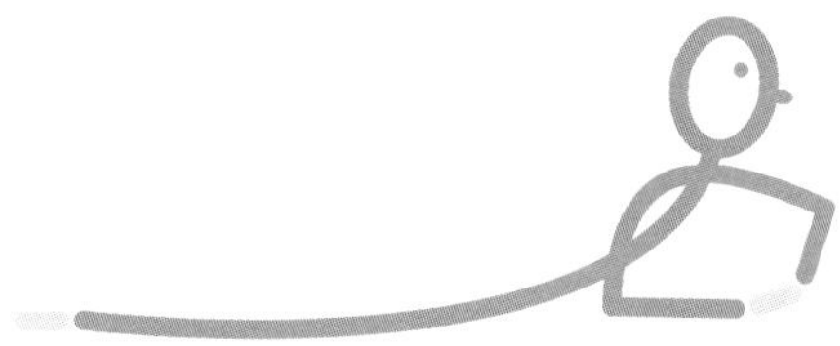

- Kommen Sie in die Bauchlage. Nehmen Sie die Beine in eine leichte Grätsche und finden Sie eine bequeme Stellung für Ihre Füße. Legen Sie die Hände vor sich übereinander und die Stirn auf den obersten Handrücken. Schmiegen Sie die Innenseiten Ihrer Oberschenkel, die Leisten und den Unterleib an den Boden.
- Heben Sie mit Ihrer nächsten Ein- oder Ausatmung langsam und in einer fließenden Bewegung Oberkörper und Kopf. Streben Sie mit entspanntem Nacken weit über Ihren Scheitelpunkt nach vorn und oben. Üben Sie mit den Unterarmen Druck gegen oder in den Boden aus, um sich bei der Aufrichtung zu unterstützen. Schauen Sie nach vorn.
- Kehren Sie aus- oder einatmend mit Oberkörper und Kopf zum Boden zurück und entspannen Sie die Beine.
- Fahren Sie mit dieser Bewegung im Rhythmus Ihres Atems fort. Jedes Mal, bevor Sie den Oberkörper heben, werden Sie sich Ihrer Kraft im Rücken, in den Armen und den Beinen bewusst und setzen Sie sie ganz aktiv ein. Jedes Mal, wenn Sie zur Erde zurückkehren, lösen Sie alle Muskelanspannung völlig auf.

- Wenn Sie mögen, können Sie auch für einige Atemzüge in der Haltung der aufgerichteten Kobra verweilen und beobachten, wie weit die Kraft bei Ihnen bleibt und wie sie Sie trägt.
  Es ist die Kraft, die Ihnen schon als Baby und Kleinkind ermöglicht hat, sich aufzurichten und aufrecht zu halten, zu stehen und zu gehen. Auch damals haben Sie sich – ohne es zu wissen – ganz instinktiv, aber dennoch aktiv, aus Ihrer eigenen Kraft heraus aufgerichtet und gehalten. Nutzen Sie die Haltung der Kobra – egal ob dynamisch oder statisch geübt –, um sich wieder mit diesem uralten, von der Evolution tief in uns verankerten Programm der Aufrichtung zu verbinden. Damals erlaubte sie Ihnen, die Welt um sich herum zu entdecken. Heute erlaubt sie Ihnen, sich selbstwirksam Ihren Rücken zu stärken.
- Spüren Sie anschließend im Sitz nach. Wie erfahren Sie sich jetzt? Können Sie sich müheloser aufrichten und finden Sie etwas mehr Halt in sich?

TIPP Legen Sie sich bei Bedarf eine Decke unter das Becken und ein Polster oder eine zusammengerollte Decke unter die Fußgelenke. Das entlastet die Fußgelenke und den unteren Rücken.

Schwalbe (Shalabhasana-Variante)

Auch die Schwalbenhaltung greift ein frühkindliches Bewegungsmuster auf, denn ähnliche Rückbeugen aus der Bauchlage können wir oft bei Babys beobachten. Wie auch die Kobra dienen sie dazu, die gesamte Rückseite des Körpers zu kräftigen, sodass wir uns gut aufrechthalten können.

Neben diesen kräftigenden Effekten wirkt die Schwalbe energetisierend. Üben Sie sie, wenn Sie sich erschöpft, belastet und »platt« fühlen, denn neben der Kraft schenkt uns dieses Asana die Leichtigkeit, die in eben dieser Kraft wurzelt.

- Legen Sie sich auf den Bauch, die Armen neben Ihrem Körper. Nehmen Sie die Beinen in eine leichte Grätsche, die es Ihnen erlaubt, die Innenseiten der Oberschenkel und die Leisten an den Boden zu schmiegen. Legen Sie entweder die Stirn auf oder lassen Sie sie ganz dicht über dem Boden schweben.
- Konzentrieren Sie sich auf Ihren Nabel als das Zentrum Ihres Körpers. Stellen Sie sich vor, dass Ihre Beine und der Oberkörper und Kopf durch »Energielinien« mit dem Nabel verbunden sind.
- Dehnen Sie – ausgehend vom Nabel – mit Ihrem nächsten Ein- oder Ausatem die Beine weit nach hinten und den Scheitelpunkt weit nach vorn in den Raum. Heben Sie langsam die Beine, den Oberkörper, den Kopf und die Arme. Streben Sie

aus Ihrer Mitte heraus nach vorn und hinten oben. Stellen Sie sich dabei vor, Sie seien eine Schwalbe, die sich mit Leichtigkeit in die Lüfte erhebt.

- Kommen Sie mit Ihrem Aus- oder Einatem zum Boden zurück und sammeln Sie alle Aufmerksamkeit im Nabelzentrum.
- Fahren Sie damit fort, sich in die Weite zu dehnen und ganz leicht zu werden, wenn Sie sich vom Boden erheben, und wieder ganz in Ihre Mitte zurückzukehren und alle Anspannung zu lösen, wenn Sie zum Boden zurücksinken.
- Wiederholen Sie diesen Ablauf einige Male und werden Sie sich der »Kraft Ihrer Mitte« *(core stability)* bewusst – sowohl im Rücken als auch rund um den Nabel. Sie gibt Ihrer Mitte Stabilität und Halt. In allen asiatischen Traditionen ist der Bauch der Raum unserer Vitalkraft. Wenn wir mit ihr verbunden sind, unterstützt sie uns, den Herausforderungen und Hindernissen im alltäglichen Leben etwas gelassener – eben mehr aus der eigenen Mitte heraus – begegnen zu können.
- Spüren Sie anschließend zuerst einige Atemzüge in der Bauchlage nach und spüren Sie, wie weit sich Ihr Atem im Bauch- und Beckenraum vertieft hat. Anschließend kommen Sie in einen aufrechten Sitz Ihrer Wahl. Werden Sie sich bewusst, in welchem Maße Sie erfahren können, in sich selbst Halt zu finden.

TIPP Üben Sie am besten auf einer weichen Yogamatte. Wenn Sie sehr dünn sind, dann legen Sie sich eine zusammengefaltete Decke oder ein flaches Kissen unter den Unterbauch.

Heldenhaltung (Virabhadrasana)

Der Held beschreibt im Yoga die innere Haltung, mit der wir unserem Leben begegnen. Das tägliche Leben gleicht heutzutage besonders in den Großstädten eher einem Kampf. Wir sprechen sogar davon, dass wir uns in diesem »Lebenskampf« mehr oder weniger gut schlagen. Wenn wir die vielen Aufgaben und Herausforderungen betrachten, vor die uns das Leben stellt, gewinnen wir vielleicht den Eindruck, dass wir »die Schlacht bereits verloren« haben, und fühlen uns mutlos und kraftlos. Das ist verständlich, denn mit einer solchen Sichtweise geben wir – neben all den äußeren Stressoren – auch einem Denken in uns Raum, das selbst noch einmal Stress erzeugt.

Der Held im Yoga dagegen begegnet dem, was das Leben ihm präsentiert, mit Achtsamkeit. Er versucht, die Ruhe zu bewahren und sich vom Strom der Ereignisse nicht so sehr mitreißen zu lassen. In der inneren Haltung des Helden nehmen wir unser Dasein so an, wie es ist. Wir stellen uns unseren Aufgaben, tun, was getan werden muss, und behalten den Blick nach vorn gerichtet. Dadurch werden wir nicht mehr so schnell die »Opfer« all der vielfältigen Stressoren und können im Laufe der Jahre sogar eine gewisse Resilienz gegen die schädigenden Auswirkungen von Stress entwickeln.

Das ist besonders wichtig für Sie, falls Sie zu den Menschen gehören, die schon immer empfindlicher auf Stress reagieren und deren Nervensystem (noch) nicht lernen konnte, die Stressreaktionen im Organismus abzupuffern. Dann kann gerade dieses Asana Ihnen helfen, sich bewusst – symbolisiert durch die Körperhaltung – dem Leben zu stellen und sich zu sagen, dass Sie alles (irgendwie) schaffen werden. Schritt um Schritt, so gut es eben gerade geht. Damit kann diese Haltung für Sie zu einem wichtigen mentalen Anker werden.

- Kommen Sie am vorderen Rand Ihrer rutschfesten Matte in die Standhaltung. Stellen Sie Ihre Füße hüftgelenkbreit und parallel zueinander.
- Machen Sie dann ganz langsam und bewusst mit dem rechten Bein einen großen Schritt nach hinten. Achten Sie dabei darauf, dass Sie das Bein ganz gerade – wie auf einer Linie – nach hinten führen, sodass die Füße auch in der Schrittstellung immer noch hüftgelenkbreit bleiben. Stellen Sie den rechten Fuß so auf, dass seine Fußspitze leicht nach außen gedreht ist, und drücken Sie kraftvoll mit der Außenkante der rechten Ferse in oder gegen den Boden. Das hintere Bein sollte ganz gestreckt sein.

- Beugen Sie das linke Bein so weit wie möglich an – jedoch maximal so weit, dass sich der Oberschenkel parallel zum Boden befindet. Führen Sie dabei das linke Knie über die Mitte des Fußrückens und drücken Sie auch die Außenkante dieser Ferse kraftvoll in oder gegen den Boden.
- Sobald Sie sich gut in Ihrer Basis gegründet fühlen, lassen Sie in Ihrer Vorstellung die Kraft der Erde über das hintere Bein in den Rücken aufsteigen. Richten Sie den Oberkörper so auf, dass im Brustraum ein Gefühl von Weite und Offenheit entstehen kann.
- Halten Sie Ihre Arme seitlich in Schulterhöhe oder heben Sie sie nach oben.
- Verbinden Sie sich ganz mit dem, wozu diese Haltung Sie einlädt: dem Leben in Offenheit und ruhiger Kraft zu begegnen. Sich dem Leben zu stellen heißt auch, es so anzunehmen, wie es ist, und sich nicht im Widerstand zu erschöpfen.
- Wenn Sie merken, dass Sie die Haltung verlassen wollen, holen Sie den rechten Fuß nach vorn und kommen so zurück in den Stand. Verweilen Sie kurz in der Standhaltung.
- Wiederholen Sie dann die Heldenhaltung, indem Sie mit dem linken Bein einen großen Schritt nach hinten machen und das rechte Bein beugen.
- Spüren Sie anschließend nach. Als wie stabil und präsent erfahren Sie sich jetzt in Körper und Geist?

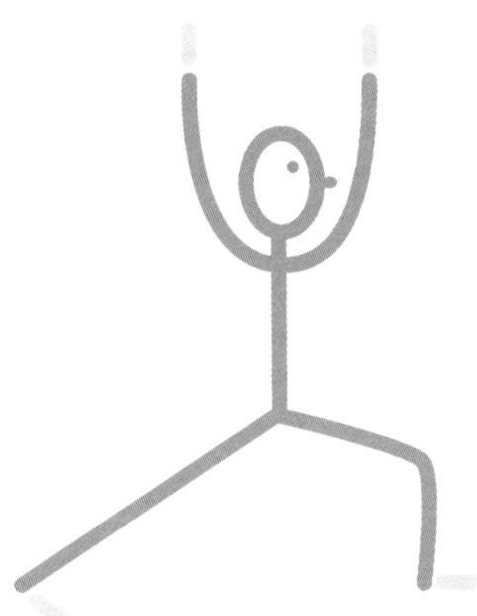

Gestreckte Flankendehnung (Utthita Parshva Konasana)

Die Gestreckte Flankendehnung ist eine kraftvolle asymmetrische Standhaltung, bei der die Seite Ihres Körpers, die sich jeweils oben befindet, in angenehmer Weise intensiv gedehnt wird. Die dem Boden zugewandte Seite lässt Sie Stabilität erfahren. Das Asana ist in seiner Form sehr klar strukturiert, man könnte sagen: graphisch. Es lädt uns ein, uns ganz genau wahrzunehmen, denn wenn alle Winkel stimmen, dann schenkt es uns gleichermaßen Leichtigkeit (oben) und kraftvollen Halt (unten).

Die Gestreckte Flankendehnung vertieft den Atem und lässt Sie wieder auf- und durchatmen. Der Fuß und die Hand der gestreckten Seite verbinden Erde und Himmel in einer klaren Linie.

- Kommen Sie im Stand in die Grätsche, die Füße gut eine Beinlänge (!) voneinander entfernt. Drehen Sie den rechten Fuß um 90° nach außen, den linken etwas nach innen.
- Heben Sie einatmend beide Arme seitlich in Schulterhöhe. Wachsen Sie aus beiden Körperseiten heraus nach oben.
- Beugen Sie ausatmend das rechte Bein so weit an, dass der Oberschenkel sich wenn möglich parallel zum Boden befindet. Achten Sie darauf, dass das Knie dabei in einer Linie mit der Mitte des Fußrückens bleibt und nicht über den Fuß hinausragt.
- Schmiegen Sie die Außenkante des linken Fußes fest an den Boden. Dehnen Sie sich einatmend aus der rechten Flanke heraus nach oben.
- Neigen Sie ausatmend Ihren Rumpf nach rechts, und stützen Sie sich mit Ihrem rechten Unterarm so auf den rechten Oberschenkel ab, dass die Hand nach links weist. Lassen Sie den linken Arm zunächst sinken. Führen Sie ihn dann entlang Ihrer Vorderseite so weit nach oben und über Ihren Kopf, bis er sich in einer Linie mit dem Rumpf befindet. Drehen Sie die Handfläche nach unten.

- Verweilen Sie so einige Atemzüge lang. Dehnen Sie sich mit jedem Einatem weit über die Fingerspitzen der linken Hand und damit aus der linken Flanke heraus. Lassen Sie mit jedem Ausatem die rechte Hüfte sinken, bessern Sie gegebenenfalls die Bein- und Fußhaltung etwas nach und verankern Sie sich fest im Boden. Drehen Sie eventuell den Kopf etwas nach links, aber schauen Sie nur so weit nach oben, wie es Ihr Nacken mag.
- Um die Haltung zu verlassen, richten Sie sich gedehnt über die linke Seite einatmend auf.
- Drehen Sie Ihren linken Fuß um 90° nach außen und den rechten um 30° nach innen. Neigen Sie den Rumpf nach links, und wiederholen Sie die Haltung über das linke Bein gebeugt.
- Spüren Sie im aufrechten Stand nach. Wie erfahren Sie sich jetzt in Ihrem Körper? Ist er innerlich vielleicht etwas weiter und geräumiger geworden? Spüren Sie nach, wie weit und frei Ihr Atem werden konnte.

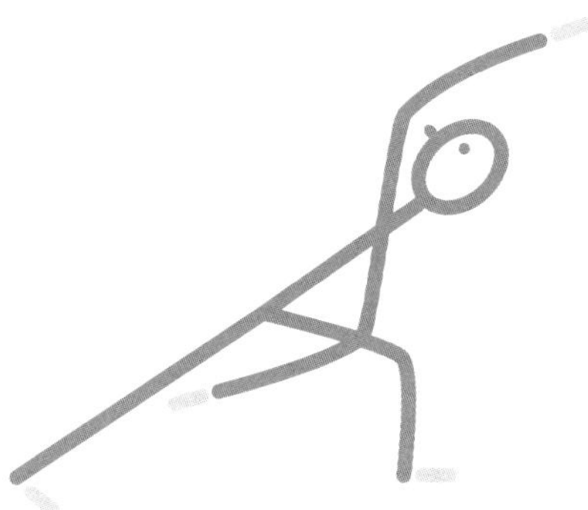

Haltungen, die ausgleichen

Bereits der Namen Hatha-Yoga (wörtlich »Einheit von Sonne/Mond«) zeigt, dass das Konzept des Ausgleichs programmatisch für diesen Yogaweg ist. So ist verständlich, dass jenen Asanas eine besondere Bedeutung zugemessen wird, die ausgleichend auf das wirken, was wir im Alltag erleben. Sie finden hier drei Möglichkeiten, Ihren alltäglichen Belastungen entgegenzusteuern.

- Zum einen die *Umkehrhaltungen:* Normalerweise haben wir tagsüber die Füße am Boden und den Kopf oben, was unsere Sicht auf die Welt enorm prägt. Deswegen wird es im Yoga als wichtig angesehen, uns Angebote zu machen, diese gewohnte und zutiefst »eingefleischte« Haltung mal zu verändern und uns gewissermaßen »auf den Kopf zu stellen«. Dieser Wechsel wirkt vor allem ausgleichend auf das Vegetativum.
- Auch die *Drehhaltungen* folgen dem Konzept, bewusst die Perspektive zu wechseln. Außerdem laden sie Sie ein, sich der Erfahrung zu öffnen, dass jede Seite – rechts und links – ihre eigene energetische Ausprägung hat: Unsere rechte Seite wird im Hatha-Yoga der Sonne (und damit dem Sympathikus) und die linke dem Mond (und damit dem Parasympathikus) zugeordnet. Der Ausgleich geschieht durch den bewussten Wechsel der Seiten, das wie das »Umlegen eines Schalters« von einem zum anderen Ast des vegetativen Nervensystems gesehen wird.
- Die *Gleichgewichtshaltungen* auf einem Bein folgen demselben Prinzip. Beim Üben werden Sie immer wieder deutlich merken, dass Sie Ihr Gleichgewicht besser auf einer Seite halten können, bedingt durch den alltäglichen Gebrauch Ihrer Beine als Stand- und Spielbein. Durch das Üben dieser asymmetrischen Gleichgewichtshaltungen finden Sie wieder zurück in die Symmetrie, sodass Sie eines Tages beim Balancieren feststellen werden, dass Sie nun zwei »Schokoladenseiten« haben. Gleichgewichtshaltungen wirken zudem immer zentrierend. Sie beruhigen und stabilisieren das Vegetativum und führen Sie in einen Zustand wacher Ruhe.

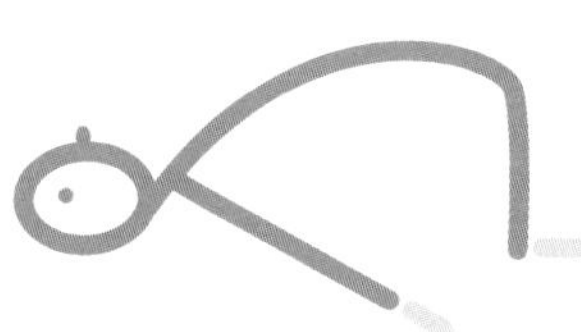

SCHULTERBRÜCKE (DVI PADA PITTAM)

Die Schulterbrücke ist eine der am häufigsten geübten Umkehrhaltungen. Da sich das Becken nur wenig über dem Kopf befindet, ist sie für fast alle machbar (anders als zum Beispiel der Kopfstand). In diesem Asana werden der Nacken und der Schultergürtel sanft gedehnt, wodurch Anspannungen gelöst werden können. Gleichzeitig werden der untere Rücken, die Gesäßmuskeln und die Beine gekräftigt, sodass Sie wieder weg vom Kopf und »runter zum Boden« kommen können. Dazu trägt auch die Bauchatmung bei, die sich infolge der Umkehrhaltung automatisch einstellt. Eine ruhige, kraftvolle Bauchatmung beruhigt zuverlässig unseren Geist. Zusätzlich können Sie sich noch vorstellen, dass Sie in der Haltung alle Anspannungen aus dem Kopf direkt in die Erde abfließen lassen. Das ist vor allem sehr hilfreich, wenn Sie Mühe haben, am Ende des Tages abzuschalten.

- Kommen Sie in die Rückenlage und stellen Sie die Beine angebeugt auf. Halten Sie Ihre Füße hüftgelenkbreit und parallel und nehmen Sie sie so dicht ans Gesäß heran, dass Ihre Unterschenkel in etwa senkrecht stehen.
- Schmiegen Sie die Großzehenballen nach unten und drücken Sie gleichzeitig kräftig mit den Außenkanten der Fersen gegen oder in den Boden. Spüren Sie, wie sich in Ihnen durch den Kontakt mit dem Boden eine Kraft entfaltet, die Ihnen hilft, das Gesäß und den Rücken mühelos hochzuheben. Streben Sie mit den Leisten nach oben und lassen Sie dort Raum und Weite entstehen (siehe Abb. links).
- Entspannen Sie Ihren Nacken und die Schultern, sodass sie sich in die Länge beziehungsweise in die Breite dehnen können. Finden Sie eine Haltung für Ihre Arme, in der die Schultern entspannt bleiben können.
- Atmen Sie ruhig und tief ein und aus und verbinden Sie sich mit der tiefen Bauchatmung, die durch die Umkehrhaltung entsteht.
- Achten Sie immer wieder darauf, dass die Großzehenballen am Boden bleiben und dass Sie Füße, Knie und Oberschenkel parallel zueinander halten.
- Verweilen Sie so mehrere Atemzüge und spüren Sie die Kraft in Ihren Beinen und im unteren Rücken und die Einladung an Schultern und Nacken, sich zu entspannen. Werden Sie sich bewusst, wie gut in dieser Haltung besonders Ihre Schultern, die oft so belastet und angespannt sind, loslassen können, wenn die Kraft Ihrer Beine den Körper hält.
- Um die Haltung zu verlassen, heben Sie die Fersen und laden jeden Ihrer Wirbel einzeln ein, wieder zum Boden zurückzukehren.
- Sobald das Becken wieder aufliegt, strecken Sie ein Bein nach dem anderen aus und spüren in der Rückenlage nach. Werden Sie sich bewusst, wie schwer, breit und entspannt Ihre Schultern jetzt aufliegen und als wie belebt und warm Sie jetzt Ihren Rücken und Beckenraum erfahren.

Umkehrhaltung (Viparita Karani Mudra)

Diese Umkehrhaltung, die im Westen oft »Kerze« genannt wird, ist etwas intensiver als die Schulterbrücke, denn erstens ist das Becken etwas weiter gehoben und zweitens braucht sie mehr Haltearbeit als die Schulterbrücke. Dadurch wird sowohl die Dehnung im Nackenschulterbereich verstärkt als auch die Bauchatmung intensiviert.

Als besonders wichtig gilt in diesem Asana der Aspekt der Umkehr. Im Yoga hat Umkehren immer etwas damit zu tun, sich auf die eigene Quelle zu besinnen und zu ihr zurückzukehren, denn sie gilt als ein Ort, der still, unbelastet und rein ist. »Umkehr« bezieht sich aber auch ganz konkret auf den Perspektivenwechsel, der dadurch entsteht, dass der Kopf auf der Erde ruht, während die Füße in den Himmel ragen. Damit lädt die Haltung Sie ein, alles mal wieder »mit anderen Augen« zu betrachten und Ihren Blickwinkel zu verändern.

Dieses Asana wirkt gleichermaßen beruhigend und aktivierend. Damit ist es eine große Hilfe, wenn Sie merken, dass Sie zu aufgedreht oder aber zu erschöpft sind, um einschlafen zu können. Üben Sie die Umkehrhaltung dann direkt, bevor Sie ins Bett gehen.

- Kommen Sie in die Rückenlage und achten Sie darauf, hinter sich genug Platz für die Beine zu haben.
- Nehmen Sie die Beine an den Bauch und strecken Sie sie dann mit etwas Schwung in Richtung Kopf aus, sodass sich Ihr Becken hebt. Stützen Sie sich mit beiden Händen am Beckenkamm oder im Lendenbereich ab. Richten Sie sich so ein, dass sich Rumpf und Beine in der Schräge befinden und in etwa einen rechten Winkel bilden. Sie können die Beine entspannt halten oder über die Fersen dehnen, je nachdem, was Ihnen angenehmer ist.
- Verweilen Sie so, ruhig und tief atmend, und lassen Sie Ihren Kopf schwer und entspannt zur Erde sinken. Schauen Sie entspannt um sich und werden Sie sich bewusst, wie sich Ihre Perspektive verändert und Sie jetzt alles ganz anders wahrnehmen, nur weil sich Ihr Kopf unten befindet. Erfahren Sie so diese Umkehrhaltung als etwas, das Sie einlädt, Ihre alltäglichen Sichtweisen auch mal »auf den Kopf zu stellen« und das, was Sie umgibt, wieder frisch und neu zu sehen.

- Um die Haltung aufzulösen, lassen Sie die Knie in Richtung Stirn sinken. Stützen Sie sich mit den Händen am Boden ab, rollen Sie langsam Rücken und Becken zurück und lassen Sie dabei die Stirn den Knien folgen (sodass Sie den Kopf heben). Sobald das Becken aufliegt, nehmen Sie Ihren Kopf in beide Hände und legen Sie ihn mit sanft gedehntem Nacken zurück zum Boden.
- Schließen Sie als Ausgleichshaltung gleich einige Atemzüge in der Schulterbrücke (Seite 175) an.
- Spüren Sie anschließend in der Rückenlage (evtl. mit aufgestellten Beinen) nach. Wenn Sie sich dann wieder aufrichten, versuchen Sie doch mal, diese veränderte Sichtweise beizubehalten, sodass Sie die Welt und die Menschen um Sie herum mit »ganz neuen Augen« zu betrachten vermögen!

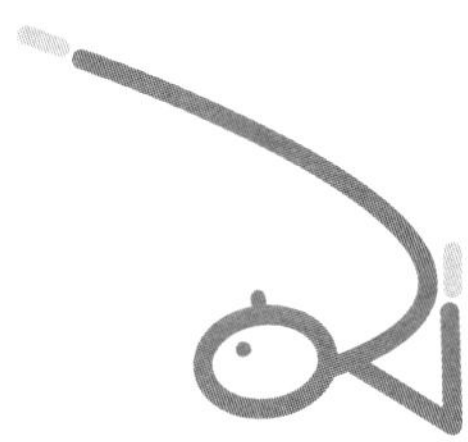

TIPP Wenn Sie einen empfindlichen Nacken haben, legen Sie sich eine Decke unter die Schultern, sodass Ihr Kopf etwas nach hinten sinken kann.

Variante: Gestützter Schulterstand

- Um länger in diesem Asana verweilen zu können, können Sie sich auch ein Sitzkissen oder Yoga-Bolster unter das Gesäß legen.

Hund, der nach unten und innen schaut (Adho mukha shvanasana)

Dieses Asana ist die statische Variante vom »Hund, der sich dehnt«. Auch in dieser Version ist es gleichermaßen entspannend wie belebend. Der entspannende Effekt entsteht dadurch, dass der Kopf nach unten zeigt und Sie beim Üben alle Anspannung, die sich im Kopf angesammelt hat, zur Erde hin abfließen lassen können. Der belebende Effekt entsteht durch die Stützhaltung der Arme und die Vertiefung der Atmung, die immer mit diesem Asana einhergeht.

In der statischen Version liegt der Fokus auf der Dehnung des unteren Rückens und der Streckung der Brustwirbelsäule und der Achseln. Damit wirkt dieses Asana vor allem den typischen Verkürzungen im vorderen Brustkorb sowie der Brustmuskeln und damit auch dem Rundrücken (Buckel) entgegen.

Die Haltung fördert die Ausatmung, aktiviert die Bauchatmung und hilft dem vegetativen Nervensystem, wieder in den Ruhemodus zu schalten. Damit ist dieses Asana gleichermaßen ausgleichend und wohltuend für den Körper, den Atem und den Geist.

- Kommen Sie in den Vierfüßlerstand. Spreizen Sie die Finger, sodass beide Mittel- oder Zeigefinger gerade nach vorn weisen, und schmiegen Sie die Fingerballen und Handwurzeln fest an den Boden. Stellen Sie die Zehen auf und lassen Sie den Rücken in eine leichte Rückbeuge sinken.
- Schieben Sie mit dem Ausatmen das Gesäß nach oben und hinten in die Haltung des Hundes, der sich dehnt. Damit der Rücken sich nicht rundet, beugen Sie beide Beine in den Kniegelenken an, ziehen die Oberschenkel etwas in Richtung Bauchdecke und heben die Fersen. Halten Sie die Arme gestreckt und dehnen Sie sich weit über die Sitzbeine himmelwärts. Sollten sich Ihre Arme durchbiegen (Säbelarme), beugen Sie sie ganz leicht nach außen an.
- Ziehen Sie Ihre Schultern in die Breite und möglichst weit weg von den Ohren. Achten Sie darauf, dass die Achseln gedehnt werden und der Brustkorb entspannt sinken kann.
- Senken Sie dann die Fersen so weit, wie es gut möglich ist, mit den Außenkanten ab, während Sie die Großzehenballen an den Boden schmiegen. Schieben Sie sich erneut nach oben und hinten (siehe Abb. Seite 179 links).
- Entspannen Sie nun ganz bewusst den Kopf und Scheitel in Richtung Erde. Schauen Sie bewusst nach innen (zum Beispiel zur Nasenspitze) oder unten (falls Ihr Nacken das mag) und atmen Sie ruhig und tief weiter. Versuchen Sie, mit jedem Ausatmen den Brustkorb etwas weiter sinken zu lassen.
- Verweilen Sie so noch für einige Atemzüge. Sobald die Handgelenke sich melden, lassen Sie die Knie behutsam zum Boden sinken.

- Spüren Sie in einem aufrechten Sitz Ihrer Wahl nach und werden Sie sich bewusst, wie Sie nun Ihre Aufrichtung und Schulterhaltung erfahren und in welchem Maße sich Ihr Atem vertieft hat. Die Hundhaltung ist eigentlich als Entspannungshaltung für Körper, Atem und Geist konzipiert worden. Beobachten Sie deshalb auch, als wie ruhig und erfrischt Sie jetzt Ihren Geist erfahren.

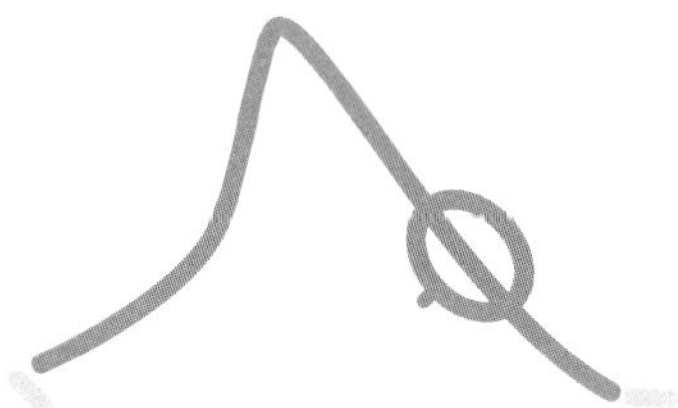

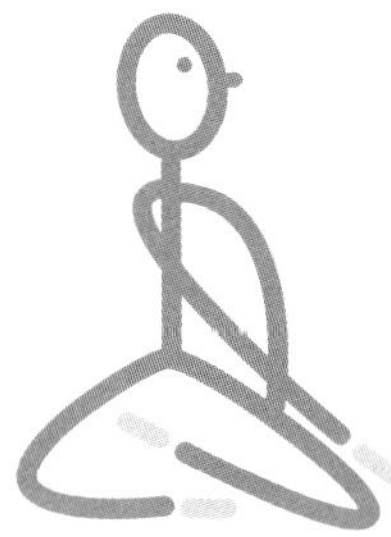

Gedrehter Sitz (Parivrittasana)

Dieses Asana ist gewissermaßen die Grundform der vielen Drehsitze im Hatha-Yoga. Es ist so einfach, dass es für jede und jeden machbar ist, sogar auf einem Stuhl. Auch wenn der für die »klassischen« Drehsitze (wie Matsyendrasana) typische Kontakt der Bauchdecke zur Innenseite des Oberschenkels fehlt, wirkt der Gedrehte Sitz in dieser Form doch (leicht) verdauungsanregend. Vor allem aber dehnt er sanft – wie alle Drehhaltungen – das Zwerchfell, sodass Sie hinterher wieder leichter auf- und durchatmen können.

- Kommen Sie in einen bequemen Sitz mit gekreuzten Beinen, in dem Sie sich gut aufrichten können. Setzen Sie sich bei Bedarf auf ein (nicht zu hohes) Sitzkissen.
- Lassen Sie sich nieder, finden Sie Ihr inneres Lot und richten Sie sich an ihm aus. Wachsen Sie entlang dieser Lotrechten aus sich heraus.
- Drehen Sie sich dann nach links. Legen Sie die rechte Hand um das linke Knie und stellen Sie die linke Hand (evtl. mit den Fingerspitzen) hinter dem Becken auf. Schauen Sie entspannt nach links und spüren Sie sich in die sanfte Schwingung der linken Seite hinein (siehe Abb. oben rechts).
- Verweilen Sie so und atmen Sie ruhig weiter.
- Wechseln Sie dann zur rechten Seite und werden Sie sich bewusst, wie anders sie schwingt beziehungsweise wie anders sie sich anfühlt.
- Spüren Sie anschließend noch einige Atemzüge im bequemen Sitz nach und spüren Sie, wie die beiden Seiten Ihres Körpers in Ihrer Mitte zusammenfinden.

Halber Drehsitz (Ardha Matsyendrasana)

Bereits der Name dieses Asanas – Matsyendra – verweist auf den Ausgleich der Polaritäten. Matsya *bedeutet »Fisch«, der symbolisch für das Mondhafte, Empfangende, für das Kühle und Dunkle steht.* Indra *ist der Name des vedischen Blitzeschleuderers (vergleichbar unserem Zeus) und steht symbolisch für die Sonne, das Aktive, die Hitze und das Lichtvolle. Die Ausrichtung erst zur linken, dann zur rechten Seite spricht zuerst die Mondseite an, die uns in die Verinnerlichung führt, wodurch die anschließende Erfahrung der (rechten) Sonnenseite sich verändert.*

Matsyendrasana bewirkt zunächst durch die Drehung eine Kompression aller Bauchorgane. Wenn sie gelöst wird, werden die Organe intensiver durchblutet, der Atem vertieft sich und die Peristaltik (und damit die Verdauung) werden angeregt.

- Kommen Sie in den Langsitz. Ziehen Sie einige Male die Gesäßmuskeln nach hinten und außen. Bei Bedarf setzen Sie sich auf eine zusammengefaltete Decke.
- Nehmen Sie beide Beine um ca. 10° nach links. Stellen Sie Ihren linken Fuß außen neben das rechte Knie und ziehen Sie den rechten Fuß an Ihre linke Gesäßhälfte. Umfangen Sie mit beiden Händen das linke Knie und richten Sie sich von innen her auf.
- Legen Sie dann Ihre rechte Ellenbeuge um das linke Knie. Drehen Sie sich nach links und schmiegen Sie bewusst Ihre Bauchdecke an die Innenseite des Oberschenkels. Stellen Sie den linken Arm hinter dem Gesäß so auf, dass er Sie bei der Aufrichtung unterstützt.
- Verweilen Sie so und atmen Sie tief ein und aus. Erspüren Sie, ob und, wenn ja, wie sich Ihr Atem verändert, wenn Sie nach links gedreht sind. Strömt er vielleicht ein ganz klein bisschen mehr durch den linken Nasengang? Wie erfahren Sie sich, so bewusst nach links gewandt?
- Kommen Sie dann zurück zur Mitte. Richten Sie sich im Drehsitz zur rechten Seite ein und atmen Sie wieder bewusst und kraftvoll in den Bauch. Erspüren Sie noch mal, ob sich etwas in der Erfahrung Ihres Atems verändert, weil Sie jetzt zur rechten Seite ausgerichtet sind. Und wie erfahren Sie sich jetzt – so bewusst nach rechts gewandt?
- Kommen Sie wieder zurück zur Mitte und spüren Sie nach. Als wie ausgeglichen erfahren Sie jetzt Ihre beiden Körperseiten? Wie gleichmäßig strömt der Atem durch beide Nasengänge?

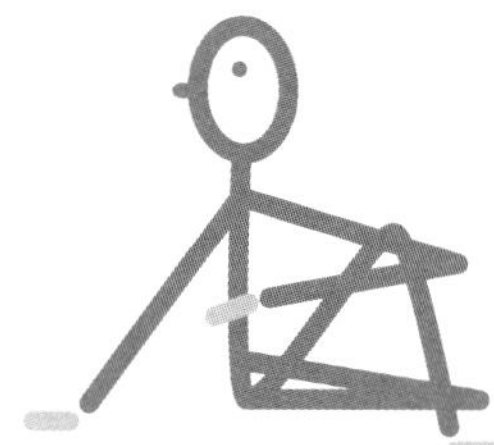

Baum (Vrikshasana)

Der Baum ist eine Gleichgewichtshaltung im Einbeinstand. Die Haltung lädt Sie dazu ein, sich gut in der Erde zu verwurzeln, um dann nach oben wachsen und sich der Weite des Himmelsraumes öffnen zu können. Es bietet sich auch an, der kraftvollen Symbolik des Baumes nachzuspüren und sich als Baum zu erfahren. Dadurch wirkt diese Übung gleichermaßen erdend (beruhigend) und nährend (aktivierend).

Wie alle Gleichgewichtshaltungen wirkt auch der Baum sammelnd, zentrierend und stabilisierend auf den Geist, da wir nicht gleichzeitig geistig aktiv sein können, während wir das Asana ausbalancieren. Üben Sie den Baum, wenn Sie das Gefühl haben, dass Sie im Stress den Boden unter den Füßen zu verlieren drohen. Halten Sie es aus, wenn Sie schwanken wie ein Baum im Wind, und suchen Sie immer wieder aufs Neue Ihr Gleichgewicht. Das verschafft Ihnen eine Denkpause, was oft die beste Antwort auf Stress ist.

- Stellen Sie sich auf eine stabile Unterlage (Parkett, rutschfeste Matte). Richten Sie Ihre Füße so aus, dass sie hüftgelenkbreit und parallel zueinander stehen. Verbinden Sie sich innerlich mit dem Bild eines Baumes, der Ihnen gut gefällt und dem Sie sich innerlich verbunden fühlen.
- Verlagern Sie nun Ihr Gewicht auf das Bein, das Sie spontan wählen. Schmiegen Sie den Großzehenballen des Standfußes an den Boden. Drücken Sie mit der Außenkante der Ferse gegen oder in den Boden. Setzen Sie Ihre Fersen so aktiv ein, dass Sie spüren, dass Ihr Standbein sich streckt, Ihr Becken sich aufrichtet und Sie insgesamt ein ganzes Stück aus sich herauswachsen. Erden und verwurzeln Sie sich ganz bewusst und deutlich über dieses Bein.
- Drehen Sie dann das andere Bein zur Seite und heben Sie es an. Stellen Sie Ihren Fuß entweder an die Innenseite des Knies oder des Oberschenkels. Um zu verhindern, dass der Fuß rutscht, drücken Sie mit ihm gegen das Standbein und mit dem Standbein gegen den Fuß.

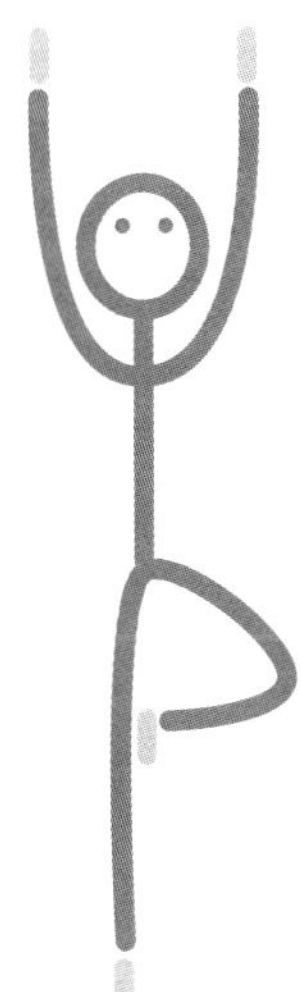

- Wenn Sie spüren, dass Sie stabil stehen, heben Sie langsam die Arme über die Seiten nach oben. Finden Sie eine Position für Ihre Arme, in der die Schultern entspannt bleiben können.
- Verweilen Sie so und versuchen Sie, sich innerlich mehr und mehr in der Erde zu verankern, um stabil und ruhig stehen zu können.
- Kommen Sie dann zurück auf beide Beine und wiederholen Sie die Haltung des Baums mit dem anderen Bein als Standbein.
- Spüren Sie anschließend im Stand nach und werden Sie sich bewusst, als wie stabil und verwurzelt Sie sich jetzt erfahren.

Haltungen, die beruhigen

Der Hatha-Yoga hat viele Haltungen entwickelt, die uns helfen, unseren Geist wieder ruhig werden zu lassen. Die genaue Beobachtungsgabe und ihr Erfahrungswissen führte die Yogameister schon früh auf die Spur der Vorbeugen. Heute wissen wir, dass sie den beruhigenden Ast des Vegetativums ansprechen und aktivieren. Jede Haltung in der Vorbeuge lenkt unseren Blick nach innen, in unseren inneren Raum. Bedingt durch das Gewicht der Bauchorgane, die sich auf das Zwerchfell legen, erleichtern und vertiefen Vorbeugen die Ausatmung – noch ein Faktor zur Anregung des Parasympathikus.

Sie sollten allerdings in allen Vorbeugen achtsam mit Ihrer Wirbelsäule umgehen. Achten Sie immer darauf, die Wirbelsäule zunächst zu dehnen, bevor Sie sie beugen, und stützen Sie sich – zur Entlastung der Bandscheiben – auch nach Möglichkeit mit den Händen am Boden oder an den Beinen ab.

Vorbeuge in der Grätsche (Prasarita Padottanasana)

Der Grätschstand macht es möglich, uns sehr weit nach unten zu beugen. Damit dies auch sicher für den Rücken ist, wird er aktiv gestreckt, bevor der Rumpf geneigt wird. In der Haltung selbst weist der Scheitel zur Erde. Das lädt Sie ein, in Ihrer Vorstellung alle mentale Anspannung, alle Unruhe, allen Druck aus dem Kopf in die Erde abfließen zu lassen. Beruhigend wirkt auch die Betonung der Ausatmung, die allen Vorbeugen zu eigen ist. Damit gibt dieses Asana eine sehr gute Entspannungsantwort, wenn Ihr Kopf zu voll ist oder Sie sogar das Gefühl haben, dass er gleich platzen könnte.

- Kommen Sie auf einer rutschfesten Unterlage in eine weite Grätsche und stellen Sie Ihre Füße parallel zueinander. Schmiegen Sie die Großzehenballen und die Außenkanten der Fersen bewusst an den Boden.
- Nehmen Sie die Hände an die Hüften. Atmen Sie ein und strecken Sie sich aus der Wirbelsäule heraus in die Länge.
- Ausatmend neigen Sie Ihren Rumpf nach vorn und unten. Legen Sie Ihre Hände zwischen den Füßen auf den Boden (siehe Abb. Seite 183 links).
- Kommen Sie einatmend noch einmal in eine aktive Dehnung und lassen Sie erst dann den Rumpf ausatmend ganz in die Vorbeuge sinken. Entspannen Sie den Scheitel zur Erde hin und lassen Sie alle Anspannung aus Ihrem Kopf abfließen.
- Verweilen Sie so für mindestens fünf ruhige, tiefe Atemzüge.

- Um die Haltung zu verlassen, strecken Sie zunächst noch einmal einatmend die Wirbelsäule. Legen Sie ausatmend die Hände an die Hüften und richten Sie sich einatmend langsam auf. Stellen Sie die Füße hüftgelenkbreit und spüren Sie nach. Wie erfahren Sie sich jetzt? Ist Ihr Geist erfrischt und gleichzeitig ruhiger?

TIPP Wenn Sie mit den Händen nicht zur Erde hinunterkommen, legen Sie sich einen Yogablock, ein Polster o. ä. zwischen Ihre Füße.

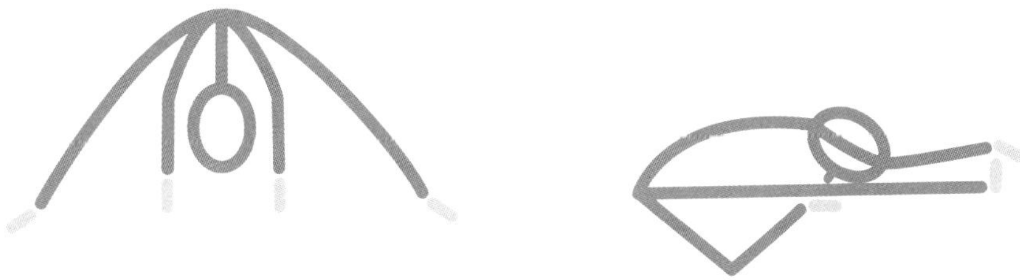

Kopf-zum-Knie-Haltung (Janu Shirshasana)

Im Hatha-Yoga steht der Kopf symbolisch für den Geist und das Knie für Demut und Hingabe. So gleicht dieses Asana einer Geste der Hingabe und des geistigen Loslassens. Wenn Sie sich vorstellen, in der Vorbeuge mentale Anspannung abfließen zu lassen, werden Sie merken, dass das Asana tatsächlich sehr gut geeignet ist, dem Geist Entspannung zu schenken. Es ist – wie auch die Schildkröte und die Kindhaltung – deswegen besonders hilfreich vor dem Schlafengehen.

- Ziehen Sie im Langsitz die Gesäßhälften nach hinten und außen. Stellen Sie das rechte Bein angebeugt auf und lassen Sie es dann aus dem Hüftgelenk nach außen sinken.
- Wachsen Sie aus der Wirbelsäule heraus. Neigen Sie sich vor und umfassen Sie mit beiden Händen den linken Fuß. Falls das nicht möglich ist, legen Sie die Hände auf das Schienbein.
- Dehnen Sie sich kraftvoll aus der Wirbelsäule heraus. Lassen Sie dann Ihren Bauch entspannt auf das gestreckte Bein und die Stirn zum Knie sinken (Abb. rechts).
- Bleiben Sie in der Haltung, ohne weiter mit den Armen zu ziehen, und atmen Sie tief in den Bauchraum. Stellen Sie sich vor, dass alle mentale Anspannung über die Stirn abfließen kann.
- Richten Sie sich behutsam auf, wechseln Sie die Stellung der Beine und beugen Sie sich über das rechte Bein.
- Spüren Sie anschließend in einem Sitz Ihrer Wahl nach. Bleiben Sie so entspannt wie möglich im Stirnraum und genießen Sie bewusst die wache Ruhe.

Schildkröte (Kurmasana)

Die Haltung der Schildkröte steht im Yoga für das Sich-Zurückziehen von der Welt, um im eigenen Inneren Schutz zu finden und die Sinnesorgane und den Geist zu regenerieren. Wenn Sie eine Weile in der Schildkröte verharren können, wird das vegetative Nervensystem eingeladen, wieder vom anregenden Sympathikus auf den beruhigenden Vagus umzuschalten. Gleichzeitig wird auch die Verdauung angeregt, bedingt durch das intensive Sich-Zusammenziehen, die Entspannung der Bauchorgane, das Einziehen der Sinne und die tiefe Atmung.

- Kommen Sie in einen Sitz mit gegrätschten Beinen. Beugen Sie dann die Beine leicht an, sodass die Fußsohlen zueinander weisen.
- Schieben Sie die Arme unter den Beinen durch und versuchen Sie eine Haltung zu finden, in der Sie die Unterarme zum Boden oder möglichst bodennah kommen lassen können.
- Entspannen Sie die Bauchdecke und stellen Sie sich vor, dass alle Organe des Bauches entspannt in den Halt Ihrer vorderen Leibeswand sinken dürfen.
- Dehnen Sie sich kurz aus der Halswirbelsäule heraus. Lassen Sie dann auch Ihren Kopf sinken und ziehen Sie sich ganz in sich zurück.
- Atmen Sie tief und ruhig in den Bauchraum und versuchen Sie, ihn immer noch tiefer zu entspannen. Gleichzeitig lassen Sie sich ganz gelöst immer tiefer in die Vorbeuge sinken – ohne irgendwo ankommen zu wollen.
- Verweilen Sie so für eine Reihe von Atemzügen mit geschlossenen Augen. Spüren Sie, in welchem Maße Sie in dieser Haltung zu sich kommen können und in sich Ruhe und Geborgenheit finden.
- Wenn Sie merken, dass Sie die Haltung verlassen wollen, drücken Sie sich mithilfe der Hände langsam hoch in den Sitz. Spüren Sie anschließend nach. Als wie gesammelt und bei sich erfahren Sie sich jetzt? In welchem Maße ist Ihr Atem langsamer und tiefer geworden?

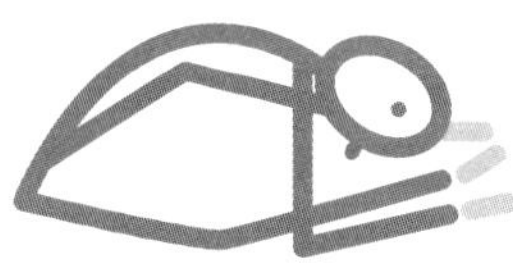

Kindhaltung (Yoga Mudra)

Yoga Mudra heißt wörtlich übersetzt »Siegel des Yoga«. Das weist einerseits auf den symbolischen Stellenwert dieser Haltung hin und zeigt andererseits, worum es im Yoga geht. In der Kindhaltung falten wir uns vollkommen ein und ziehen uns ganz in uns selbst zurück. Das wird im Yoga als Pratyahara, *das »Zurückziehen der Sinne«, bezeichnet und gilt als eine der wichtigsten Übungen, denn es heißt, dass es die Sinnesreize sind, die unseren Geist immer wieder unruhig werden lassen. In der Geste des Rückzugs können Sie wieder zu sich kommen, und Ihr Geist kann sich entspannen. Da die Stirn auf dem Boden aufliegt – oder dicht darüber schwebt –, können Sie sich im Yoga Mudra vorstellen, mentale Anspannung, Überlastung und inneren Druck in die Erde abfließen zu lassen.*

Die Haltung fördert die Ausatmung und beruhigt. Damit ist sie eine sehr gute Entspannungsantwort am Ende eines anstrengenden Tages oder um sich zu sammeln und innerlich auszurichten, wenn Sie wissen, dass der Tag heftig werden wird.

- Kommen Sie in den Fersensitz. Beugen Sie sich vor und legen Sie den Bauch auf die Oberschenkel oder lassen Sie ihn, wenn Sie sich damit wohler fühlen, zwischen die Oberschenkel sinken. Legen Sie die Stirn am Boden ab. Wenn Ihr Kopf nicht bequem so weit hinunter zu sinken vermag, dann legen Sie ihn auf ein Kissen oder ein Polster. Probieren Sie verschiedene Armhaltungen aus:
  Legen Sie die Arme seitlich neben dem Körper ab. • Strecken Sie die Arme in der Verlängerung des Körpers nach vorn aus. • Ziehen Sie die Ellenbogen an die Knie, legen Sie die Unterarme nebeneinander, sodass die Handflächen nach oben weisen, und lassen Sie die Stirn auf die Innenseiten der Unterarme sinken. • Legen Sie die Hände übereinander und lassen Sie die Stirn auf die Handrücken sinken.
- Entspannen Sie Ihren Geist, indem Sie sich vorstellen, dass Sie alle Anspannung über die Stirn zur Erde abfließen lassen.
- Verweilen Sie so und atmen Sie ruhig und tief ein und aus. Ziehen Sie sich ganz bewusst von der Außenwelt zurück und sammeln Sie sich ganz in Ihrem inneren Raum. Spüren Sie, wie die Haltung Sie dabei unterstützt, mehr und mehr zu sich und in Ihre Mitte zu kommen.
- Wenn Sie merken, dass Sie die Haltung verlassen wollen, richten Sie sich langsam auf und spüren eine Weile in einer Haltung Ihrer Wahl nach. Als wie gesammelt und bei sich erfahren Sie sich jetzt?

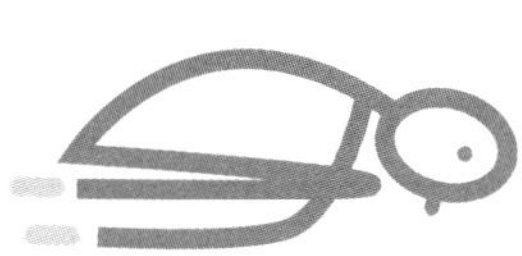

Pranayamas zur Stärkung der Selbstheilungskräfte

Immer dann, wenn wir Stress erfahren, unter Druck kommen oder uns körperlich oder seelisch unwohl fühlen und wenn unser Geist sich mal wieder in Probleme verwickelt hat, zeigt sich diese Störung (Dysbalance) zuerst in unserem Atem. In all diesen Fällen empfinden wir in der Regel eine Enge im Brustraum, sodass wir nicht mehr ruhig und tief zu atmen vermögen. Wenn wir sehr irritiert oder verstört sind, stockt uns vielleicht sogar der Atem. Und in Situationen, in denen uns psychosozialer (vor allem aber emotionaler) Stress in die Knie zwingt, bleibt uns nicht nur im sprichwörtlichen Sinn die Luft weg! Tatsächlich versiegt die Atmung weitgehend, wenn wir, ausgelöst durch eine Aktivierung des dorsalen Vagus (Seite 60), in den Totstellreflex gehen. Das ist jedes Mal eine existenzielle Erfahrung, denn sie berührt uns zutiefst und kann große Ängste oder Panik auslösen.

Unser Atem reagiert aber nicht nur in solchen Grenzerfahrungen, sondern buchstäblich auf jeden unserer Gedanken, denn jeder Gedanke geht einher mit bestimmten Gehirnaktivitäten, deren physikalisch messbare Schwingung unser Nervensystem registriert. Entsprechend reagiert dann mehr der eine oder der andere Ast des vegetativen Nervensystems (Seite 59) und passt unsere Atmung dem jeweiligen Grad der wahrgenommenen Spannung oder Entspannung an. Das geschieht unbewusst und in Bruchteilen von Sekunden, und deshalb bekommen wir von diesen feinen Schwankungen in der Regel so gut wie gar nichts mit.

Den Geist mithilfe des Atems beruhigen

Die Yogis dachten schon vor mehr als 3000 Jahren, dass – wenn sich jede geistige Schwingung so unmittelbar und definiert auf den Atem ausdrückt – sich diese Wirkung doch auch andersherum erzielen lassen muss! Und tatsächlich drängt sich dieser Gedanke regelrecht auf, wenn wir das Zusammenspiel von Mind und Body (Psychosomatik) beobachten lernen.

Auf der Grundlage der genauen Beobachtungen dieser Zusammenhänge entwickelten die Meister des Yoga über die Jahrhunderte hinweg eine Fülle von Methoden, um den Geist über den Atem zu beruhigen und zu stabilisieren.

So wird zum Beispiel in der *Bhagavadgita* (ca. 400 v. u. Z.) geschildert, dass Arjuna, der Held der Geschichte (Seite 109), eine Art Nervenzusammenbruch erleidet, weil er einen Krieg führen soll, den er nicht will. Unter dem enormen Zwiespalt und Druck seiner inneren und der äußeren Erwartungen bricht er vollkommen zusammen und ist kaum noch ansprechbar. Als der Gott Krishna, der über viele Jahre sein Lehrer war, den Ernst seines Zustands erkennt, versucht er vor allem eines: Arjuna irgendwie in eine aufrechte Sitzhaltung zu bekommen und ihn dahin zu bringen, dass er wieder atmet! Krishna weiß, dass Arjuna nur, wenn er ruhig atmet und seinen Atem beobachtet, wieder einigermaßen zu sich kommen kann und eine Chance hat, seinen aufgewühlten Geist zu beruhigen.

Der Atem im Yogasutra

Die wohl bekannteste Yogaschrift ist das *Yogasutra* (siehe auch Seite 95). Es wird auf ca. 400 n. u. Z. datiert und dem Weisen Patañjali zugeschrieben. Dieser herausragende Text vermittelt uns – unter anderem – die Struktur eines achtgliedrigen Yogawegs, auf dem das bewusste Atmen, das hier *Pranayama* genannt wird, eine Schlüsselrolle spielt.

Am Beginn des *Yogasutra* wird Yoga als der Zustand definiert, der die Aktivitäten des Geistes zur Ruhe bringt und ruhig hält. Auf dem Übungsweg wird als Erstes das »Wie« des Übens thematisiert, damit wir lernen, achtsam und förderlich mit uns umzugehen. Dann wird die Qualität der Körperhaltung(en) – also von Asana – beschrieben. Sie soll »stabil und mühelos sein«, was erreicht werden kann, wenn wir beim Üben »die passende Anstrengung auf uns nehmen und überflüssige Anspannung loslassen«. Die Art und Weise, wie wir unseren Atem dabei erfahren, kann uns zweifelsfrei zeigen, ob uns diese Balance zwischen Anstrengung und Gelöstheit gelingt. Sie gelingt dann, wenn unser Atem in der Übung ungestört zu fließen vermag.

Durch dieses genaue Beobachten und Hinspüren schulen wir unsere Atemachtsamkeit. Sie befähigt uns, allmählich immer unmittelbarer zu erkennen, unter welchen Umständen unser Atem »rau und unregelmäßig« wird.

Im folgenden Vers (2,50) gibt uns das *Yogasutra* ein paar Hinweise darauf, wie wir den Atem – und damit den Geist – in die Ruhe führen können: Wir können den Ausatem verlängern, den Einatem bewusst führen und lernen, Atempausen in der Atemfülle und Atemleere zu halten. Der Text beschreibt, wie sich in der achtsamen, feinfühligen Arbeit mit dem Atem unser Bewusstsein verändert. In dem Maße, wie unser Atem langsamer, ruhiger und feiner wird, hat unser Geist die Möglichkeit, stabiler und klarer zu werden – bis hin zu der essenziellen Erfahrung des reinen »Da-Seins«, in der wir uns in unserem tiefsten, authentischsten Sein erleben.

Wenn wir, vermittelt durch den Atem, in diese Erfahrung eintauchen, ist unser Nervensystem und mit ihm der gesamte Organismus nicht nur zutiefst entspannt, sondern erlebt sich auch als *zutiefst verbunden und aufgehoben im Sein*. Das ist der Zustand, der Heilung und Regeneration möglich macht. *Das ist der Zustand der Selbstheilung.*

Atem und Bewegung mit Betonung der Ausatmung

Dass eine Betonung der Ausatmung mit der Lösung von körperlicher und mentaler Anspannung zusammenhängt, wird im *Yogasutra* beschrieben, ist aber auch Teil unserer Alltagserfahrung. Sehr oft seufzen wir dann, wenn wir Anspannung bemerken oder wenn eine Situation, die uns Stress bereitet hat (zum Beispiel ein brenzliger Moment im Verkehr), gerade vorbei ist. Tatsächlich zeigen zahlreiche medizinische Studien, dass jede Ausatmung den parasympathischen Ast des vegetativen Nervensystems aktiviert. Außerdem senkt sie auch leicht die Herzfrequenz und den Blutdruck. Wenn wir also über einen längeren Zeitraum die Ausatmung betonen, akkumulieren sich diese Effekte, sodass unser ganzes System spürbar runtergefahren wird, unser Geist sich beruhigen kann und eine Entspannungsantwort möglich wird.

Ein paar einfache Atemübungen machen das möglich. Dazu gehören auch einige Pranayamas, auf die später detaillierter eingegangen wird.

Betonung der Ausatmung mit einer Bewegung der Arme – in der Rückenlage

- Kommen Sie in die Rückenlage und achten Sie darauf, dass Sie genügend Platz hinter sich haben. Stellen Sie die Beine angebeugt auf.
- Führen Sie einatmend die Arme auf eine Ihnen angenehme Weise über oben nach hinten.
- Führen Sie ausatmend erst den linken Arm und – sobald er wieder neben dem Körper liegt – auch den rechten Arm zurück.
- Wiederholen Sie diese Übung mehrere Minuten lang in Ihrem Atemrhythmus, und zwar so, dass Ihr Atem das Tempo angibt und die Bewegung der Arme folgt.

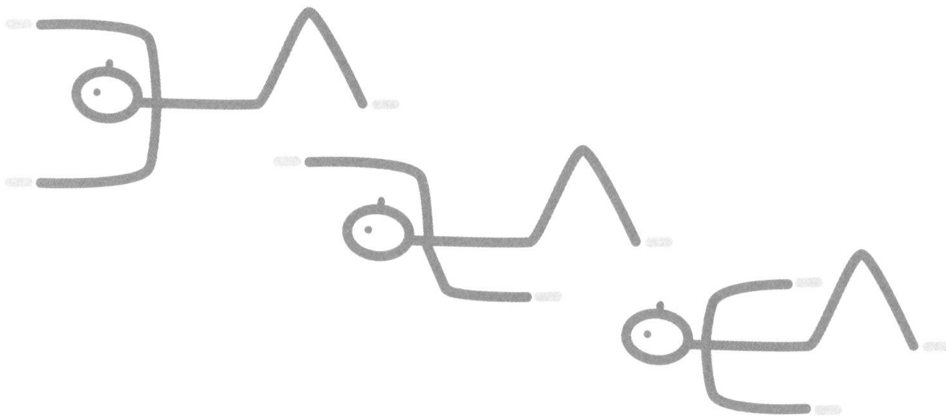

Betonung der Ausatmung mit einer Bewegung der Arme – im Stand oder Sitz

- Kommen Sie in eine stabile Standhaltung oder in einem angenehmen Sitz, in dem Sie sich gut aufrichten können.
- Heben Sie einatmend beide Arme über die Seiten und schauen Sie hoch. (1)
- Führen Sie ausatmend erst den linken Arm ganz zurück neben den Körper (2), dann den rechten Arm (3), und senken Sie mit dem Rest der Ausatmung den Kopf.
- Wiederholen Sie diese Übung mehrere Minuten lang in Ihrem Atemrhythmus, und zwar so, dass Ihr Atem das Tempo angibt und die Bewegung der Arme folgt.

TIPP Sollten Sie am Ende der Bewegung merken, dass Ihnen »die Luft ausgeht«, machen Sie die Bewegung etwas schneller!

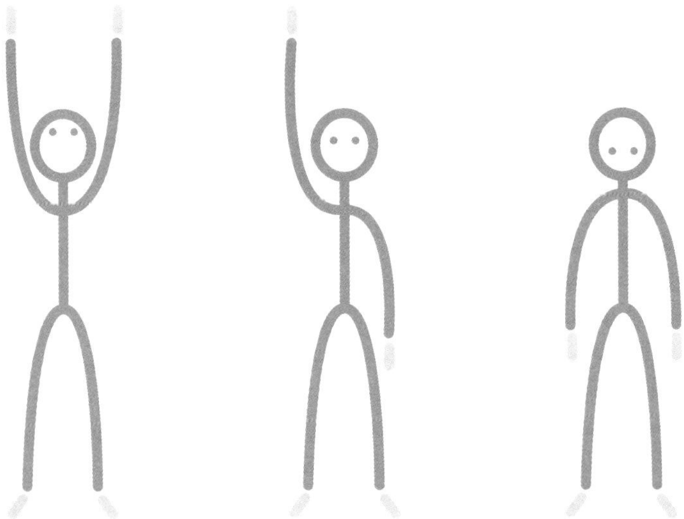

1 2 3

Ausatmend in die Vorbeuge kommen

- Kommen Sie in die Standhaltung. Stellen Sie die Füße hüftgelenkbreit und parallel zueinander.
- Heben Sie einatmend die Arme und schauen Sie nach oben. (1)
- Senken Sie mit dem ersten Drittel der Ausatmung den linken Arm (2), mit den weiteren Zweidrittel den rechten Arm (3). Atmen Sie zu Ende aus, während Sie sich langsam so weit, wie es Ihnen angenehm ist, nach vorn beugen. (4)
- Richten Sie sich einatmend auf, heben Sie die Arme und atmen Sie dann wieder in drei Phasen aus.
- Wiederholen Sie diese Übung mehrere Minuten lang in Ihrem Atemrhythmus. Achten Sie dabei sehr genau darauf, die Bewegung Ihren aktuellen Möglichkeiten, lange auszuatmen, anzupassen.

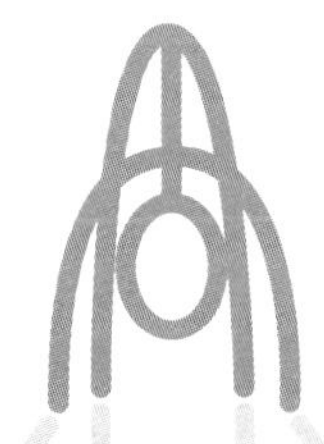

4

Verfeinerung des Atems

Im Alltag ist unser Atem oft sehr stark an die Dynamik des Geistes gekoppelt, wodurch er schnell, flach und oft unregelmäßig wird. Die folgenden Übungen können bewirken, dass Ihr Atem viel langsamer und feiner wird. In der Mind-Body-Medizin gilt das als sehr wichtig, denn ein langsamer Atem führt zu einer Verlangsamung des Pulses, und das ist, so die Ansicht des yogaerfahrenen Mind-Body-Mediziners Dr. Andreas Michalsen, »für Herz, Blutgefäße und Organe vermutlich sehr gesund«[56]. Er berichtet zudem über eine Erhöhung des Sauerstoffgehalts im Blut und »erstaunliche Synchronisation und damit eine Verbesserung der Herz-, Lungen- und Atemrhythmen.«[57] Während Blutdruck und Herzfrequenz sinken, erhöht sich beim langsamen Atmen gleichzeitig die Gehirndurchblutung. Das alles deutet darauf hin, dass langsames Atmen sehr mit einer Aktivierung des ventralen Vagus verkoppelt ist, also mit dem Teil unseres Vegetativums, der für Regeneration und Heilung zuständig ist.

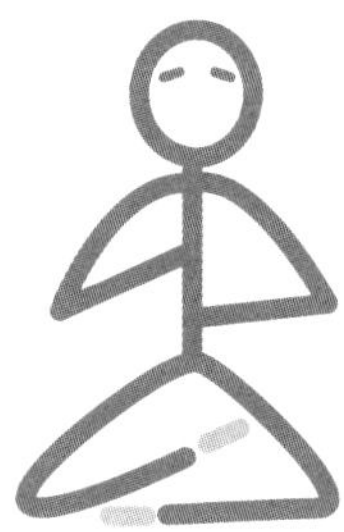

[56] Michalsen, Andreas: Heilen mit der Kraft der Natur; Insel 2017, S. 221
[57] A. a. O., S. 222 f.

Den Atem entspannen

Da es uns oft leichter fällt, den Atem zu entspannen als den Geist, wird in der Yogapraxis sehr gern dieser Weg gewählt. Es reicht oft schon, dass wir uns eine Hand oder beide Hände auf den Körper legen, damit ein Entspannungseffekt einsetzt. Das hat vermutlich damit zu tun, dass wir das so oft in unserer frühen Kindheit erlebt haben. Immer dann, wenn wir uns unwohl fühlten, wenn wir unruhig waren oder schrien, legten uns unsere Mütter ganz instinktiv ihre Hand auf den Bauch, den Rücken oder das Gesäß und ließen uns damit spüren, dass wir gesehen wurden, dass alles sicher war und dass jemand da war, der sich um uns kümmern würde. Solche Erfahrungen schreiben sich – vor allem, wenn wir sie über einen längeren Zeitraum immer wieder erleben – tief in unser emotionales Erfahrungsgedächtnis (die somatischen Marker, Seite 44) ein und werden damit Teil unseres Unbewussten.

Wenn wir diesen Erfahrungsschatz bewusst als Ressource nutzen, um uns selbst zu beruhigen, wirkt das Handauflegen sogar noch zuverlässiger. Immer wieder werden wir dann auch als Erwachsene erfahren, dass wir uns in Situationen, in denen »uns der Atem stockt«, selbst beruhigen können. Daraus entsteht schließlich eine verlässliche Selbstwirksamkeit. Und die Übung dazu ist ganz einfach.

- Kommen Sie in einen bequemen Sitz Ihrer Wahl oder in die Rückenlage mit angebeugten, aufgestellten Beinen.
- Legen Sie sich entweder eine Hand auf den Brustkorb und die andere auf den Bauch (siehe Abb. links) oder beide Hände auf den Bauch. Spüren Sie den Kontakt und das Gewicht Ihrer Hände.
- Beobachten Sie, wie sich Ihre Hände auf dem Brustkorb oder der Bauchdecke mit jeder Einatmung leicht heben und mit der Ausatmung wieder senken.
- Schließen Sie dann die Augen und spüren Sie weiterhin, wie sich Ihre Hände im Rhythmus Ihres Atems heben und senken und wie Ihr Atem dabei allmählich langsamer und auch etwas flacher wird. Beobachten Sie, wie sich mit Ihrem Atem auch Ihr Geist beruhigt.
- Fahren Sie mit dieser Atemübung fort, solange es Ihnen angenehm ist.

TIPP Diese Übung hilft oft sehr gut bei Einschlaf- und Durchschlafproblemen – vielleicht nicht immer gleich beim ersten Mal, aber umso zuverlässiger, je öfter Sie sie üben.

Atmen mit einem inneren Lächeln

Das »innere Lächeln« kommt aus dem Tao-Yoga, so wie er im Westen seit einigen Jahrzehnten von Mantak Chia unterrichtet wird. Damit greift dieser Meister des Tao auf ein uraltes Wissen zurück, das tief in der chinesischen Heilkunde verwurzelt ist. Wie im tantrischen Hatha-Yoga geht es auch im Tao-Yoga darum, Lebensenergie (Prana oder Chi) *wieder ins Fließen zu bringen, denn wenn das stetige freie Strömen unserer Lebensenergie behindert wird oder gar an bestimmten Stellen blockiert ist, behindert dies auch das feine Sich-Ausbalancieren unseres Organismus, und Krankheit kann entstehen.*

Wichtig ist, dass Sie zum einen so lächeln, dass es Ihre Augen erreicht, und zum anderen, dass Sie damit die Absicht verbinden, sich selbst etwas Gutes zu tun. In der Übungspraxis können Sie einfach nur so lächeln, um Ihrem vegetativen Nervensystem zu erlauben, den Schalter in Richtung Entspannung und Regeneration umzulegen. Oder Sie können ganz gezielt dem Körperbereich, dem Gelenk oder dem Organ zulächeln, wo Sie Anspannung oder Schmerz verspüren oder wo Sie gerade Entspannung, Unterstützung oder Kräftigung brauchen.

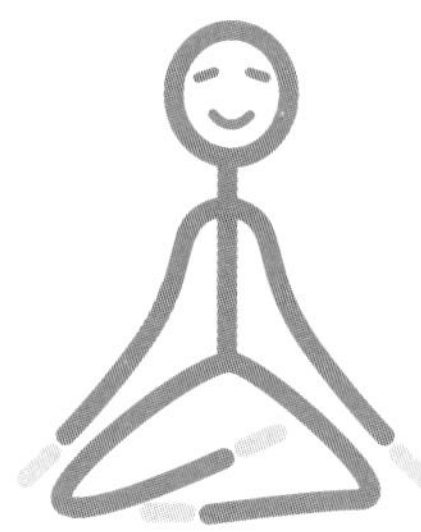

Lächelnd den Atem entspannen

- Kommen Sie in eine bequeme Sitzhaltung oder legen Sie sich so hin, dass Sie sich wohlfühlen (Rücken-, Bauch- oder Seitenlage). Schließen Sie die Augen.
- Lenken Sie Ihre innere Aufmerksamkeit auf etwas, was Sie lächeln lässt: ein geliebter Mensch, ein geliebtes Tier, ein inneres Bild einer Landschaft oder eines Baumes – was auch immer Ihr Herz zu berühren vermag.
- Nehmen Sie wahr, wie das Lächeln sich ausbreitet, bis Sie die Lachfältchen rund um Ihre Augen spüren können.
- Beobachten Sie, wie sich Ihr Mundraum und damit Ihr Atem entspannt. Bleiben Sie nun mit der Achtsamkeit bei Ihrem Atem.
- Stellen Sie sich vor, jeden Atemzug, der kommt, mit einem Lächeln zu empfangen, und jedem Ausatem, der Sie verlässt, ein dankbares Lächeln hinterherzuschicken.
- Wiederholen Sie das mehrere Minuten lang und spüren Sie, wie sich Ihr Atem und allmählich auch Ihr Geist und Ihr Gemüt auf eine sanfte und wohltuende Weise entspannen.

TIPP Üben Sie auf diese Weise, wenn Sie spüren, dass Ihnen Ihr Gegenüber nicht wohlgesonnen ist. Man sagt ja nicht umsonst, dass Lächeln »entwaffnend« sei!

Variante: Lächelnd Heilenergie verströmen

- Beginnen Sie mit der Übung »Lächelnd den Atem entspannen«.
- Wenn Sie merken, dass Sie in den wohltuenden Strömen Ihres Lächelns gut gegründet sind, lenken Sie mit jedem Ausatem diese heilende Energie in Ihrem Körper dorthin, wo Sie es aktuell brauchen.
- Üben Sie für mindestens 5 Minuten auf diese Weise. Wenn Sie merken, dass Ihr Geist abgelenkt ist, nehmen Sie in aller Ruhe und Gelassenheit die Übung wieder auf.

Klassische Atemübungen des Hatha-Yoga

Im Folgenden möchte ich Ihnen einige Pranayamas vorstellen, so wie sie in einem der wichtigsten Grundlagentexte des Hatha-Yoga, der *Hatha-Yoga-Pradipika,* zu finden sind. Da der Hatha-Yoga immer sehr intensiv mit der altindischen Heilkunst Ayurveda zusammengearbeitet hat, finden sich in diesem Text viele Hinweise auf die Wirkungen dieser Atemübungen. Das, was dort allerdings immer wieder als Wirkung hervorgehoben wird, ist die Fähigkeit, mittels solcher Übungen unseren Geist zu beruhigen und zu stabilisieren. In der Ruhe des Geistes kann der ventrale Vagus wieder voll aktiv werden, und das stärkt die Kräfte der Allostase und der Selbstheilung.

Reinigungsatmung (Kapalabhati light)

Kapalabhati ist eine wirksame Reinigungsübung, vermittelt durch die Ausatmung. Im Yoga wird jede Ausatmung als ein Akt des Loslassens und der Reinigung angesehen. Deshalb gelten Übungen, die ausschließlich ausatembetont sind, als besonders wirksam. Genau wie beim Schnauben geschieht die Einatmung bei Kapalabhati reflexhaft von allein.

Kapala *heißt der Kopf oder Schädel, und* bhati *bedeutet leuchten. Der Name deutet also schon darauf hin, dass die Wirkung im Kopf stattfindet, und tatsächlich stellt sich nach etwa einer Minute des Übens ein Gefühl von Weite, Leichtigkeit und leichter Benommenheit im Kopf ein.*

In der hier vorgestellten »Light«-Version folgen die Atemstöße sehr schnell hintereinander und sind leicht und federnd. Das ermöglicht es Ihnen, schon bald länger zu üben. Während der schnellen und rhythmischen Atemstöße ist es so gut wie unmöglich zu denken, und zwar umso ausgeprägter, je mehr Runden man übt. In den Pausen zwischen den Runden erfährt man seinen Geist in der Regel als außerordentlich still und reglos. Dadurch eignet sich Kapalabhati hervorragend dazu, einen aufgewühlten und unruhigen Geist wieder in die Stille zu führen.

- Kommen Sie in eine aufrechte Sitzhaltung Ihrer Wahl. Atmen Sie intensiv aus.
- Heben Sie mit einer tiefen Einatmung Ihren Brustkorb.
- Ziehen Sie beim folgenden Ausatmen die Bauchdecke kraftvoll ein, wodurch in der Nase ein Geräusch wie beim Schnauben entsteht.
- Lösen Sie die Kontraktion, wodurch die Bauchdecke wieder vorschnellt und der Einatem automatisch einströmt.

- Üben Sie zunächst ungefähr 25 schnelle Atemstöße dieser Art hintereinander. Halten Sie dabei Ihren oberen Brustkorb möglichst unbewegt.
- Beenden Sie Kapalabhati mit einer tiefen Einatmung. Halten Sie einen Moment die Luft an – und atmen Sie dann entspannt aus.
- Meist meldet sich gleich anschließend das Bedürfnis, kurz aufzuatmen. Wenn eine Pause in der Atemleere entstehen will, halten Sie sie so lange, bis Sie merken, dass Sie wieder einatmen wollen.
- Der zweite Zyklus hat etwa 40, der dritte 60 Atemstöße. Sie können jederzeit früher aussteigen, wenn Sie merken, dass es Ihnen reicht.
- Beenden Sie Kapalabhati wieder mit einer tiefen Einatmung. Halten Sie einen Moment die Luft an – und atmen Sie dann entspannt aus. Atmen Sie bei Bedarf kurz auf oder gähnen Sie. Falls eine Pause in der Atemleere entstehen will, halten Sie sie so lange, bis Sie merken, dass Sie wieder einatmen wollen.
- Entspannen Sie anschließend Ihren Bauchraum und spüren Sie die Anregung der Organe, der Durchblutung und der Nerven. Spüren Sie, in welchem Maße gleichzeitig Ihr Geist ruhig und still geworden ist.

Wichtiger Hinweis

Es kann passieren, dass Sie gleich, nachdem Sie Kapalabhati beendet haben, überhaupt keine Lust verspüren, wieder zu atmen. Das ist eine normale Folge der intensiven Betonung der Ausatmung. Bleiben Sie in einem solchen Fall ganz entspannt! Das Atemzentrum tief im Hirnstamm weiß über seine Fühler im Körper ganz genau, wann Sie wieder einatmen sollten, und initiiert dann automatisch und zuverlässig den entsprechenden Atemimpuls.

TIPP In dem Maße, wie die Kraft Ihrer Bauchdecke zunimmt, steigern Sie allmählich die Anzahl der Atemstöße. Sie können in mehreren Runden insgesamt bis zu 15 Minuten üben

Die Atmung mit dem Reibelaut (Ujjayi)

Bei dieser Atemform wird die Stimmritze bewusst so verengt, dass bei jeder Ein- und Ausatmung ein Reibelaut entsteht, etwa so wie beim Flüstern. Diese Verengung erzeugt nicht nur den typischen Ujjayi-Laut, sondern erschwert auch etwas die Atmung, da die Luft nun durch eine nur noch sehr kleine Öffnung in der Kehle eingesogen und hinausgedrückt werden muss. Das ist nur möglich, wenn wir unsere Atmung bewusst vertiefen und intensivieren, wodurch Ujjayi zu einer sehr tiefen und kraftvollen Atemform wird.

Ujjayi *heißt wörtlich »die Siegreiche«. Gemeint ist damit der Sieg über den unbewussten, unregelmäßigen Atem, der oft stockend und flach ist, wenn er den Bewegungen unserer Gedanken und Emotionen folgt. Im Gegensatz zu den meisten anderen Pranayamas eignet sich Ujjayi hervorragend dazu, während Bewegungsabläufen und Asanas geübt zu werden. Einfach mal so während des Tages geübt hilft er uns, innezuhalten und uns innerlich wieder zu sammeln und neu auszurichten. So genutzt kann Ihnen Ujjayi als eine Entspannungsoase dienen, die Sie immer mal wieder für kurze Momente der Besinnung aufsuchen sollten, da sie auch Ihrem vegetativen Nervensystem ermöglicht, im Alltag zwischendurch kurz auf den Entspannungsmodus umzuschalten.*

- Kommen Sie in einen aufrechten und bequemen Sitz Ihrer Wahl.
- Sprechen Sie einige Worte mit Flüsterstimme. Dann lassen Sie einige Male flüsternd den Laut »Haaa« beim Ausatmen und beim Einatmen ertönen. Lauschen Sie diesem Hauchlaut, der entsteht, wenn die Atemluft an der verengten Stimmritze reibend entlangströmt.
- Schließen Sie dann den Mund und atmen Sie weiter mit dem Reibelaut. Lassen Sie Ihren Mundraum jedoch ganz geräumig und weit, damit sich der Ton entfalten kann.
- Entspannen Sie nach und nach Ihren Atem immer mehr, sodass der Ton allmählich so leise wird, dass nur noch Sie selbst ihn innerlich hören können.
- Fahren Sie ca. 5 Minuten fort, mit Ujjayi zu atmen, und lauschen Sie dem ruhigen, fließenden Reibelaut Ihres Atems. Beobachten Sie, wie sich Ihr Atem vertieft, während sich gleichzeitig Ihr Geist entspannt und zunehmend ruhiger wird.
- Bleiben Sie nach Beendigung der Ujjayi-Atmung noch etwas sitzen und lauschen Sie dem Kommen und Gehen Ihres Atems.

Wechselatmung (Nadi shodhana)

Wechselatmungen gelten in vielen Traditionslinien des Hatha-Yoga als die wichtigsten Pranayamas. Die Meister des Yoga beobachteten offensichtlich schon sehr früh, dass diese Atemform sehr ausgleichend auf den Geist wirkt, und entwickelten Konzepte, die diese Wirkungen auch erklaren konnten.

Gemäß dieser Konzepte wird der linke Nasengang dem Mond und der rechte der Sonne zugeordnet. Mond steht für Kühle, Stille, das Ruhende und Empfangende. Die Sonne als Gegenpol des Mondes steht für Wärme, Aktivität, das Bewegte und Bewegende. Diese polarisierende Zuordnung wird von der modernen Neurologie bestätigt, denn sie erkannte, dass das Atmen über den linken Nasengang den Parasympathikus und das Atmen uber den rechten Nasengang den Sympathikus aktiviert. Wenn wir also in der Wechselatmung – wie der Name schon sagt – abwechselnd über links und rechts aus- und wieder einatmen, dann werden beide Äste des vegetativen Nervensystems regelmäßig und rhythmisch aktiviert. Man könnte auch sagen, dass durch diese Atemführung der »Schalter«, der zwischen diesen beiden Ästen hin- und herschaltet, mit jedem Wechsel von links nach rechts und rechts nach links umgelegt wird, wodurch das Vegetativum reaktionsfähig bleibt. Genau diese Fähigkeit aber geht uns bei chronischem Stress zunehmend verloren! Deswegen wird die Wechselatmung heute auch in der Mind-Body-Medizin als eine unverzichtbare Atemübung angesehen, die zudem noch leicht zu erlernen ist.

Sie finden im Folgenden zwei Möglichkeiten der Wechselatmung: die Grundform, Nadi Shodhana (Nadireinigung) genannt, und auf Seite 201 eine Wechselatmung mit eingeschobener Ujjayi-Atmung, die Pratiloma Ujjayi Pranayama genannt wird. Sie ist etwas komplexer, aber in ihrer ausgleichenden Wirkung unübertroffen.

- Kommen Sie in einen aufrechten und bequemen Sitz.
- Beugen Sie den Zeige- und Mittelfinger Ihrer rechten Hand zur Handfläche und strecken Sie den Daumen, Ringfinger und kleinen Finger aus *(Vishnu Mudra)*. Der Ringfinger verschließt nachher das linke und der Daumen das rechte Nasenloch, und zwar direkt unterhalb der knöchernen Nase, wo der Nasenknorpel beginnt.
- Lauschen Sie zunächst während einiger Atemzüge dem ruhigen Kommen und Gehen Ihres Atems über beide Nasengänge. Nehmen Sie wahr, ob einer der beiden Nasengänge durchlässiger oder leichtgängiger ist.

- Um die Übung zu beginnen, atmen Sie über beide Nasengänge ein.
- Schließen Sie dann das rechte Nasenloch mit dem Daumen. Atmen Sie langsam über links aus und wieder ein. Verweilen Sie eventuell in einer kleinen Pause in der Atemfülle.

- Schließen Sie das linke Nasenloch mit dem Ringfinger. Atmen Sie langsam und ruhig über das rechte aus. Verweilen Sie einen Augenblick in der Stille der Atemleere – und atmen Sie über rechts ein. Halten Sie eventuell einen Moment in der Atemfülle inne.
- Schließen Sie das rechte Nasenloch mit dem Daumen. Atmen Sie langsam über links aus und wieder ein ...
- Fahren Sie damit in Ihrem Atemrhythmus fort, bis Sie merken, dass Ihr rechter Arm und/oder Ihre Aufmerksamkeit ermüden, mindestens aber 3 Minuten lang.
- Atmen Sie zum Schluss über links ein und über beide Nasengänge aus.
- Verweilen Sie noch eine Weile in einer entspannten Wahrnehmung Ihres Geistes- und Gemütszustandes, der sich durch dieses Üben einzustellen beginnt.

TIPP Achten Sie beim Verschließen der Nase darauf, dass Ihr rechter Arm nicht am Brustkorb anliegt und dass Ihr Kopf nicht der Hand entgegensinkt.

Wechselatmung mit Reibelaut (Pratiloma Ujjayi Pranayama)

Pratiloma ist eine Kombination aus der Atmung mit dem Reibelaut (Ujjayi) über beide Nasengänge und der Wechselatmung (Nadi shodhana) über jeweils einen Nasengang. Ein besonderer Vorteil dieses Pranayamas ist es, dass Sie jedes Mal, wenn Sie über beide Nasengänge aus- beziehungsweise einatmen, Ihren rechten Arm kurz ablegen können, wodurch verhindert wird, dass die rechte Schulter sich beim längeren Halten ungünstig anspannt.

Pratiloma ist ein Pranayama, der die Selbstheilung sehr effektiv unterstützen kann, da diese Form der Atemführung die Aktivitäten der beiden Äste unseres vegetativen Nervensystems besonders gut auszugleichen vermag. Das geschieht zum einen durch den steten Wechsel der Atmung zwischen dem linken und dem rechten Nasengang und andererseits durch die Verlangsamung der Atmung.

Dr. Andreas Michalsen beschreibt die Wirkungen folgendermaßen: »Üblicherweise atmen wir fünfzehnmal pro Minute, bei Stress und körperlicher Anstrengung häufiger. In vielen Yogaübungen [...] wird angestrebt, dieses Tempo auf sechs Atemzüge zu reduzieren. Das führt zu einem langsameren Puls und ist für Herz, Blutgefäße und Organe vermutlich sehr gesund.«[58] Also gerade für die Organsysteme, die im Dauerstress am meisten Schaden nehmen.

Die wohltuenden Wirkungen von Pratiloma werden schnell spürbar, sodass Sie diesen Pranayama wahrscheinlich gerne in Ihr Übungsprogramm aufnehmen werden. Um Ihnen das Vergegenwärtigen des Übungsablaufs zu erleichtern, finden Sie eine Übersicht im Kasten auf Seite 202.

- Kommen Sie in eine aufrechte, bequeme Sitzhaltung Ihrer Wahl.
- Beugen Sie Zeige- und Mittelfinger Ihrer rechten Hand und strecken Sie Ihren Daumen, Ringfinger und kleinen Finger aus *(Vishnu Mudra)*.
- Schließen Sie die Augen. Legen Sie Ihre rechte Hand mit der Fingermudra sowie Ihre entspannte linke Hand auf den Oberschenkeln ab. Atmen Sie mehrmals tief und gleichmäßig durch die Nase ein und aus. Erzeugen Sie dabei ein sanftes Ujjayi-Geräusch (Seite 198) und achten Sie darauf, dass Ein- und Ausatmung in etwa gleich lang sind.
- Verschließen Sie am Ende der nächsten Einatmung mit dem Daumen der rechten Hand Ihr rechtes Nasenloch. Atmen Sie durch Ihr offenes linkes Nasenloch langsam, vollständig und lautlos aus.

58 Michalsen, Andreas: Heilen mit der Kraft der Natur, S. 221

- Lassen Sie auch die Einatmung ebenso lautlos und tief durch das linke Nasenloch folgen.
- Wenn Sie Ihre Lunge so gefüllt haben, senken Sie Ihre rechte Hand wieder und atmen durch beide Nasenlöcher gleichmäßig mit dem Ujjayi-Geräusch aus und langsam wieder ein.
- Verschließen Sie für die nächste Aus- und darauffolgende Einatmung Ihr linkes Nasenloch mit dem Ringfinger Ihrer rechten Hand. Atmen Sie, wie zuvor durch Ihr linkes Nasenloch, nun durch Ihr rechtes Nasenloch langsam und tief aus und wieder ein.
- Senken Sie, bevor Sie ausatmen, erneut Ihre rechte Hand. Atmen Sie dann langsam durch beide Nasenlöcher mit dem Ujjayi-Geräusch aus und erneut tief ein.
- Wiederholen Sie diesen Ablauf über einige Runden. Achten Sie darauf, dass Einatmung und Ausatmung im Verlauf der gesamten Übung dieselbe Länge bekommen.
- Fahren Sie mit Pratiloma Ujjayi mindestens 5 Minuten, besser jedoch bis zu 15 Minuten fort, und beobachten Sie, wie Sie im Verlauf dieser Übung immer ruhiger werden und wieder zu Ihrer inneren Balance zurückfinden.

Pratiloma Ujjayi im Überblick

- beide EA mit Ujjayi (Reibelaut)
- links AA ohne Ujjyai
- links EA ohne Ujjayi
- beide AA mit Ujjayi
- beide EA mit Ujjayi
- rechts AA ohne Ujjayi
- rechts EA ohne Ujjayi
- beide AA mit Ujjayi

  usw.

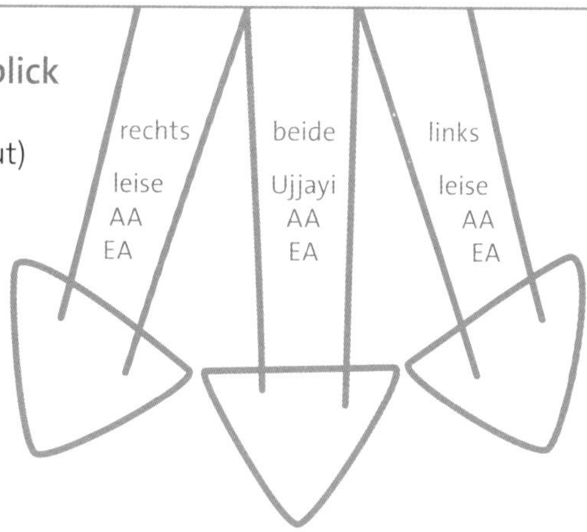

Herzatem (Sitkarin)

Dieser Pranayama wird in Yogakursen nicht oft geübt. Sitkarin ist aber sehr interessant für unser Thema, da er unserem Herzen hilft, sich zu entspannen und wieder weit zu werden.

Der Quellentext Hatha-Yoga-Pradipika *spricht davon, dass derjenige, der Sitkarin übt, seinen Organismus so zu regulieren vermag, dass sich in ihm alles wieder ordnen kann – ordnen im Sinne der Homöodynamik (Seite 38).*

Aus meiner eigenen Erfahrung weiß ich, dass dieser Pranayama spürbar herzstärkend wirkt und dass wir uns dadurch – verbunden mit der damit einhergehenden Energielenkung – ein starkes Herz erschaffen können.

- Kommen Sie in einen aufrechten, aber auch bequemen Sitz Ihrer Wahl.
- Schließen Sie die Augen und entspannen Sie Ihren inneren Raum. Entspannen Sie vor allem Ihren Brustraum und dort besonders Ihr Herz.
- Atmen Sie (in Ihrer Vorstellung) mehrere Minuten lang sanft und doch kraftvoll mit dem Herzen. Verbinden Sie sich auf diese Weise mit den machtvollen Schwingungen von Sympathie, Wohlwollen und Liebe, die die eigentliche Natur Ihres Herzens ausmachen.
  Beginnen Sie dann mit dem Pranayama:
- Atmen Sie über den Mund ein, indem Sie den Kopf leicht heben und die Luft einschlürfen. Führen Sie Ihre Zunge über den oberen harten Gaumen bis nach hinten zum Zäpfchen. Wenn sich die Zunge vom weichen Gaumen löst, entsteht der (Schnalz-) Laut »sit«. Stellen Sie sich vor, dass dieser Einatem als nährender *Prana* hinunter zu Ihrem Herzen strömt, sodass er es umhüllt und durchdringt.
- Verweilen Sie in einer mühelosen und entspannten Atempause. Verbinden Sie sich in großer Innigkeit mit der Kraft und Fülle Ihres Herzens, mit allem Wohlwollen und aller Sympathie, die dort ihre Quelle haben.
- Verströmen Sie ausatmend diese heilende Kraft um sich herum, bleiben Sie aber gleichzeitig innerlich ganz dem Quell in Ihrem Herzen verbunden.
- Wiederholen Sie diese *Prana*-Übung einige Male und spüren Sie anschließend nach. Werden Sie sich bewusst, als wie entspannt Sie den ganzen Herzbereich erfahren und in welchem Maße Ihnen jetzt »warm ums Herz« ist.

Bienensummen (Bhramarin)

Bhramarin ist ein Pranayama, in dem man ausatmend summt und damit den Ton einer Biene nachmacht. Das Summen erzeugt eine starke Vibration im Kopf-, Hals- und Brustraum, die sehr entspannend auf diese Bereiche wirkt. Der Quellentext Hatha-Yoga-Pradipika *spricht sogar davon, dass sich durch das Üben im Geist des Yogis/der Yogini »eine beseligende Heiterkeit« einstellt.*

Tatsächlich erzeugt das Summen eine Frequenz, die die Hirnwellen in eine harmonische(re) Schwingung bringt und – da man nicht gleichzeitig summen und denken kann – den Geist sammelt und beruhigt.

Was die Ausführung angeht, finden wir in den Quellentexten des Hatha-Yoga zwei interessante Versionen. Bei der ersten Version, so wie sie die Hatha-Yoga-Pradipika beschreibt, liegt die Aufmerksamkeit ganz auf der Schwingung, die das Summen in uns und um uns herum erzeugt. In der Version, die uns durch die Gheranda-Samhita *überliefert wurde, werden mit den Fingern alle »Wahrnehmungspforten«, insbesondere aber die Ohren, verschlossen. Dadurch nehmen wir summend ausschließlich die starke Vibration im Körper und im Kopf wahr, wodurch der Geist noch intensiver als in der ersten Version gesammelt und nach innen gerichtet wird.*

Probieren Sie am besten beide Versionen aus und wählen Sie dann die Variante, die Ihnen aktuell am besten zusagt.

- Kommen Sie in einen bequemen und aufrechten Sitz Ihrer Wahl.
- Atmen Sie schnell und scharf ein, sodass die Nasenflügel an die Nasenscheidewand gesaugt werden, und ziehen Sie den Einatemstrom bis hoch zur Mitte der Stirn. Verweilen Sie einen Moment in der Atemfülle.
- Führen Sie den Ausatem in Ihrer Vorstellung hoch zum Scheitelpunkt und lassen Sie ihn von dort aus mit einem hohen, feinen Summen in die Weite des Himmelsraumes verströmen.
- Wiederholen Sie diesen Pranayama so lange, bis Sie merken, dass Ihr Geist ganz ruhig und friedvoll geworden ist. Spüren Sie anschließend nach und öffnen Sie sich der Erfahrung, wie sich Ihr Geist und Ihr Nervensystem in dieser friedvollen Ruhe entspannen und regenerieren.

Variante gemäß der Gheranda-Samhita

- Kommen Sie in einen bequemen und aufrechten Sitz Ihrer Wahl.
- Verschließen Sie mit den Daumen die Ohren, legen Sie die Zeigefinger sanft über die Augen, die Mittelfingerkuppen seitlich an die Nasenflügel, die Ringfinger auf die Oberlippe und die kleinen Finger auf die Unterlippe. Diese Handhaltung *(Mudra)* wird das »Verschließen der sieben Pforten« *(Shanmukti Mudra)* genannt. Lauschen Sie eine kleine Weile dem Geräusch Ihres Atems.
- Fahren Sie fort, ruhig und tief zu atmen, aber summen Sie nun wie eine Biene während des Ausatmens.
- Wenn nach dem Ein- oder Ausatmen Pausen entstehen, lassen Sie diese zu.
- Beenden Sie die Übung, wenn Sie merken, dass Ihre Arme ermüden. Legen Sie die Hände zurück auf die Knie oder in den Schoß und spüren Sie in Ihrem Inneren noch eine Weile mit geschlossenen Augen nach. Verbinden Sie sich mit den Empfindungen von Sammlung, Ruhe und innerem Frieden, die dieses »Bienensummen« in Ihnen hinterlassen hat.

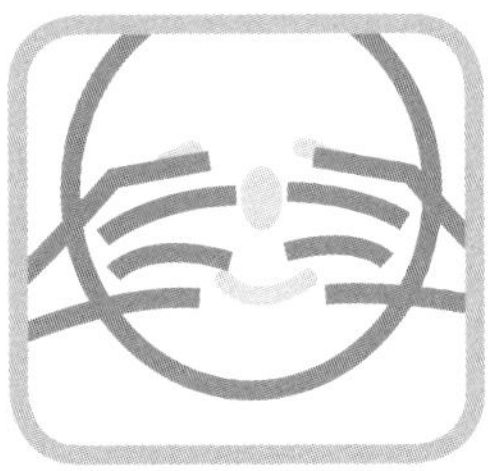

Tiefe-Ruhe-Atmung (Murccha)

Murccha wird in Yogaschulen äußerst selten geübt, vielleicht weil es im Quellentext Hatha-Yoga-Pradipika *heißt, dass er den Übenden ohnmächtig macht. Ohnmächtig sein bedeutet aber vor allem, dass unser Geist nicht mehr wie üblich funktioniert. Er bewertet, überlegt, plant und organisiert nicht mehr wie sonst, er plappert nicht mehr ohne Unterlass und gibt keine Kommentare mehr zu allem und jedem ab. Genau betrachtet, hat der Geist im Alltag sehr viel Macht über uns, denn er sagt uns dauernd, wie wir etwas bewerten sollen, wie wir uns verhalten sollen usw. Und genau diese Macht über uns verliert er für eine kurze Weile, wenn wir dieses Pranayama üben. Murccha bewirkt, dass die üblichen Funktionen des Geistes versiegen und er sich einer tiefen Ruhe öffnet.*

Ganz wichtig bei dieser Atemübung ist die wiederholte Vorstellung, dass Sie sich ausatmend nach hinten sinken lassen, so als würden Sie ohnmächtig in einen weichen Sessel oder in die Arme eines vertrauten Menschen sinken. Das kann zunächst befremdliche Empfindungen und sogar Angst auslösen, aber wenn Sie sich daran gewöhnen, werden Sie merken, wie erholsam diese »Ohnmacht« für Ihren Geist ist, der sonst ständig aktiv und reaktionsbereit sein muss.

- Kommen Sie in einen bequemen und aufrechten Sitz Ihrer Wahl.
- Richten Sie Ihre Aufmerksamkeit in den Raum oberhalb des Kopfes und entspannen Sie Ihren Geist in die endlose Weite dieses Raumes.
- Lenken Sie dann einatmend Ihre Aufmerksamkeit – und damit den *Prana* – über beide Nasengänge bis zur Mitte Ihres Stirnraumes. Verweilen Sie kurz in der Atemfülle und halten Sie die Konzentration im Stirnraum. Lassen Sie sich dann ausatmend in Ihrer Vorstellung nach hinten sinken.
- Fahren Sie damit einige Male fort und stellen Sie sich vor, jedes Mal etwas mehr in dieser Stille aufzugehen, die entsteht, wenn der Geist keine Macht hat und dadurch bereit ist, eins mit der Stille zu werden.

TIPP Wenn Sie anschließend in den Alltag zurückkehren wollen, beenden Sie dieses meditative Gewahrsein, indem Sie erst langsam und behutsam und dann immer intensiver Ihre Hände aneinander reiben, dann intensiv die Ohren mit den Händen reiben – und dann erst die Augen wieder öffnen.

Subtiles Atmen (Kevala Pranayama)

Eines der beiden Ziele für Pranayama im Hatha-Yoga ist das Stillwerden des Geistes. Wenn unser Geist still wird, arbeitet er nicht mehr so wie sonst den ganzen Tag lang gemäß der Art und Weise, wie er erzogen und damit geprägt wurde. In diesem alltäglichen Modus muss er alles, was in seine Wahrnehmung dringt, so deuten, einordnen und bewerten, wie es seiner Prägung entspricht. An nichts jedoch haftet unser Geist so sehr an wie an dem Bild, das wir uns von uns selber machen, und an der Art, wie wir unser Ego aufrechterhalten und verteidigen. Solange wir uns in dieser Geistesverfassung befinden, können wir nicht erkennen, was unser wahres Wesen ist und was unseren Wesenskern ausmacht.

Wenn wir es dem Geist jedoch ermöglichen, dass er stabil, still und vor allem friedvoll wird, kann Klarheit entstehen. Klarheit, die uns ermöglicht, das, was ist, in seinem So-Sein zu erkennen, und in der wir keinerlei Bedürfnis verspüren, das Erkannte zu benennen, zu bewerten oder mit etwas zu vergleichen.

Wenn der Atem von allein ganz still und ganz fein und subtil wird, kann diese Klarheit in uns aufleuchten. Deshalb gilt Kevala Pranayama im Yoga als eine der wichtigsten Atemformen überhaupt. Kevala *ist keine Atemübung, da es sich als Zustand immer nur von allein einstellt. Wir können es nicht machen, aber gute Bedingungen erschaffen, damit Kevala entsteht.*

- Um das zu ermöglichen, üben Sie vorher für eine Weile das entspannte Atmen (ab Seite 193) oder Pranayamas wie Pratiloma (Seite 201), Bhramarin (Seite 204), und vor allem Murccha (Seite 206).
- Verweilen Sie am Ende des Übens im ruhigen Sitz und entspannen Sie Ihren Atem mehr und mehr. Er wird dadurch immer langsamer und flacher, bis er fast nicht mehr da ist. Verweilen Sie dann so lange, wie es Ihnen angenehm ist, in einem entspannten, achtsamen Gewahrsein dieser äußerst feinen und subtilen – kaum wahrnehmbaren – Atembewegung.
- Um Kevala zu beenden, atmen Sie einige Male bewusst tief ein und aus. Bewegen Sie sich, reiben Sie die Hände und vielleicht die Ohren, bevor Sie die Augen wieder öffnen.

TIPP Sie brauchen sich nicht zu sorgen, wenn Sie beobachten, dass der Atem sich ganz zurückzieht und Sie eine gefühlt endlos lange Zeit nicht mehr atmen. Ihr gesamter Organismus ist dann in einem tiefen Ruhemodus und braucht deshalb kaum Atem. Wenn wieder mehr Atmung benötigt wird, wird Ihr tief im Stammhirn verortetes Atemzentrum sofort die entsprechenden Befehle geben, und Sie werden von allein tief durchatmen oder gähnen.

Entspannung und Meditation

Entspannungshaltungen

Die meisten Menschen, die sich entscheiden, Yoga zu üben, erhoffen sich davon Entspannung. Dieser Aspekt steht so sehr im Vordergrund, dass Yoga und Entspannung oft als Synonyme gelten. Tatsächlich spielt Entspannung im Yoga von jeher eine sehr große Rolle und wird deswegen in den Quellentexten äußerst differenziert erörtert. In allen diesen Texten wird deutlich, dass jegliche Form von Anspannung im Geist gründet und dass deswegen Entspannung auch immer im Geist beginnen muss oder dass der mentale Bereich zumindest intensiv miteinbezogen werden muss.

Das, was unseren Geist beunruhigt und uns innerlich anspannt, ist in der Sichtweise des Yoga das ständige Wechselspiel zwischen Anziehung und Ablehnung. Jeder Sinnesreiz, den wir zur Kenntnis nehmen, bewirkt automatisch im Bruchteil einer Sekunde eine unbewusste Bewertung in »angenehm« oder »unangenehm«. Und alles Angenehme weckt grundsätzlich unser Begehren und lässt gleichzeitig eine Abneigung aufscheinen.

Wenn wir zum Beispiel vor die Tür treten und dort die Sonne auf der Haut und die Frische der Luft erfahren, dann wird dadurch unser Begehren geweckt. Schiebt sich eine Wolke vor die Sonne oder kommt ein Fahrzeug vorbei, das stinkende Abgase in die Luft pustet, sind wir sofort verägert und spüren Ablehnung und vielleicht sogar Abneigung. Dieses subtile, unbewusste Wechselspiel vollzieht sich unzählige Male im Laufe eines Tages und bewirkt, dass unser Geist ständig zwischen diesen beiden Polen hin und her bewegt wird wie eine Billardkugel.

Dazu kommen noch die inneren Triebkräfte, die uns kaum oder gar nicht bewusst sind. Sie hängen in der Regel mit unserer Weltsicht, unserem Wertesystem, unserem Selbstbild und den Glaubensätzen zusammen, von denen sich dieses Selbstbild nährt. Sie bewirken, dass wir uns über uns selbst aufregen oder ärgern, und das fast immer, weil wir unseren eigenen Erwartungen nicht gerecht werden, zum Beispiel, wenn wir einen Fehler machen oder eine Schwäche zeigen. Oder weil sich andere Menschen nicht so verhalten, wie wir es uns wünschen. Oder weil uns gerade jemand den Parkplatz vor der Nase weggeschnappt hat. Die Gründe, die wir dafür nennen, dass unser Geist ständig so unruhig, gestresst und zerstreut ist, sind vielfältig, doch die Ursache ist meist die Art und Weise, wie unser Geist Situationen und Ereignisse bewertet und auf sie reagiert. Und oft lassen wir durch seine Reaktion zu, dass etwas »uns krank macht«, »an die Nieren geht«, »schwer im Magen liegt«, »im Nacken sitzt« oder bewirkt, dass »es uns ärgert« (man beachte die Formulierung!).

Wir alle wissen, dass es in den meisten schwierigen oder herausfordernden Situationen gut ist, die Ruhe zu bewahren, gelassen und gleichmütig zu bleiben und innerlich etwas Abstand zu halten, um besonnen und klar entscheiden zu können, was zu tun ist. Leider hat uns niemand gelehrt, wie das geht. Wir haben also schon die Einsicht gewonnen, dass ein entspannter Geist ein hilfreicher Geist ist, allein es fehlt an Methoden, diese Ruhe zu erlangen und endlich mal abschalten zu können von all dem, was uns ständig aufregt und stresst.

Im Alltag können uns Sätze helfen wie etwa: »Ich habe ein Recht, mich nicht zu ärgern« beziehungsweise »Ich kann mich ärgern. Muss es aber nicht!«. Dennoch ist es gut, wenn wir zusätzlich regelmäßig bewusst eine Entspannungshaltung einnehmen oder eine Entspannungsübung machen, um spüren zu können, wie sich die Anspannung des Körpers und des Geistes löst und wie es sich anfühlt, wenn wir wieder zu uns kommen und uns beruhigen.

Der moderne Yoga hat dafür eine spezielle Übungspraxis entwickelt, den *Restorative Yoga*. Hier sind die Körperhaltungen so gestaltet, dass sie direkt den beruhigenden Ast (Parasympathikus) des vegetativen Nervensystems ansprechen. Sie sind damit ein ganz wesentlicher Faktor, wenn es darum geht, die Selbstheilungskräfte unseres Organismus zu unterstützen.

Wichtig für die Übungspraxis

- Wenn Sie Entspannungshaltungen üben wollen, achten Sie immer ganz besonders darauf, nicht gestört zu werden, denn manchmal wird es Ihnen gelingen, so vollkommen abzuschalten, dass jedes kleine Geräusch von Smartphone oder Ähnlichem Sie jäh und unsanft aus der Ruhe reißen würde. Schalten Sie also die Computer aus und Ihr Handy in den Flugmodus!
- Vereinbaren Sie mit Ihrer Familie beziehungsweise Ihren Mitbewohnern, dass Sie für einen bestimmten Zeitraum nicht gestört werden wollen.
- Nehmen Sie sich genügend Zeit. »Sich nur mal kurz eben entspannen!« klappt meistens nicht sehr gut, da ein zu enges Zeitfenster immer Druck erzeugt.
- Achten Sie darauf, dass der Untergrund, auf dem Sie liegen, warm ist, und legen Sie eine Decke griffbereit.

- Bei Bedarf nutzen Sie Kissen und Polster, damit die Haltung Ihnen auch bei längerem Verweilen angenehm ist.
- Verweilen Sie nach Möglichkeit auch dann in der von Ihnen gewählten Entspannungshaltung, wenn Sie merken, dass Sie nicht zur Ruhe finden. Gewöhnen Sie so Ihr Nervensystem an das Angebot, in den Entspannungsmodus umzuschalten. Bleiben Sie geduldig und beharrlich. Loslassen und Entspannen hört sich leicht an, will aber gelernt – das heißt eingeübt – werden.
- Wenn eine Entspannungshaltung Ihnen besonders wohltut, üben Sie sie regelmäßig einige Wochen hintereinander. Nur so kann sie zu Ihrem ganz persönlichen »Entspannungsritual« werden, das irgendwann von allein funktioniert.

Entspannung in der Rückenlage (Shavasana)

Diese Entspannungshaltung ist der Klassiker und gehört für viele untrennbar zum Abschluss einer Hatha-Yoga-Stunde dazu. Tatsächlich empfinden wir es immer als eine Wohltat, wenn wir uns hinlegen können, denn diese Körperhaltung ist in unserem Gehirn ganz fest mit Ausruhen verknüpft.

Achten Sie dennoch genau darauf, ob die Rückenlage wirklich die für Sie ideale Entspannungshaltung ist. Wenn Sie nach einigen Minuten merken, dass Sie nicht entspannt und unbehindert durchatmen können, probieren Sie bitte auch die Bauch- oder Bauchseitenlage aus. Wählen Sie auch eine andere Haltung, wenn Sie merken, dass Sie in der Rückenlage immer sofort einschlafen.

- Kommen Sie auf einer warmen, weichen Yogamatte in die Rückenlage.
- Lassen Sie die Beine entspannt aus den Hüftgelenken zur Seite sinken. Legen Sie die Arme so neben dem Körper ab, dass Ihre Schultern sich wohlfühlen.
- Schließen Sie die Augen und ziehen Sie sich mit der Wahrnehmung ganz in Ihren Körper zurück. Werden Sie sich der Auflageflächen Ihres Körpers bewusst und geben Sie sich mit jedem Atemzug etwas mehr an den Boden ab. Geben Sie nach und nach Ihr ganzes Gewicht an die Erde ab und lassen Sie sich von ihr tragen.
- Lassen Sie Ihren Atem ruhig und entspannt fließen. Es ist normal, wenn er dabei immer flacher und feiner wird. Er zeigt damit an, dass Ihr Nervensystem in den Ruhe- und Regenerationsmodus umgeschaltet hat.
- Verweilen Sie so mehrere Minuten bis hin zu einer Viertelstunde.
- Um die Haltung zu verlassen, dehnen Sie sich behutsam und wohlig in alle Richtungen. Bleiben Sie noch für einige Atemzüge in der Seitlage, bevor Sie sich wieder aufrichten.

TIPP Decken Sie sich zu, da der Körper in der Rückenlage sehr schnell auskühlt. Wenn Ihr Rücken empfindlich ist, legen Sie sich ein Polster oder eine zusammengerollte Decke unter die Knie. Sollten Sie länger im Shavasana verweilen wollen, legen Sie sich bitte auch ein flaches Kissen unter den Kopf.

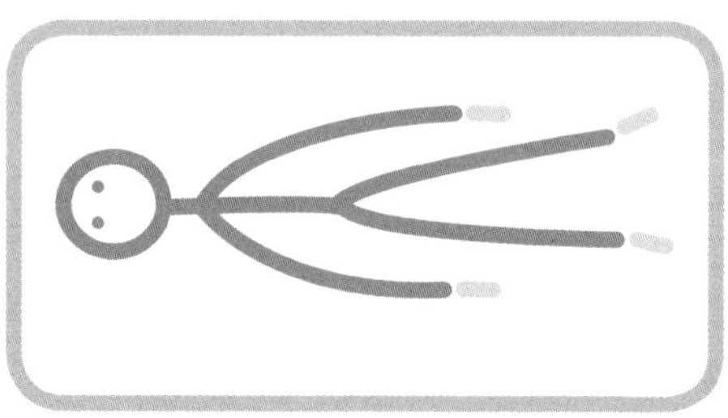

Entspannung in der Bauchlage (Makarasana)

Für manche Menschen ist die Bauchlage definitiv die bessere Enstpannungshaltung, da sie der Atembewegung erlaubt, sich bis in den Beckenraum auszudehnen. Erfahrungen zeigen außerdem, dass das Nervensystem schneller auf Erholung und Regeneration umschaltet, wenn wir auf dem Bauch liegen. Falls Sie wegen eines empfindlichen Rückens nicht so gern auf dem Bauch liegen, achten Sie besonders auf die Atembewegungen: Sie heben und dehnen mit jedem Einatem sanft den unteren Rücken und lassen ihn mit jedem Ausatmen wieder nach unten zurückschwingen. Die Muskeln und Faszien des Lendenbereichs profitieren von dieser entspannenden Atemmassage.

- Kommen Sie auf einer weichen, warmen Yogamatte in die Bauchlage. Nehmen Sie die Beine in eine leichte Grätsche, sodass Sie die Leisten und die Innenseiten der Oberschenkel zum Boden hinunter schmiegen können. Finden Sie eine bequeme Stellung für Ihre Füße.
- Drehen Sie den Kopf so, dass sich Ihr Nacken wohlfühlt. Wenn sich keine Seitlagerung des Kopfes gut anfühlt, dann legen Sie die Hände übereinander und die Stirn auf die Handrücken. Legen Sie sonst die Arme neben dem Körper ab.
- Verweilen Sie so einige Minuten und atmen Sie ruhig und tief zur Rückseite der Taille oder in den Beckenraum. Beobachten Sie, wie Ihre Wirbelsäule mit jedem Atemzug mitschwingt und wie sich Ihr unterer Rücken dadurch entspannt.
- Um die Haltung zu verlassen, räkeln Sie sich wohlig durch und kommen dann langsam über die Seite wieder hoch in den Sitz.

TIPP Um den unteren Rücken noch besser zu entspannen, legen Sie sich eine zusammengerollte Decke unter die Fußgelenke.

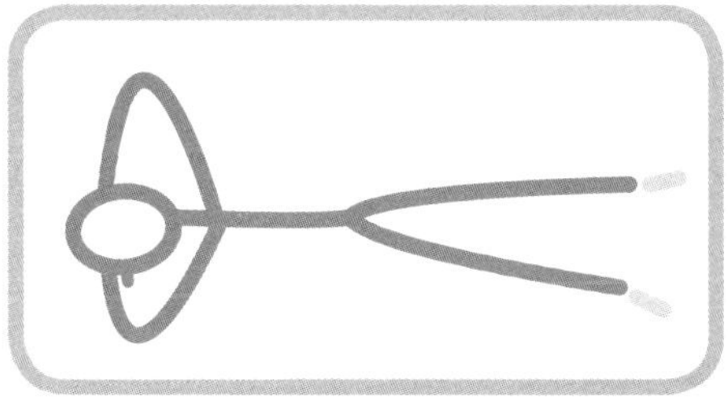

Entspannung in der Bauch-Seitenlage

Die Bauch-Seitenlage ist besonders geeignet, wenn Ihr unterer Rücken angestrengt ist oder wenn Sie Mühe haben, tief durchzuatmen. Da in dieser Haltung die Bauchorgane – ihrem Gewicht und der Schwerkraft folgend – in die Bauchdecke sinken wollen, entspannen sich automatisch der untere Rücken, der Bauchraum und das Zwerchfell und damit der Atem.

Beginnen Sie mit der Seite, die Sie als angenehmer empfinden, und wechseln Sie nach einigen Minuten die Seite.

- Kommen Sie auf einer weichen Unterlage in die Bauchlage.
- Strecken Sie den rechten Arm in der Verlängerung des Körpers aus und legen Sie Ihren Kopf auf den Oberarm. Winkeln Sie das linke Bein an und ziehen Sie das Knie so weit zu sich heran, bis Sie merken, dass Sie angenehm liegen. Unterpolstern Sie dieses Knie evtl. mit einem Kissen. Finden Sie einen bequemen Platz für Ihren linken Arm.
- Verweilen Sie so und atmen Sie bewusst ruhig und tief ein und aus. Wechseln Sie nach einer Weile die Seite.
- Bevor Sie die Haltung verlassen, dehnen Sie sich ausgiebig und wohlig durch.

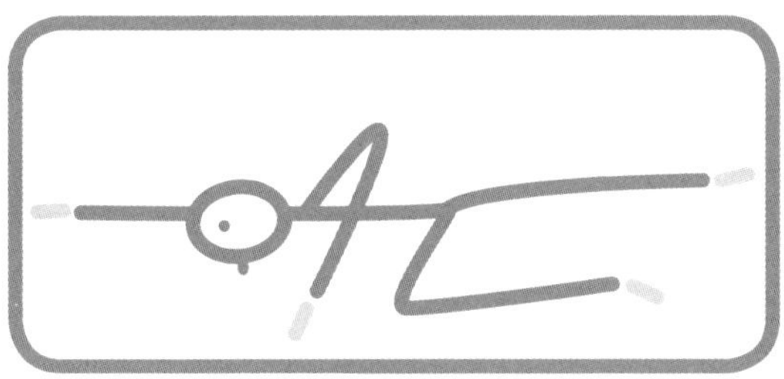

Entspannungshaltung für den Rücken

Diese Entspannungshaltung ist ideal, wenn Sie akute Rückenschmerzen haben. Sie hilft noch besser, wenn Sie sich auf ein Wärmekissen oder eine Wärmematte legen. Um den Rücken wirklich gut zu entlasten, ist es wichtig, dass Sie mindestens 10 Minuten lang ruhig liegenbleiben.

- Legen Sie sich eine warme Unterlage, ein dickes Polster (s. Tipp), ein flaches Kissen und eine leichte Decke bereit.
- Kommen Sie in die Rückenlage. Schieben Sie sich das Kissen unter den Kopf und das Polster so unter die Unterschenkel, dass diese darauf entspannt und waagerecht liegen können.
- Decken Sie sich zu und schließen Sie die Augen. Legen Sie die Hände auf die Bauchdecke, um so Ihren Atem zu vertiefen. Stellen Sie sich vor, wie Ihre Rückenmuskeln mit jedem Atemzug etwas mehr loslassen und sich damit der schmerzhafte Druck auf die Wirbelgelenke verringert.
- Machen Sie immer mal wieder kleine Kuschelbewegungen mit dem Becken, um die Faszien des unteren Rückens wieder ins Gleiten zu bringen. Spüren Sie, wie sich dadurch die Anspannung löst und der Schmerz allmählich nachlässt.
- Um die Haltung zu verlassen, schieben Sie das Polster mit dem Fuß weg und kommen noch für einige Atemzüge in die Seitenlage. Räkeln Sie sich durch, bevor Sie sich wieder aufrichten.

TIPP Das Polster sollte ungefähr so dick sein, dass Ihre Beine einen rechten Winkel bilden, wenn Sie die Unterschenkel darauf legen. Alternativ können Sie die Unterschenkel auch auf der Sitzfläche eines Sessels oder Sofas ablegen.

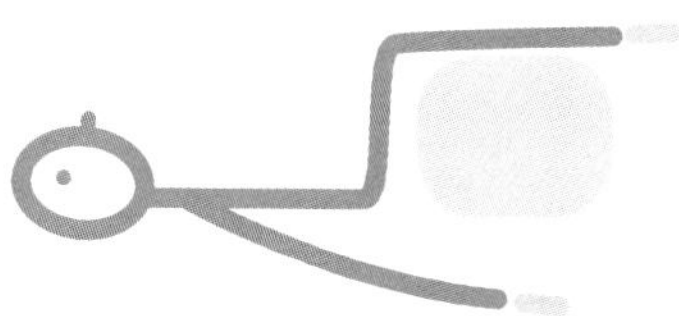

Entspannungsübung für den Bauch

Der Kontakt der Hände zur Bauchdecke bewirkt, dass sich unser Bauch entspannt. Die Wirkung stellt sich in der Regel äußerst zuverlässig ein, da unser Gehirn und Nervensystem abgespeichert haben, dass wir ganz oft als Babys in dieser Weise beruhigt wurden, wenn unser Bauch angespannt war oder weh tat. Durch das Auflegen der Hände – und durch das Lächeln – wird außerdem automatisch die Atmung vertieft und entspannt.

- Diese Übung können Sie jederzeit im Liegen, im Sitzen oder notfalls auch im Stehen machen.
- Legen Sie in einer Haltung Ihrer Wahl die Hände dort auf den Bauch, wo es Ihnen angenehm ist. Lächeln Sie in sich hinein und atmen Sie sanft ein und aus.
- Fahren Sie damit so lange fort, wie es Ihnen angenehm ist.

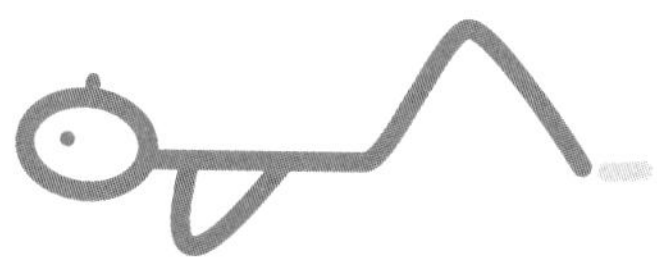

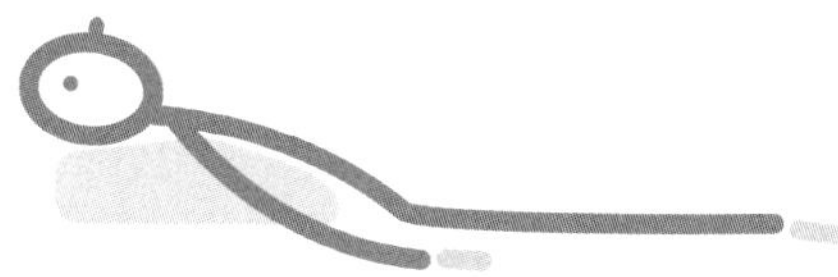

Entspannungshaltung für den Brustraum

Diese Ruhehaltung gibt vielen Menschen das Gefühl, endlich wieder tief durchatmen zu können und innerlich weit zu werden. Gleichzeitig hilft sie, den oberen Rücken und die Schultern zu entspannen.

- Legen Sie auf Ihre weiche Yogamatte eine feste, zusammengerollte Decke oder ein Polster dorthin, wo Ihr Rücken liegen wird, sowie ein kleines, nicht zu flaches Kissen für den Kopf. Halten Sie evtl. eine leichte Decke und ein Augenkissen bereit.
- Lassen Sie sich auf der Decke beziehungsweise dem Polster nieder. Achten Sie darauf, dass Ihre Schultern gut nach unten sinken können, dass Ihr Kopf bequem auf dem Kissen liegt und dass die Decke oder das Polster Sie nicht im unteren Rücken drücken.
- Legen Sie die Arme neben dem Körper ab oder breiten Sie sie aus. Legen Sie sich evtl. das Augensäckchen auf und decken Sie sich zu.

- Verweilen Sie so tief und ruhig atmend für mehrere Minuten. Lassen Sie Ihre Schultern immer weiter bodenwärts sinken. Wenn Sie die Haltung verlassen wollen, rollen Sie sich von dem Polster hinunter und spüren Sie noch eine kleine Weile in der Rückenlage nach.

Entspannungshaltung für den Geist

Dies ist eine Variante der Kindhaltung (Yoga Mudra, Seite 185), bei der die Unterarme direkt vor den Knien abgelegt werden, die Handflächen nach oben zeigen und der Kopf zu den Armen sinkt. Selbst wenn die Stirn über den Armen schwebt, bewirkt das Gewicht des Kopfes eine gleichermaßen sanfte wie intensive Dehnung aller Schichten der Nackenmuskulatur. Die Armhaltung »schließt« den Oberkörper, der sonst immer zur Welt »geöffnet« ist, deutlich spürbar und vermittelt uns dadurch das Gefühl, dass wir uns ganz in uns zurückziehen. Die nach oben geöffneten Handflächen werden oft als eine Geste der Hingabe erfahren. All diese Aspekte unterstützen den Geist in besonderer Weise dabei, loszulassen und zur Ruhe zu finden.

- Kommen Sie in den Fersensitz. Stellen Sie die Hände vor den Knien auf und dehnen Sie sich zuerst einmal genüsslich durch.
- Legen Sie dann die Ellenbogen dicht beeinander direkt vor die Knie, sodass sich die Unterarme berühren, und drehen Sie die Handflächen nach oben. Lassen Sie den Bauch auf die Oberschenkel und die Stirn zur Innenseite der Unterarme sinken.
- Entspannen Sie die Schultern, den Nacken und vor allem Ihren Stirnraum. Stellen Sie sich vor, wie alle Anspannung des Geistes aus dem Stirnraum zur Erde abfließt.
- Atmen Sie ruhig weiter, während Sie in dieser Haltung einige Minuten verweilen.
- Richten Sie sich anschließend langsam auf und spüren Sie noch für einige Atemzüge im Sitz nach. In welchem Maße konnte Ihr Geist Anspannung loslassen und wieder in die Ruhe finden?

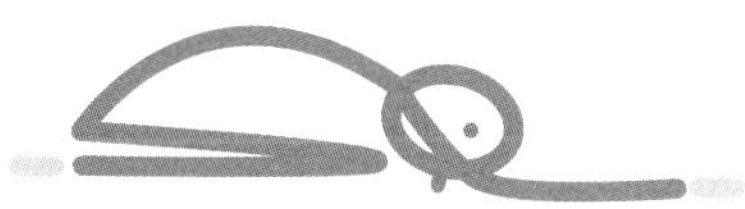

Ruhende/gestützte Schildkröte (Salamba Kurmasana)

Wie alle Vorbeugen unterstützt auch die Haltung der Schildkröte die Ausatmung und aktiviert damit den entspannenden Ast (Parasympathikus) des vegetativen Nervensystems. In der Schildkrötenhaltung kann der Rücken über seine ganze Länge loslassen. Wenn Sie Ihren Oberkörper und Kopf auf ein Kissen oder Polster ablegen, können Sie zum einen länger in der Haltung verweilen (was eine sanfte Anregung der Verdauung bewirkt) und reduzieren zum anderen die starken Dehnungen, die sonst im unteren Rücken und Nacken auftreten.

- Sie benötigen für diese Haltung ein dickes Kissen, ein Yogapolster oder eine dick zusammengerollte Decke.
- Kommen Sie in einen Sitz mit gegrätschten Beinen. Beugen Sie dann die Beine leicht an, sodass die Fußsohlen zueinander weisen. Legen Sie das Kissen, Polster oder die Decke zwischen die Beine, und zwar dicht am Unterbauch.
- Lassen Sie erst den Bauch und dann allmählich den Oberkörper auf diese Stütze sinken und umfangen Sie sie mit den Armen. Richten Sie sich so ein, dass Sie das ganze Gewicht des Körpers völlig gelöst ablegen können.
- Ziehen Sie sich ganz in Ihren inneren Raum zurück, so wie eine Schildkröte, die ihre Glieder und ihren Kopf einzieht.
- Verweilen Sie so und atmen Sie ruhig und tief in den Bauchraum und den Rücken. Entspannen Sie die Bauchorgane, den Rücken und den Stirnraum.
- Um die Haltung zu verlassen, richten Sie sich langsam auf und spüren eine kleine Weile im Bauchraum nach. Werden Sie sich bewusst, als wie erfrischt und entspannt Sie sich jetzt erfahren.

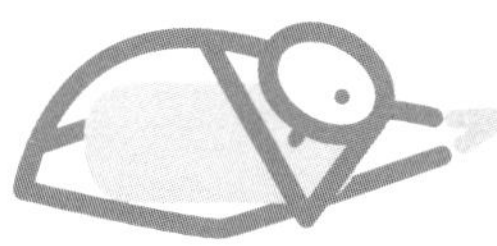

Kutschersitz

Der Kutschersitz ist eine Variante der Ruhenden Schildkröte (siehe links), die Sie ohne Hilfsmittel auch mal zwischendurch im Alltag als kleine Auszeit üben können.

- Kommen Sie am Boden in den Langsitz und stellen Sie die Beine angebeugt auf. Umfangen Sie die Beine mit beiden Armen.
- Lassen Sie die Stirn zu den Knien sinken. Sind diese zu weit weg, helfen Sie sich mit einem Kissen. Oder Sie legen die Arme übereinander und lassen die Stirn auf die Unterarme sinken.
- Ziehen Sie sich ganz in sich zurück und atmen Sie tief in den Bauch und den Rücken. Entspannen Sie die Organe des Bauches, während sie vom Atem bewegt werden.
- Um die Haltung zu verlassen, richten Sie sich langsam auf und spüren noch eine kleine Weile mit geschlossenen Augen nach.

TIPP Wenn Sie sich nicht auf den Boden setzen können, setzen Sie sich einfach rittlings auf einen Stuhl und stützen die Arme und/oder den Kopf auf der Rückenlehne ab.

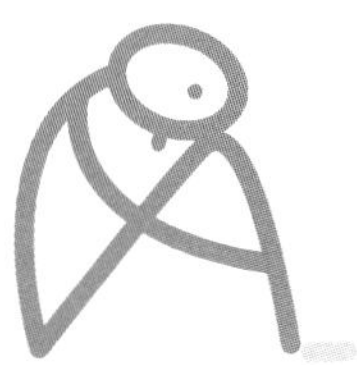

Mentale Entspannungsübungen

Neben den Körperhaltungen, die uns helfen, entweder die Ausatmung zu aktivieren oder uns in uns zurückzuziehen, wurden im modernen Yoga auch eine Reihe von mentalen Entspannungsübungen entwickelt. In ihnen liegt der Körper in der Regel entspannt und ruhig, während der Geist sich bewusst und wach im Körper bewegt. Das beste Beispiel dafür ist der Bodyscan oder die wesentlich ausführlichere Yoga-Nidra-Entspannung.

Die mentalen Entspannungsübungen sind unverzichtbar, wenn Sie viel Stress haben. Wenn uns etwas stresst, beschäftigt sich unser Geist in der Regel unablässig mit den jeweiligen Störfaktoren. Je mehr er sich in Nachdenken, Analysieren oder Grübeln versenkt, desto mehr verliert er die Fähigkeit, seinen Körper zu spüren und zu erfahren. Unser Geist wird im Stress »körperblind«. Dadurch geht natürlich auch die Fähigkeit verloren, niedrigschwellig wahrzunehmen, wenn etwas mit uns nicht stimmt, weil zum Beispiel unsere Körperhaltung ungünstig ist, uns der Atem stockt oder uns eng ums Herz wird. Wenn wir uns intensiv mit etwas beschäftigen, kriegen wir selbst dann, wenn wir keinen Stress empfinden, einfach so gut wie nichts mehr von uns mit. Und in der Folge entwickelt sich der Sinn der Körperwahrnehmung – unsere Propriozeption – kontinuierlich zurück, und wir spüren weder, was uns guttut, noch, was uns schadet.

Die mentalen Entspannungsübungen sind hervorragende Spür- und damit Achtsamkeitsübungen. Sie ermöglichen uns, durch das Einüben einer – sich immer weiter verfeinernden Selbstwahrnehmung – wieder Kompetenz für unser Wohlergehen zu entwickeln.

Sich selbst wahrnehmen (Mini-Bodyscan)

Für diese Übung brauchen Sie nur wenige Minuten Zeit. Sie eignet sich gut als eine kleine, aber wirkungsvolle »Entspannungsoase« im Alltag, denn sie lenkt die Aufmerksamkeit vom Denken zum Spüren. Sie hilft uns, Achtsamkeit für unseren Körper zu entfalten und seine aktuelle Befindlichkeit wahrzunehmen. Das ist besonders hilfreich, wenn Sie merken, dass Sie von Gedanken überflutet werden oder dass sich in Ihnen gerade ein Stimmungsumschwung vollzogen hat.

- Finden Sie einen Ort, wo Sie einige Minuten ungestört sein können, und kommen Sie dort in eine Sitzhaltung, in der Sie sich bequem aufrichten können.
- Schließen Sie die Augen und ziehen Sie sich in sich zurück. Wie fühlt es sich an, in Ihrem Körper zu sein? Wie fühlen Sie sich aktuell? Werden Sie sich bewusst, welche Empfindungen Sie in sich wahrnehmen können und wie sie ständig kommen und gehen.
- Was immer sich Ihnen zeigt, nehmen Sie es einfach nur wahr, ohne es zu bewerten oder zu kommentieren, egal, ob die Empfindungen angenehm oder eher unangenehm sind. Wie eine Mutter, die ihr Baby aufmerksam, voller Fürsorge und Wohlwollen betrachtet, so schauen Sie auch auf sich. Schenken Sie sich Ihre volle Aufmerksamkeit und Achtsamkeit – bis Sie merken, dass Sie wieder bei sich angekommen sind.
- Öffnen Sie dann langsam die Augen, dehnen Sie sich durch – und kehren Sie zurück in Ihren Tag.

Wahrnehmen, was ist (Bodyscan)

Die folgende Übung lädt Sie ein, Ihre momentane körperliche und geistig-seelische Befindlichkeit erforschen. Die Übung möchte Ihnen Gelegenheit geben, sich bewusst zu werden, wie Ihr Verstand, Ihr Gemüt, Ihr Körper und der Atem aufeinander wirken.

So kann Ihnen deutlich werden, wo auf Ihrem Lebensweg Sie sich gerade befinden, in welche Richtung Ihr Geist Sie führen möchte und ob seine innere Ausrichtung die Selbstheilungskräfte Ihres Organismus unterstützt oder eher nicht.

Es ist ganz wichtig, dass Sie in dieser speziellen Form des Bodyscans in der inneren Haltung des Beobachters/der Beobachterin verweilen und damit nichts von dem, was in Ihre Wahrnehmung tritt, kommentieren, bewerten oder beurteilen. Nehmen Sie einfach nur zur Kenntnis, was ist! Mit dieser Übung können Sie gleichermaßen Ihre Achtsamkeit wie Ihre Selbstwahrnehmung (Propriozeption) schulen.

- Kommen Sie in die Rückenlage und decken Sie sich eventuell zu. Schließen Sie die Augen.
- Werden Sie sich bewusst, wie Sie auf dem Boden liegen. Erforschen Sie dafür mit der Rückseite Ihres Körpers die Matte und erfahren Sie so, mit welchen Bereichen Ihres Körpers Sie sich dem Boden überlassen und sein Gewicht an ihn abgeben und wo in der Muskulatur Sie sich noch zurückhalten. Versuchen Sie mithilfe Ihres Atems, an diesen Stellen überflüssige Anspannung zu lösen, und lassen Sie sich so mehr und mehr von der Erde tragen.
- Gehen Sie dann mit der Wahrnehmung in Ihren inneren Raum, also den ganzen Raum, den Ihre Haut umhüllt. Werden Sie sich bewusst, in welcher körperlichen Verfassung Sie sich jetzt erfahren.
- Wandern Sie im Geiste durch Ihren Körper und beobachten Sie, wie sich alles, was Sie in den letzten Stunden getan – oder nicht getan –, gedacht und gefühlt haben, in Ihrem Körper widerspiegelt. Beobachten Sie, wo Sie sich angespannt, angestrengt und müde fühlen.
- Werden Sie sich aber auch bewusst, wo überall in Ihrem Körper Sie sich wohl fühlen.
- Werden Sie sich bewusst, wo Sie sich lebendig und von der Lebensenergie – im Yoga *Prana* genannt – durchströmt fühlen. Erspüren Sie möglichst genau, wo diese Lebenskraft in Ihnen frei strömt und pulsiert und wo Sie sie als etwas abgebremst oder abgeschwächt erfahren.
- Werden Sie sich aber auch bewusst, wo Sie dieses Fließen und Pulsieren nicht wahrnehmen können, weil der Fluss des *Prana* blockiert ist – oft hervorgerufen durch starke Anspannung im Körper oder durch Erschöpfung und Mattigkeit.
- Gehen Sie dann mit Ihrer Wahrnehmung zu einem Bereich in Ihrem Körper, an dem Sie sich richtig wohl fühlen. Lassen Sie sich ganz eintauchen in dieses Wohlgefühl.
- Erforschen Sie es und werden Sie sich bewusst, wodurch es entsteht: Ist es vielleicht die Abwesenheit einer unangenehmen Empfindung – zum Beispiel einer Anspannung, die sich gelöst hat –, oder ist es ein Bereich, in dem Sie sich einfach an sich wohl fühlen?
- Finden Sie dann auch in Ihrem Körper die Bereiche, wo Sie sich gerade nicht so wohl fühlen, die Bereiche, wo Sie gerade nicht so ganz im Gleichgewicht sind.
- Spüren Sie mit großer Offenheit in diese Bereiche hinein und lauschen Sie, was aus Ihrem Körper in die bewusste Wahrnehmung aufsteigen will.
- Ihr Körper weiß in der Regel ganz genau, was sein Gleichgewicht gestört hat, und wartet gewissermaßen nur darauf, endlich mal Gehör zu finden. Nehmen Sie also all das zur Kenntnis, was in Ihre Wahrnehmung tritt, und bleiben Sie gleichzeitig im Zustand des Beobachters/der Beobachterin.

- Ziehen Sie nach einigen Minuten allmählich und behutsam Ihre Wahrnehmung aus dem Körper zurück und kommen Sie mit Ihrer Aufmerksamkeit in den Stirnraum. Der Stirnraum ist der Bereich, in dem Sie erfahren können, in welcher geistigen Verfassung und in welcher Gemütsverfassung Sie gerade sind.
- Wie erfahren Sie im Moment Ihren Geist? Ist er wach oder müde? Angespannt oder abgespannt? Angeregt oder ruhig? Erfahren Sie die Bewegungen des Geistes als schnell oder langsam? Bewegen sich Ihre Gedanken in einer bestimmten Abfolge oder hüpfen sie eher wie beim Rösselsprung hin und her?
- Werden Sie sich dann bewusst, wie Sie gestimmt sind. Wenn Sie die Färbung Ihres Gemüts beschreiben sollten – welche Farbe würden Sie spontan wählen?
- Um sich bewusst zu werden, was Sie so gestimmt sein lässt und damit auch in gewisser Hinsicht bestimmt, lassen Sie sich in Ihrer Wahrnehmung hinabtauchen in die Unterströmungen des Geistes, dorthin, wo all die Gedanken, Erinnerungen, Pläne, Freuden und Sorgen, die Gefühle und Melodien zu finden sind, die uns den ganzen Tag – und oft auch noch in der Nacht – halb oder kaum bewusst begleiten. Ihre Aktivitäten in der Tiefe bewirken, dass die Oberfläche Ihres Bewusstseins eher ruhig, leicht gekräuselt oder stärker bewegt ist. Werden Sie sich also bewusst, was Sie wirklich innerlich beschäftigt und bewegt.
- Verweilen Sie noch etwas, so nach innen lauschend.
- Ziehen Sie sich dann auch von dieser Wahrnehmung zurück und gehen Sie mit Ihrer Aufmerksamkeit zu Ihrem Atem. Begleiten Sie Ihren Atem in seinem Kommen und Gehen.
- Schwingen Sie sich ein auf seinen Rhythmus und überlassen Sie sich ganz diesem Rhythmus. Nehmen Sie wahr, wie er einströmt und wieder ausströmt – unablässig und zuverlässig.
- Werden Sie sich bewusst, als wie tief, fließend, regelmäßig und nährend Sie Ihren Atem jetzt erfahren. Bleiben Sie noch etwas bei Ihrem Atem, ohne etwas von ihm zu wollen oder ihn in irgendeiner Weise zu beeinflussen.
- Beenden Sie dann diese Innenschau, indem Sie sich ausgiebig und wohlig dehnen und räkeln, recken und strecken. Bevor Sie sich wieder aufsetzen, rollen Sie sich auf die rechte oder linke Seite und bleiben noch einige Atemzüge in der Seitenlage liegen. Dann kommen Sie wieder hoch in den Sitz.
- Werden Sie sich bewusst, als wie wach und erholt Sie sich jetzt erfahren, und vor allem, in welchem Maße Sie jetzt ganz bei sich sind und in sich ruhen.

Entspannen der Haut

Wenn Stress und innere Anspannung unser Leben bestimmen, wirkt sich das stark auf die Haut aus. Sie beginnt durch ein Zusammenziehen des faszialen Gewebes, unseren Körper zunehmend fester zu umschließen, und lässt sich dann – vor allem an Kopf, Nacken, Schultern und im Lendenbereich – kaum noch verschieben. Aus diesem Grund wird es Ihnen leichter fallen, zu einem Zustand innerer Gelöstheit zurückzufinden, wenn Sie lernen, willentlich Ihre Haut zu entspannen.

- Kommen Sie in die Rückenlage und schließen Sie die Augen.
- Werden Sie sich bewusst, wie die Haut Ihren Körper umhüllt. Liegt sie eher fest an oder ist ihr Kontakt zu den darunterliegenden Geweben eher ein wenig lose?
- Stellen Sie sich nun vor, dass Sie Ihre Kopfhaut oben am Scheitel zusammen- und etwas hochziehen. Halten Sie sie einen Moment – und lassen Sie sie weich und elastisch zurückgleiten. Wiederholen Sie das noch zwei Mal.
- Stellen Sie sich vor, dass Sie Ihre Gesichtshaut zur Nasenspitze hin wie mit einem »Zitronengesicht« zusammenziehen. Halten Sie sie einen Moment – und lassen Sie sie weich und elastisch zurückgleiten. Wiederholen Sie das noch zwei Mal.
- Schauen Sie mit geschlossenen Augen nach innen und oben. Halten Sie die Muskelspannung für einen Moment – und lassen Sie Ihre Augen dann sanft zurücksinken. Wiederholen Sie das noch zwei Mal.
- Ziehen Sie alle Muskeln des Mundes fest zusammen: Zunge, Mundboden, Wangen und Lippen. Halten Sie sie einen Moment – und lösen Sie sie. Wiederholen Sie das noch zwei Mal. Lassen Sie anschließend ein Gefühl von Geräumigkeit und Weichheit im Mund entstehen.
- Stellen Sie sich vor, dass Ihre Nackenhaut hoch- und zusammenzogen wird – so als würde Sie eine Katzenmutter packen. Halten Sie die Spannung einen Moment und lassen Sie die Haut dann weich und elastisch zurückgleiten. Wiederholen Sie das noch zwei Mal.
- Stellen Sie sich vor, dass Sie auf beiden Seiten die Haut Ihrer Schultern nach innen zu den Ohren hochziehen. Halten Sie sie einen Moment und lassen Sie die Haut dann weich und elastisch zurückgleiten. Wiederholen Sie das noch zwei Mal.
- Stellen Sie sich nun vor, in einer liebevollen, ruhigen Bewegung Ihren restlichen Körper zwischen Haut und Muskeln auszustreichen und dabei ganz behutsam die Verklebungen zwischen der Haut und den darunterliegenden Faszien zu lösen, sodass die Haut Ihren Körper wieder weich und elastisch umschließen kann.
- Stellen Sie sich anschließend vor, dass Ihre Haut Sie so umhüllt, wie das Fell einen Welpen einhüllt. Entspannen Sie die Poren der Haut.
- Verweilen Sie so und genießen Sie die Empfindungen, in einer entspannten Haut zu ruhen. Beobachten Sie die Auswirkungen auf Ihren Geist und Ihr Gemüt.

Yoga Nidra

Yoga Nidra® (der Yoga-Schlaf), wurde von Swami Satyananda Saraswati aus Monghyr (Indien) entwickelt. Satyananda hat über Jahre hinweg Yoga Nidra® zu einer Wissenschaft der Entspannung und Heilung entwickelt. Die Übung bewirkt eine tiefe Entspannung, wenn es uns gelingt, währenddessen achtsam und bewusst zwischen Wachen und Schlafen zu verweilen. Wir gelangen so in einen Alpha-Zustand, wie er üblicherweise während der kurzen Übergangsphase zwischen Wachsein und Schlafen auftaucht. Er wird oft als wirkungsvoller und wohltuender als der normale Schlaf empfunden. Viele Forschungen zeigen, dass eine regelmäßige Übungspraxis von Yoga Nidra – auch bei hoher Belastung und großen körperlichen und mentalen Herausforderungen – eine sehr wirksame, entspannende Stressantwort ist. Dies stärkt das Immunsystem und vermag Heilungsprozesse nachweislich zu unterstützen.

- Legen Sie sich auf eine weiche, warme Unterlage und decken Sie sich mit einer leichten Decke zu. Richten Sie sich so ein, dass Sie nichts mehr stört und Sie im Folgenden ganz regungslos liegen bleiben können. Legen Sie sich also bei Bedarf ein Kissen unter den Kopf oder ein Polster unter die Knie. Schließen Sie dann die Augen.
- Sagen Sie sich drei Mal innerlich: »Ich übe jetzt Yoga Nidra und werde ganz wach bleiben!«
- Gehen Sie mit der Wahrnehmung zu Ihrer rechten Seite. Wandern Sie mit der Wahrnehmung in schneller Folge durch sie hindurch: · rechte Hand · Daumen · Zeigefinger · Mittelfinger · Ringfinger · kleiner Finger · Handfläche · Handrücken · Handgelenk · Unterarm · Ellenbogen · Oberarm · Achselhöhle · Schulter · rechtes Schulterblatt · der Rücken rechts · die rechte Gesäßhälfte · Rückseite des rechten Oberschenkels · Kniekehle · Wade · Fessel · Ferse · Fußsohle · großer Zeh · zweiter Zeh · dritter Zeh · vierter Zeh · kleiner Zeh · Fußrücken · Schienbein · Knie · Vorderseite des Oberschenkels · Leiste · rechter Unterbauch · Oberbauch · die rechte Seite der Brust.
- Dann die linke Seite des Körpers: · linke Hand · Daumen · Zeigefinger · Mittelfinger · Ringfinger · kleiner Finger · Handfläche · Handrücken · Handgelenk · Unterarm · Ellenbogen · Oberarm · Achselhöhle · Schulter · linkes Schulterblatt · der Rücken links · die linke Gesäßhälfte · Rückseite des linken Oberschenkels · Kniekehle · Wade · Fessel · Ferse · Fußsohle · großer Zeh · zweiter Zeh · dritter Zeh · vierter Zeh · kleiner Zeh · Fußrücken · Schienbein · Knie · Vorderseite des Oberschenkels · Leiste · linker Unterbauch · Oberbauch · die linke Seite der Brust.
- Dann die Rückseite des Körpers: Hinterkopf · Nacken · Schultern · oberer Rücken · mittlerer Rücken · Lendenbereich · Becken · Rückseite der Oberschenkel · Kniekehlen · Waden · Fersen · Fußsohlen · Zehen.

- Dann die Vorderseite des Körpers: · Schädeldach · Stirn · rechte Augenbraue · linke Augenbraue · Augenbrauenzentrum · rechtes Augenlid · linkes Augenlid · rechtes Auge · linkes Auge · rechtes Ohr · linkes Ohr · rechte Wange · linke Wange · Nase · Nasenspitze · Oberlippe · Unterlippe · Kinn · Hals · rechte Brust · linke Brust · Nabel · Bauch.
- Dann die großen Bereiche des Körpers: das ganze rechte Bein · das ganze linke Bein · beide Beine zusammen · der ganze rechte Arm · der ganze linke Arm · beide Arme zusammen · der ganze Rücken: Gesäß, Wirbelsäule, Schultern · der ganze Rumpf: Bauch, Brust · der ganze Kopf · der ganze Kopf · der ganze Körper · der ganze Körper · der ganze Körper …
- Bleiben Sie ganz wach. Nehmen Sie Ihren Körper wahr, wie er auf dem Boden liegt. Der Körper liegt auf dem Boden, sehen Sie ihn dort vollkommen ruhig liegen – hier in diesem Raum.
- Werden Sie sich Ihres Atems bewusst. Fühlen Sie, wie der Atem in die Lungen hinein- und hinausströmt. Verändern Sie den Rhythmus nicht: Der Rhythmus ist natürlich und automatisch. Sie machen nichts, das Atmen geschieht ohne Anstrengung. Nehmen Sie Ihren Atem wahr …
- Bringen Sie nun Ihre Wahrnehmung zur Bewegung Ihres Nabels: Ihr Nabel hebt und senkt sich ganz sachte mit jedem Atemzug. Mit jedem Atemzug dehnt sich die Bauchdecke etwas aus und zieht sich wieder zusammen. Konzentrieren Sie sich auf diese Bewegung in Verbindung mit Ihrer Atmung. Fahren Sie fort, immer weiter diese ruhige Atembewegung zu beobachten.
- Finden Sie nun zu einem inneren Bild, das Ihnen angenehm ist: eine Wiese, ein schöner Strand, eine Lichtung im Wald, ein See … Finden Sie eine Landschaft, die Ihnen angenehm ist, und lassen Sie sich in ihr nieder. Beobachten Sie, wie Ihr Geist sich mehr und mehr entspannt und erholt.
- Um die Übung zu verlassen, legen Sie die Hände auf den Bauch. Atmen Sie 1 bis 2 Minuten lang ruhig und tief durch. Dehnen Sie sich dann wohlig und öffnen Sie wieder die Augen.

Meditationen

Verschiedene Forschungen im Bereich der Mind-Body-Medizin, der Psychologie, der Schmerz- und der Stressforschung zeigen, dass Meditation die bei weitem wirksamste Stressantwort gibt und damit wahrscheinlich die beste und nachhaltigste Unterstützung ist, die wir unseren Selbstheilungskräften geben können.

Der Neuropsychologe Rick Hanson erklärt es so in seinem Übungsprogramm *»Meditationen, um das Gehirn zu verändern«:* Zum einen »aktiviert Meditation Strukturen des Frontallappens, die unsere innere Ausrichtung auf heilsame Zustände unterstützen. Grundsätzlich nährt Meditation positives Funktionieren des Willens. Sie trainiert und stärkt Aufmerksamkeit allgemein. Sie stärkt die Interozeption, das Spüren des inneren Zustands des Körpers, Bauchgefühle und Intuition. Insgesamt gesehen verstärkt dieses Aufmerksamkeitstraining den Schaltkreis der Selbstbeobachtung, des Gewahrseins seiner selbst, des Sich-selbst-Verstehens. Es wird das gestärkt, was in der klinischen Psychologie als ›beobachtendes Ich‹ bezeichnet wird.«[59] Im Yoga wird diese Instanz »Beobachter« oder »Seher« *(Drashthu)* genannt und gilt als unverzichtbar, wenn wir lernen wollen, unsere Gefühle zu modulieren und zu regulieren. Dadurch können wir negative Bewertungsmuster und die daraus resultierenden Denk- und Fühlmuster überschreiben, die unserer Genesung und Gesunderhaltung im Wege stehen.

Zum anderen aktiviert Meditation die Inselrinde, die aus zwei kleinen Ansammlungen von Nervenzellen besteht, die an der Mittelfurche des Gehirns liegen. Sie ist dafür zuständig, den Zustand des Körpers zu spüren, um seine Funktionen und sein Befinden von innen heraus zu erfahren und zu überwachen. Offensichtlich hilft uns das, einen besseren Zugang zu den Informationen unseres emotionalen Körpergedächtnisses (den »somatischen Markern«) zu bekommen und unsere Bauchgefühle bewusster wahrzunehmen.

Hanson forscht seit vielen Jahren intensiv darüber, wie unser Gehirn lernen kann, sich mehr auf Wohlbefinden und alles, was uns gelingt, auszurichten. Er fand heraus, dass Meditation unser Gehirn lehren kann, nicht nur in Zustände des Glücks zu gelangen, sondern diese auch aufrechtzuerhalten. »Sie bewirkt, dass der Hypothalamus uns mit angenehmen Hormonen wie Oxytocin und Neurotransmittern wie Dopamin [...] belohnt. Dies alles schafft positive innere Zustände. Sie werden als optimaler Zustand erfahren, dem sich das Gehirn und

59 Hanson, Rick / Mendius, Richard: Meditationen, um das Gehirn zu verändern; CD 1, Track 5, Windpferd Audio 2009, Mitschrift des Audio-Tracks durch Anna Trökes

der Geist zunehmend zuwenden. Es ist, als würden wir unser Gehirn immer wieder einladen, sich immer mehr dem Glücklichsein zuzuneigen. Meditation und die Einsichten, die der Meditation entspringen, verringern allmählich die Beteiligung an jeglichen unheilsamen und unglücklichen Zuständen. Meditation aktiviert jenen Teil des Gehirns, den anterioren cingulären Cortex, den ACC, der zuständig ist für integriertes, fokussiertes Denken und Fühlen, und stärkt ihn damit.

Denken und Fühlen sind bei vielen Formen des Leidens getrennt, wie zum Beispiel bei chronischer Angst, schlechter Laune, allgemeiner Griesgrämigkeit. Beides zusammenzubringen, sodass die betreffende Person fühlen kann, während sie denkt, und zu denken vermag, während sie fühlt, ist ein vorrangiges Ziel der Psychotherapie und anderer Methoden des persönlichen Wachstums. Indem wir wiederholt den ACC aktivieren, helfen wir den Neuronen dabei, sich mit immer mehr Gehirnfunktionen zu verdrahten, und stärken so unsere Fähigkeit, Denken und Fühlen zu integrieren.« [60]

Die Formen der Yogameditation sind äußerst vielfältig, sodass jeder Mensch eine ihm gemäße Meditationspraxis entwickeln kann. Die aus dieser Fülle für Sie ausgewählten Meditationen sollen Sie besonders darin unterstützen, eine wirksame und nachhaltige Entspannungsantwort zu finden, wenn Sie geistig, emotional und/oder körperlich zu sehr gefordert sind.

Achtsamkeitsmeditation

Achtsamkeitsmeditation oder Vipassana *ist eine Meditationsform, die man für sich oder in einem Kurs einübt, um sie dann jederzeit – vor allem im Alltag – anzuwenden. Man lernt in ihr die Kunst der reinen Beobachtung der eigenen Befindlichkeit, der eigenen Gedanken und Gefühle und des eigenen Verhaltens. Egal, was einem begegnet, man kommentiert, wertet oder beurteilt es nicht. Das, was man wahrnimmt – das Phänomen –, wird einfach nur benannt.*

Wenn man zum Beispiel wahrnimmt, dass einem der Rücken vom Sitzen wehtut, sagt man: »Da ist Schmerz im Rücken.« So ist der Schmerz das Objekt der Beobachtung. Dadurch beginnt man, die Identifikation mit dem Wahrgenommenen zu lösen. Der Rückenschmerz ist nicht mehr »mein Rückenschmerz«, sondern nur noch ganz schlicht Rückenschmerz.

Auf dieselbe Weise werden Gedanken und Gefühle benannt. »Da ist ein Gedanke an meinen Chef, die Kollegin XY, meinen Sohn, meine Mutter …« Ebenso geht es mit Ge-

[60] Hanson / Mendius: a. a. O., Mitschrift Anna Trökes

fühlen: »Da ist Angst/Wut/Traurigkeit/Langeweile/Neid ...« Wenn da Angst ist, dann bin nicht ich diese Angst. Ich bin ich, und da ist Angst.

Mithilfe der Achtsamkeitsmeditation lernen Sie, achtsam zu werden gegenüber all dem, was in Ihnen lebt und wirkt. Sie werden lernen zu unterscheiden, was davon förderlich und wohltuend für Sie ist und was Sie – und Ihren Genesungsprozess – behindert oder Sie sogar krank macht.

Sie brauchen nicht zu fürchten, dass das Üben der Achtsamkeitsmeditation Sie zu sich selbst auf Distanz gehen lässt oder dass es Sie völlig von Ihren Gefühlen abschneidet. Es wird Ihnen nur die Möglichkeit geben, zuerst einmal einen neutralen Blick auf all das zu werfen, was aus Ihrem eigenen Inneren aufsteigt – und dann können Sie entscheiden, ob Sie diesen Gedanken/dieses Gefühl zum Beispiel weiterverfolgen wollen und ob Sie wirklich in einer bestimmten Weise handeln oder reagieren wollen. Sie werden nach einiger Zeit feststellen, dass Sie zwar etwas weniger impulsiv und spontan sein werden, dafür aber Gelassenheit und innere Ruhe gewonnen haben.

- Kommen Sie in einen aufrechten und bequemen Sitz Ihrer Wahl.
- Sobald Sie eine für Sie angenehme Sitzhaltung gefunden haben, schließen Sie die Augen. Ziehen Sie dadurch Ihre Aufmerksamkeit von der Außenwelt ab und lenken Sie sie auf all das, was in Ihnen geschieht. Werden Sie sich Ihrer Gedanken, Empfindungen und Gefühle bewusst und benennen Sie das, was Sie jeweils wahrnehmen.
- Fahren Sie damit eine ganze Weile – mindestens aber 5 Minuten – fort und beobachten Sie gleichzeitig, wie es Ihnen mit dieser Übung geht.
- Wenn Zweifel oder Unmut auftreten, dann benennen Sie ganz konsequent auch diese Gefühle. Wenn Sie etwas juckt, sagen Sie sich: »Da ist Jucken.« Wenn Sie unruhig oder nervös werden, sagen Sie sich: »Da ist Unruhe/Nervosität.«
- Achten Sie zu Beginn darauf, sich durch nichts beirren zu lassen, denn der Geist ist trickreich und schätzt dieses Spiel, das seine Macht untergräbt, gar nicht.
- Üben Sie die Achtsamkeitsmeditation mindestens 6 Wochen hintereinander, nach Möglichkeit täglich. Versuchen Sie so, diese achtsame Sichtweise in Ihr Leben zu integrieren, bis Sie merken, dass sie auch im Alltag funktioniert.
- Beobachten Sie, was sich dadurch in Ihrem Leben und in Ihrer Beziehung zu Ihren Mitmenschen verändert und in welchem Maße das achtsame Benennen Ihnen mehr Ruhe, Gelassenheit und Achtsamkeit für sich selbst schenkt.

Dankbarkeitsmeditation

Die folgende Meditation fördert die heilsame und entspannende Kraft der Dankbarkeit. Diese innere Kraft ist es, die uns wie kaum etwas anderes wirksam und nachhaltig gute Gefühle erfahren lässt und die Auswirkungen von Stress zu lindern vermag. Sie hilft uns, unseren Geist darauf auszurichten, was wir alles schon haben, können und zur Verfügung haben, und uns nicht ständig auf einen tatsächlich bestehenden, oft aber nur eingebildeten Mangel auszurichten. Wenn wir Dankbarkeit zum Beispiel für alles in uns kultivieren, was aktuell gesund ist, gut läuft und »im grünen Bereich« liegt, dann erschaffen wir uns damit eine wertvolle Ressource.

Die Entfaltung von Dankbarkeit vertreibt beziehungsweise lindert erwiesenermaßen Schwermut und Depression, denn sie unterstützt uns darin, unserem Geist eine andere Ausrichtung zu geben: weg von dem Denken, mit dem wir uns immer wieder Leid erschaffen – hin zu einem Denken, das das Gelingende bestärkt. Dadurch erweist sich jede Form der Dankbarkeitsmeditation als außerordentlich hilfreich dabei, alle Genesungsprozesse zu unterstützen.

Die vorliegende Dankbarkeitsmeditation orientiert sich an alltäglichen Erfahrungen, damit Sie sie jeden Tag üben können, unabhängig davon, wie Sie sich gerade fühlen. Wenn Sie spezielle Beschwerden haben – zum Beispiel Kopfschmerzen oder Herzrasen –, dann danken Sie explizit für alle Bereiche in Ihnen, denen es gerade gut geht. Bei regelmäßiger Übung wird sich der Fokus Ihrer Aufmerksamkeit schnell verschieben: weg von der Fixierung auf die Störung, hin zur eher allgemeinen Wahrnehmung von Wohlgefühl (mit Zonen von Unwohlsein), was Ihren Heilungsprozess sehr fördern wird.

Am Morgen

- Wenn Sie am Morgen aufwachen, dann machen Sie sich als Erstes bewusst, was Ihnen alles gegeben ist: das Bett, die Zudecke, das Dach über dem Kopf und so weiter. Erfahren Sie all das, was Ihnen vielleicht ganz selbstverständlich erscheint, mit Dankbarkeit.
- Wenn Sie aufstehen, machen Sie sich in Dankbarkeit bewusst, dass Sie gehen und sich fortbewegen können. Werden Sie dessen gewahr, was Ihnen alles mühelos möglich ist.
- Während Sie weiter in Ihren Tag hineingehen, sagen Sie bewusst (und wenn möglich laut) Danke zu allem, was Sie auf einer körperlichen, mentalen und emotionalen Ebene unterstützt, Ihre Aufgaben zu erfüllen und den Tag in förderlicher Weise zu gestalten. Danken Sie innerlich – oder besser tatsächlich – allen Menschen, die Sie im Laufe des Tages, in welcher Hinsicht auch immer, unterstützen.

- Fahren Sie damit fort, wann immer Sie daran denken. Danken Sie dafür, dass ein Schmerz nachlässt, dass Sie etwas Gutes essen konnten oder dass jemand Sie freundlich angelächelt hat.

Am Abend

- Wenn Sie am Abend zur Ruhe kommen, machen Sie sich bewusst, was heute alles gut gelaufen ist. Erfüllen Sie sich selbst mit einem warmen und wohltuenden Gefühl der Dankbarkeit.
- Entwickeln Sie Wertschätzung und Dankbarkeit dafür, was Ihnen heute alles gelungen ist, obwohl Sie sich vielleicht gerade nicht in Bestform fühlen. Schauen Sie mit Freude und Dankbarkeit auf jeden Schritt, den Sie gemacht haben, und auf jeden kleinen Fortschritt in Ihrem Gesundungsprozess.
- Werden Sie sich bewusst, welche guten Begegnungen Sie heute hatten. In welchen Situationen haben Sie Freundlichkeit, Wohlwollen oder Unterstützung erfahren?
- Verbinden Sie sich mit allen Sinnen in Dankbarkeit mit all den Situationen, die Sie unterstützen und nähren. Und dann nehmen Sie diese Gefühle mit in den Schlaf.

Meditation für Selbstmitgefühl (Maitri-Meditation)

Selbstakzeptanz und Selbstmitgefühl sind für jeden Heilungsprozess von äußerster Wichtigkeit, denn beides hilft uns, uns so anzunehmen, wie wir jetzt gerade sind, und dadurch Frieden mit uns und unseren (vermeintlichen) Schwächen zu machen. Das beruhigt den Geist und nimmt uns Stress, wohingegen der innere Widerstand gegen jegliches Unwohlsein unseren Geist beunruhigt und uns noch zusätzlich stresst.

Bedingt durch Erziehungskonzepte, die sich hauptsächlich daran orientieren, was wir leisten und wie unsere Performance ist, kann es sein, dass wir Selbstakzeptanz und Selbstmitgefühl mit einem Eingeständnis von Schwäche verwechseln. Das Gegenteil ist jedoch der Fall. Zahlreiche Versuche der Stressforschung und der positiven Psychologie beweisen klar, dass beides uns stärkt und uns zurückführt zu Zuversicht und Selbstvertrauen, zwei wesentliche Faktoren der Selbstheilung.

- Suchen Sie sich einen ruhigen Ort mit angenehmer Atmosphäre. Nehmen Sie eine bequeme Meditationshaltung ein. Schließen Sie die Augen und atmen Sie mehrmals langsam und tief ein und aus. Beobachten Sie Ihren Atem für eine Weile.
- Lenken Sie dann Ihre Aufmerksamkeit auf den Bereich Ihres Herzens. Stellen Sie sich vor, wie die Sonne darauf strahlt und Ihren Herzraum mit Licht und Wärme erfüllt. Spüren Sie, wie diese Wärme Ihr Herz öffnet?
- Sprechen Sie dann zu sich selbst:
  »Möge ich glücklich sein.«
  Lassen Sie die Worte mit jedem Atemzug tiefer in Ihr Herz ein. Bleiben Sie einige Minuten bei diesem Wunsch für sich selbst und wiederholen Sie ihn mehrfach.
- Gehen Sie weiter zum nächsten Satz und bleiben Sie eine Weile dabei:
  »Möge ich mich sicher und geborgen fühlen.«
- Formulieren Sie Ihren nächsten Wunsch und nehmen Sie auch diesen Satz in Ihr Herz auf:
  »Möge ich gesund sein.«
- Gehen Sie dann zum letzten Satz über:
  »Möge ich sorgenfrei leben.«
- Wenn Sie sich innerlich diesen vier Sätzen ganz geöffnet haben, dann wiederholen Sie sie noch mehrmals nacheinander, sooft Sie wollen. Versuchen Sie, wenigstens 10 Minuten bei der Maitri-Meditation zu bleiben. Mit der Zeit werden Sie merken, dass Ihr Umgang mit sich selbst respekt- und liebevoller wird und Ihnen in der Folge eine gute Selbstfürsorge natürlicher und förderlicher erscheinen wird.

Maitri-Meditation für andere

- Die Maitri-Meditation für andere funktioniert, wie zuvor beschrieben, nur dass Sie sich bei Ihrer Meditation einen Menschen ins Gedächtnis rufen, den Sie gern mögen, dem Sie dankbar sind. Die Sätze lauten dann entsprechend:
  »Mögest du glücklich sein.«
  »Mögest du dich sicher und geborgen fühlen.«
  »Mögest du gesund sein.«
  »Mögest du sorgenfrei leben.«
- Wenn Sie geübt sind in der Maitri-Meditation für sich selbst und für die, denen Sie Gutes wünschen, dann können Sie noch weiter gehen: Schicken Sie Ihre guten Wünsche an Menschen, denen Sie neutral gegenüberstehen, oder jenen, von denen Sie glauben, dass sie Ihrer guten Wünsche bedürfen, wie leidgeprüfte oder einsame Menschen.
- Wenn Sie noch ein bisschen weiter gehen möchten, dann schließen Sie einen Menschen in Ihre Maitri-Meditation ein, den Sie nicht besonders mögen, mit dem Sie vielleicht nicht gut auskommen: ein unehrlicher Arbeitskollege, ein ungerechter Chef, eine zänkische Nachbarin ... Versuchen Sie, sich über die unangenehmen Gefühle, die Sie mit dieser Person verbinden, hinwegzusetzen, versuchen Sie, sie neutral zu sehen. Zugegebenermaßen ist dies eine ziemlich fortgeschrittene Übung. Aber wenn Sie auch diese Ihnen unangenehmen Zeitgenossen regelmäßig in Ihre Maitri-Meditation einschließen, werden Sie bald merken, wie sich Ihr Verhältnis zu diesen Personen positiv verändert. Ihr Wohlwollen wird die Situation entspannen, wird die Weichen stellen für ein besseres und heilsameres Miteinander.
- Der letzte Schritt ist, der ganzen Welt und allen Geschöpfen Wohlwollen zu wünschen. Im Sinne von:
  »Mögen alle Wesen glücklich sein.«

Die Ausrichtung auf das Wohlergehen der Mitmenschen, die wir lieben oder mit denen wir Probleme haben, bewirkt zum einen in uns sehr positive Erfahrungen und damit gute und heilsame Gefühle. Zum anderen holt jede noch so kurze Maitri-Meditation uns ganz sicher aus der Opferrolle raus und gibt uns nach und nach ein Gefühl für unsere Souveränität und Würde. Die darin gegründete Selbstachtung wird dann zum Heilfaktor.

Mit dem Herzen atmen

Diese Meditation entspannt den Brustraum und dort ganz besonders den Herzraum. Sie ist besonders hilfreich, wenn Sie sich bedrückt fühlen, Engegefühle im Brustraum verspüren oder wenn Ihnen »schwer ums Herz« ist. Sie können diese Übung in einem bequemen Sitz, aber auch im Liegen ausführen.

- Kommen Sie in eine Haltung, in der Sie bequem ca. 5 Minuten verweilen können.
- Schließen Sie die Augen und ziehen Sie sich in Ihren inneren Raum zurück.
- Entspannen Sie – so gut es Ihnen momentan möglich ist – Ihre Augen, Ihr Gesicht und Ihren Mundraum. Schenken Sie sich ein »inneres Lächeln«. Das wird Sie darin unterstützen, nun auch Anspannungen in Ihrem Bauchraum und Zwerchfell zu lösen.
- Legen Sie eine Fingerspitze auf den kleinen Fortsatz des Brustbeins, der sich oberhalb des Nabels befindet. Konzentrieren Sie sich auf diesen Bereich und beobachten Sie, in welchem Maße sich nun Ihr Atem vertieft und entspannt.
- Werden Sie sich bewusst, wie Ihr Herz auf den ruhigen und rhythmischen Bewegungen Ihres Atems »reitet« wie auf einer Welle. Entspannen Sie Ihren Herzraum und das Herz.
- Stellen Sie sich vor, mit dem Herzen zu atmen. Atmen Sie mit Ihrem Herzen ruhig und tief ein – und wieder aus. Schwingen Sie sich auf den Rhythmus Ihres Herz-Atems ein.
- Fahren Sie damit einige Minuten lang fort.
- Um die Übung zu verlassen, vertiefen Sie bewusst Ihren Atem. Dehnen und räkeln Sie sich und werden Sie sich bewusst, in welchem Maße Sie Anspannungen rund um Ihr Herz lösen konnten.

Meditation auf das Licht im Herzen, das von Leid unberührt ist

Diese schöne Meditation wird im Yogasutra, *einem der wichtigsten Grundlagentexte beschrieben, und zwar dort, wo es um unseren Umgang mit allen möglichen Hindernissen geht. Das Sutra beschreibt diese Meditation als ein wirksames Mittel, den Geist zu beruhigen, sodass er klarer und stabiler werden kann (ein Zustand, der dort »chitta prasadana« genannt wird). Die Meditation empfiehlt, uns vorzustellen, dass es in uns einen Ort gibt, der von keinem Leid berührt werden kann – und dieser Ort ist unser Herz, dieses Organ, von dem es im Yoga heißt, dass es der Wohnort unseres wahren, innersten Seins – des Selbst – ist. Das Licht gilt im Yoga als ein Symbol der Reinheit und des Wissens. Es erhellt alles, was im Dunkeln liegt, und lässt uns erkennen, wodurch wir Leid erfahren.*

Üben Sie diese kurze Meditation möglichst oft in sorgenfreien Zeiten, damit etwas in Ihnen ganz automatisch darauf zurückgreifen kann, wenn es Ihnen nicht gut geht.

- Finden Sie eine Möglichkeit, für einige Minuten innezuhalten: im Stand, im Sitz vielleicht auch im Liegen.
- Spüren Sie sich in Ihren Herzraum ein und entspannen Sie ihn so umfassend und tief wie nur möglich. Unterstützen Sie sich darin, indem Sie sich ein inneres Lächeln schenken und sanft und liebevoll zu Ihrem Herzen hin atmen.
- Gehen Sie dann mit Ihrer Wahrnehmung in das Innere Ihres Herzens und entspannen Sie auch diesen Raum. Lächeln Sie in ihn hinein.
- Verweilen Sie dort und verbinden Sie sich in Ihrer Vorstellung mit Licht. Stellen Sie sich vor, dass dieses Licht im Inneren Ihres Herzens von Leid unberührt ist und auch immer, unter allen Umständen, von Leid unberührt bleibt. Dieses Licht bringt Ihnen Klarheit und verbindet Sie mit Ihrem inneren Wissen. Es verbindet Sie mit dem Wissen, dass in Ihrem tiefsten Wesen etwas angelegt ist, das nicht zu verletzen und nicht zu kränken ist. Es ist das Sein an sich, dem Sie tief und untrennbar verbunden sind. Meditieren Sie über dieses Licht, indem Sie sich dieser Vorstellung mehr und mehr öffnen.
- Um die Meditation zu beenden, atmen Sie einige Male tief durch. Nehmen Sie das Gefühl und das innere Bild des Lichts in Ihrem Herzen mit in Ihren Alltag.

Meditation über das Selbst

Unser Geist ist ständig beschäftigt, hetzt hin und her, umgetrieben von Sorgen, Bewertungen, Erwartungen. Was ihn dabei antreibt, sind die Kräfte des Egos, also unser Begehren, unsere Abneigungen, unsere Erwartungen und Ängste.

Doch es gibt etwas in uns, das sich weder mit den Geschehnissen des Lebens noch mit den Bedürfnissen des Egos verbindet. Es ist unser innerstes Wesen, das im Yoga »Selbst« (Atman) *genannt wird, unser inneres, durch nichts und niemanden zu verletzendes Licht, das Sie schon in der vorhergehenden Meditation kennengelernt haben. Es ist alterslos, denn es hat kein Gefühl für Alter. Es ist formlos, denn es ist im Grunde nur ein Konzept – und doch füllt es uns ganz aus. Es interessiert sich nicht dafür, wer oder was wir sind, wie unser Status und unsere Performance sind. Es ist durch nichts zu verletzen, denn es hat keinerlei Angriffsflächen.*

Wenn wir lernen, uns dem Konzept eines Selbst zu öffnen, erschaffen wir uns damit in unserem Inneren einen Ort der Ruhe und des Friedens, denn das Selbst ist bedürfnislos und sich immer selbst genug. Und damit wird dieses Konzept zum Nährgrund, in dem wahrer Gleichmut und Gelassenheit gedeihen können.

- Setzen oder legen Sie sich bequem hin, und schließen Sie die Augen.
- Tauchen Sie mit Ihrer Wahrnehmung ganz in sich hinein. Werden Sie sich bewusst, wie in dem Moment, in dem Sie Ihre Augen geschlossen haben und Sie sich nicht mehr selbst sehen, Sie auch nichts mehr von dem spüren können, was Sie in der Außenwelt ausmacht. Spürend wissen Sie nichts mehr über Ihre Körpergröße, Ihr Gewicht, Ihre Figur, Ihr Alter. Vor allem aber werden Sie nicht spüren können, als welche Persönlichkeit Sie sich der äußeren Welt präsentieren.
- Um mit all diesen individuellen Zuschreibungen wieder in Verbindung zu treten, müssten Sie sich ganz bewusst erinnern, was Ihre Erscheinung ausmacht. Sie werden feststellen, dass Sie es nicht über das Spüren aus sich heraus wahrnehmen können, weil es in Ihrer inneren Welt bedeutungslos ist. Vielleicht empfinden Sie sich nun als etwas freier und unbeschwerter, weil Ihr Ego mal für eine Weile zurücktritt – dieses Ego, das die tiefsten und authentischen Ebenen Ihres Seins normalerweise verdeckt.
- Bleiben Sie ganz sich selbst zugewandt und finden Sie das in sich, was unberührt von allen Freuden und Sorgen ganz tief in Ihnen ruht. Es ist das Bewusstsein, das Sie von innen ausfüllt, ohne je Form anzunehmen. Es ist die Kraft in Ihnen, mit der Sie jeden Kummer überwinden können. Es ist das in Ihnen, was immer heil bleibt. Verbinden Sie sich mit dieser Empfindung. Wenn Sie unsicher sind, ob Sie Ihr innerstes Wesen spüren können, stellen Sie es sich einfach vor.
- Verweilen Sie so für einige Minuten, ganz in Ihrer Mitte ruhend.

- Um die Übung zu verlassen, vertiefen Sie die Atmung. Nehmen Sie die Empfindung Ihres Wesenskerns, der durch nichts zu erschüttern ist, mit in Ihren Alltag. Verbinden Sie sich immer wieder mit dieser ruhigen, stabilen Kraft in Ihnen. Sie wird Ihnen helfen, allmählich zu einem ruhenden »Fels in der Brandung« des Lebens zu werden.

Meditation über die innere Achse

Diese Meditation wird Sie unmittelbar Erdung, innere Stabilität und Aufrichtung erfahren lassen. All das ist von der Evolution in uns angelegt, aber die Erfahrung davon geht in den ständigen Aktivitäten des Alltags leider oft verloren. Diese drei Qualitäten gehören zu unserem natürlichen Sein, denn unsere Füße berühren die Erde, wir bewegen uns (mehr oder weniger) aufrecht durch unser Leben und werden dabei von der Schwerkraftachse in unserem Inneren stabilisiert. Deshalb erinnert sich der Körper – vermittelt durch seine Körperintelligenz und sein Körpergedächtnis – auch schnell wieder daran, wenn Sie ihm diese Erfahrungen mithilfe dieser Meditation wieder anbieten.

Sie können das Bild der inneren Achse jedes Mal innerlich aufrufen, wenn Sie sich im Yoga aufrecht hinsetzen, sodass Sie dann in schwierigen Situationen, wenn Sie das Gefühl haben, dass das Leben Sie niederdrückt, darauf zurückgreifen können.

Eine so von innen heraus aufgerichtete Haltung ist entspannt und würdevoll zugleich. Zu spüren, dass wir Halt und Stabilität in uns finden können, schenkt uns Ruhe und bewirkt, dass wir uns schneller und nachhaltiger regenerieren können.

Nachdem Sie diese Meditation eingeübt haben, können Sie sie auch immer wieder im Alltag einsetzen, zum Beispiel in schwierigen Meetings, wenn es darum geht, in Ruhe Ihren Standpunkt zu vertreten, oder wenn Sie sich durch Anspannung und Druck aus Ihrer Mitte gerissen fühlen.

- Kommen Sie in einen aufrechten und bequemen Sitz. Lassen Sie sich nieder und geben Sie ganz bewusst über die Auflageflächen am Becken, an den Beinen und Füßen das Gewicht Ihres Körpers an die Erde ab. Verwurzeln Sie sich tief in der Erde und verbinden Sie sich innerlich mit ihrer Stabilität und Ruhe.
- Gehen Sie dann mit der Achtsamkeit zur Mitte Ihres Beckenbodens. Dort entspringt Ihre inneren Achse. Sie gleicht dem Kanal in der Mitte eines Baums, durch die der Stamm, die Äste und Blätter mit den Wurzeln verbunden sind und über den sie die Nahrung der Erde empfangen. Spüren Sie, wie diese Achse – den Wurzeln entspringend – genau in der Mitte Ihres Becken-, Bauch- und Brustraums

aufsteigt und weiter durch die Mitte Ihres Halses und Kopfes zieht bis hoch zum Scheitel – und darüber hinaus.

- Wandern Sie für einige Zeit in Ihrem Atemrhythmus entlang dieser Achse hinauf und hinunter. Stellen Sie sich vor, dass sie Ihnen innerlich Ausrichtung und Halt gibt. Denken Sie sich diese Achse als einen Kanal, über den Ihnen ständig aus der Erde Ruhe und Energie zufließen.
- Verweilen Sie in der Vorstellung, von der Erde genährt und gehalten zu werden. Spüren Sie den Halt entlang Ihrer inneren Achse und wachsen Sie kraftvoll und gleichzeitig entspannt entlang dieser Lotrechten aus sich heraus.
- Verweilen Sie so, gleichermaßen gut geerdet und stabil und andererseits mit Leichtigkeit aufgerichtet nach oben strebend. Atmen Sie ruhig weiter. Bleiben Sie die ganze Zeit der Vorstellung verbunden, innerlich gehalten und genährt zu werden.
- Um diese Meditation zu beenden, vertiefen Sie zunächst die Atmung. Beginnen Sie dann, sich wieder zu bewegen. Nehmen Sie das innere Bild, in sich selbst Halt zu finden, mit in Ihren Tag.

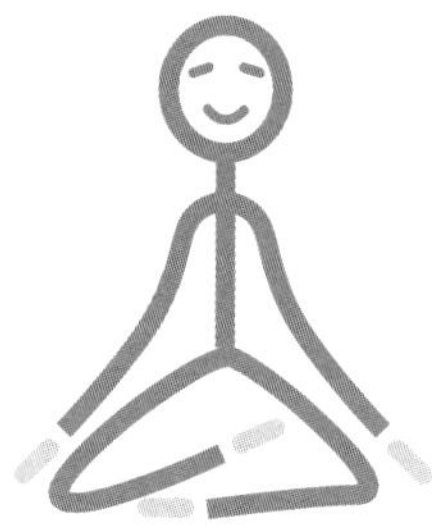

Meditation über die Intelligenz und Kraft des Lebens

Unser Körper besteht aus ca. 1,3 Billionen Zellen, die sich in verschiedene Organsysteme aufteilen. Alle bilden gemeinsam ein Team, das uns am Leben erhält, indem allerorten gleichzeitig und koordiniert die Prozesse eingeleitet, aufrechterhalten oder angehalten werden, die unser inneres Milieu in einem dynamischen Gleichgewicht – der Homöodynamik – erhalten, in der der Zustand der Gesundheit gründet. Alle Teammitglieder kümmern sich ununterbrochen und oft vollkommen selbstständig umeinander. Diese unfassbare Menge von Zellen, die unseren Organismus ausmachen, ist tatsächlich von Natur aus aufeinander und auf Kooperation eingestimmt. Es gelingt ihnen – trotz deutlicher Schwankungen hinsichtlich des ph-Wertes, der Außen- und Innentemperatur, trotz Stress und Angriffen von Keimen und Umweltgiften aller Art –, uns doch zumeist weitgehend gesundzuerhalten. Es gibt keine Instanz in uns, die all diese komplexen Prozesse zu koordinieren oder zu lenken vermag, denn sie folgen alle einer für unser Verständnis bis heute unfassbaren Intelligenz, die jeder Zelle vom Moment der Befruchtung an innewohnt. Jede Zelle spürt genau, wann der Zeitpunkt gekommen ist, an dem sie der Gesamtheit des Organismus nicht mehr dient, und »schickt sich« in den (Zell-)Tod. Sie macht Platz für frische, neue Zellen, die sich aus sich selbst heraus gebären (Autopoesis) und die vom ersten Moment ihres Seins an das ganze Wissen um die Aufrechterhaltung von innerem Gleichgewicht und damit des Lebens in sich tragen. Leben ist im wahrsten Sinne des Wortes immer auch Stoffwechsel – ein stetiger und zuverlässiger Wechsel der Stoffe mit dem Ziel, alle Systeme des Körpers zu nähren, sie von anfallenden Stoffwechselendprodukten zu befreien und unsere Gesundheit und unser Wohlbefinden aufrechtzuerhalten.

Die folgende Meditation ist eher eine Kontemplation, die ohne eine genaue Anleitung auskommt. Sie können in jedem Moment üben, in dem Sie mal kurz innehalten, sich Ihres Lebendigseins bewusst werden oder staunend eine Blume, ein Tier oder Ihren Atem betrachten. Besonders guttun wird sie Ihnen jedoch am Beginn des Tages, um sich auf das Leben einzustimmen, oder vor dem Schlafengehen, um dem »Wunder des Lebens« zu danken, dass es Sie heil durch den Tag gebracht hat und so gut für Sie gesorgt hat.

- Wann immer sich in Ihrem Alltag die Gelegenheit ergibt innezuhalten, bleiben Sie einen Moment stehen oder setzen Sie sich hin.
- Werden Sie sich bewusst, dass Sie leben, und öffnen Sie sich ganz dieser Erfahrung, dass jede Zelle Ihres Körpers von der Kraft des Lebens durchdrungen ist.
- Machen Sie sich bewusst, dass jede Zelle weiß, dass sie Teil eines einzigen großen Organismus ist. Alles in ihrem Sein und Wirken ist darauf ausgerichtet, dem Wohl und der Gesunderhaltung Ihres Körpers zu dienen und sein inneres Gleichgewicht immer wieder herzustellen und zu bewahren.
- Rufen Sie sich ins Bewusstsein, dass jede einzelne Zelle in sich das Wissen um die Gesetze des Lebens trägt und diese in intelligenter, angemessener und angepasster Weise in jedem Moment umsetzt. Selbst dann, wenn Sie krank sind! Dann wird die Intelligenz Ihres Immunsystems alle Kräfte in Bewegung setzen, Sie zu schützen und den Raum zu schaffen, in dem Heilung wieder möglich wird. Das Leben will leben – durch alles, was lebt, also auch durch Sie. Deshalb kümmert sich das Leben in jedem Augenblick um jede Zelle, jeden Organismus und jedes Wesen. Die Kraft des Lebens lässt uns atmen, verdauen, hält unseren Stoffwechsel aktiv und bewirkt, dass wir uns bis ins hohe Alter immer wieder aus uns selbst heraus neu gebären.
- Öffnen Sie sich ganz dieser wundervollen Kraft, die auf so intelligente Weise in Ihnen wirkt, und werden Sie sich bewusst, dass Sie teilhaben an diesem Wunder, das wir Leben nennen.
- Um diese kurze Kontemplation zu beenden, atmen Sie einige Male tief durch und schenken Sie dem Leben in sich ein Lächeln.

Naturmeditation – ein meditativer Morgenspaziergang[61]

Es gibt zahllose Wege zu Einkehr, Selbstbesinnung, Achtsamkeit und Gelassenheit. Einer der ursprünglichsten, vielleicht der archaischste von allen, ist die achtsame Naturbegegnung, was wir zum Beispiel durch entspanntes Gehen in freier Natur erfahren können.

Die positive Wirkung von Waldspaziergängen zur Stressreduktion und Burn-out-Prophylaxe wird zunehmend auch wissenschaftlich erforscht. Etwas, das für unsere Vorfahren selbstverständlich war, wird heute als Therapieform neu entdeckt: das »Waldbaden«.

Waldspaziergänge und das Wandern in freier Natur aktivieren den Parasympathikus, reduzieren Stresshormone und senken den Blutdruck. Für das Thema der Selbstheilung ist außerdem die Wirkung auf eine hormonähnliche Substanz namens DHEA (Dehydroepiandrosteronacetat) interessant. Erste Forschungen konnten zeigen, dass das Prohormon vor dem Altern schützt, bei chronischem Müdigkeitssyndrom, Depressionen, Fettleibigkeit und Autoimmunkrankheiten hilft und Herz und Gefäße zu stärken vermag. Leider lässt die körpereigene Produktion mit zunehmenden Alter nach, und Nahrungsergänzungsmittel, die diesen Stoff enthalten, sind in Deutschland nicht erlaubt, weil DHEA hier als zulassungspflichtiges Arzneimittel gilt. Deshalb ist es gut zu wissen, dass unser Körper diesen Stoff bei Spaziergängen im Grünen vermehrt aus den Nebennieren ausschüttet, wodurch Heilungsprozesse nachweislich unterstützt werden.

Nehmen Sie sich für die Naturmeditation etwas Zeit. Eine Stunde zwischen Wiesen und Bäumen ist sicher optimal, aber leider nicht immer machbar. Vielleicht gibt es aber einen Park, wo Sie wohnen oder arbeiten. (Achten Sie auf Hundebesitzer! Die kennen sich in dieser Hinsicht immer sehr gut aus.). Auch kleine Grünflächen sind Natur, und so kann Ihnen schon ein kurzer, achtsamer und bewusster Spaziergang in der Mittagspause oder zum Feierabend die gewünschten Wirkungen bringen.

61 Diese Meditationsanleitung und die Erläuterungen dazu waren Teil des Unterrichts von Dr. Martina Bley bei einem gemeinsamen Seminar über »Anti-Stress-Yoga« im Juli 2018 im Rosenwaldhof (Großkreutz, Havelland).

- Suchen Sie sich einen Ort, wo Sie eine Weile durch die Natur laufen können (gerne mit Hund!). Gehen Sie langsam und absichtslos spazieren – in einer Geschwindigkeit, die sich ganz natürlich einstellt. Sie brauchen keine Technik anzuwenden, gehen Sie einfach so, wie es sich ergibt.
- Öffnen Sie sich einer bewussten, intensiven Wahrnehmung der Sie umgebenden Natur mit allen Sinnen. Sehen Sie bewusst die Pflanzen, die Vögel, die Insekten, hören Sie die Geräusche der Natur und spüren Sie, wie die Natur mit allen Lebewesen einfach nur da ist.
- Werden Sie sich bewusst, dass auch Sie ein Teil der Natur sind und dass Sie als Mensch ganz selbstverständlich an ihren Kreisläufen teilhaben – mit jedem Atemzug und mit jedem Schritt auf der Erde.
- Gehen Sie ruhig weiter, ganz offen und achtsam für alles, was Ihnen begegnet. Nehmen Sie sich Zeit, auch mal stehen zu bleiben und genauer hinzusehen. Staunen Sie wie ein Kind! Das ist Balsam für die Seele!

TIPP Gespräche lenken meist nur vom unmittelbaren Verbundensein mit der Natur ab. Gehen Sie deshalb besser allein oder, wenn gemeinsam, dann schweigend.

Gehmeditation

Die Gehmeditation wurde in der Übungspraxis des Zen entwickelt, hat sich aber in den letzten Jahren in allen Traditionen etabliert, in denen der Fokus auf der Schulung der Achtsamkeit liegt. Gehmeditation ist nichts anderes als einfach nur extrem langsames und bewusstes Gehen: achtsames Heben des Fußes – achtsames Nach-vorn-Bewegen des Spielbeines – achtsames Aufsetzen des Fußes – Gewichtsverlagerung usw.

Erst beim extrem langsamen Gehen wird uns bewusst, dass es sich um einen – trotz aller Gewohnheit – äußerst komplexen Bewegungsablauf handelt. Sie werden merken, dass die Konzentration darauf, einen Schritt nach dem anderen zu tun, Ihre gesamte Aufmerksamkeit in Anspruch nimmt. Sie werden also wenig Chancen haben, Ihr gewohntes Denken weiterzuverfolgen. Gehmeditation führt immer ins Hier und Jetzt, denn Gehen geschieht genau hier und jetzt! Und es wird Sie wieder »zurück auf den Boden« bringen, wenn Ihr Kopf voll und Ihr Geist unruhig ist.

Wenn Sie ganz bewusst einen Schritt nach dem anderen machen, werden Sie irgendwann erkennen können, dass sich diese Erfahrung auf ganz viele andere Lebensbereiche übertragen lässt. Alles, was wir lernen wollen, eignen wir uns Schritt für Schritt an. Wir wachsen Schritt um Schritt. Genesung und Heilung geschehen Schritt für Schritt. Jedes Resultat, jeder Fortschritt begann einmal mit einem ersten Schritt. So kann die Gehmeditation uns auch helfen zu erkennen, dass es wirklich keinen Sinn ergibt, oft so ungeduldig zu sein: Unser Körper lehrt uns beim Gehen, dass wir unmöglich den dritten Schritt vor dem ersten machen können.

Gehen Sie am besten barfuß und achten Sie darauf, genügend Platz zu haben. Versuchen Sie auch im Laufe des Tages immer mal wieder, einige Schritte bewusst und achtsam zu gehen.

- Zur Einstimmung in diese Meditation aktivieren Sie Ihre Füße: Stellen Sie sie ungefähr beckenbreit und parallel zueinander. Heben und senken Sie im Wechsel die rechte und die linke Ferse. Achten Sie darauf, dass sich Fuß und Knie direkt nach vorn bewegen und vor allem der Fuß nicht nach außen abknickt, wenn Sie die Ferse heben.
- Stellen Sie sich dann an den Ausgangspunkt Ihrer Gehstrecke. Legen Sie die Hände vor der Brust so ineinander, dass die Handflächen nach oben weisen und die linke Hand in der rechten ruht. Sammeln Sie sich innerlich.
- Beginnen Sie dann langsam den ersten Schritt:
  Heben Sie achtsam den rechten Fuß.
  Führen Sie das Bein achtsam nach vorn. Achten Sie darauf, dass die Hüfte des rechten Beines (des Spielbeines) nicht absinkt. Spüren Sie, wie Ihr linkes Bein nun als Standbein Ihr Gewicht trägt.
  Setzen Sie achtsam den rechten Fuß auf (mit der Ferse oder dem Vorfuß – je nach Vorliebe).
  Übertragen Sie das Gewicht auf den rechten Fuß und das rechte Bein.
- Heben Sie den linken Fuß ...
- Fahren Sie damit fort. Lächeln Sie sich zu, wenn Sie merken, dass Sie ungeduldig werden oder dass Sie Widerstände in sich bemerken, und gehen Sie ruhig weiter – hier und jetzt – hier und jetzt ...
- Üben Sie zunächst nur ca. 5 Minuten und dehnen Sie das Üben im Laufe der Zeit bis auf 15 Minuten aus.

Gesund werden – gesund bleiben

Heilung ist etwas, das unser Organismus ein Leben lang anstrebt. Er sucht das »Heilwerden«, weil etwas in uns – von dem wir nicht so genau wissen, was es ist, das wir aber sehr wohl spüren können – jeden Zustand, der von dem Heilen abweicht, als unstimmig empfindet. Das *Yogasutra* beschreibt Krankheit als etwas, das unseren Geist beunruhigt, woraufhin er sich in Probleme verwickelt.

Diese Kraft in uns, die nach Heilung und damit nach der Rückkehr zu einem stimmigen, kohärenten Gefühl strebt, ist von Natur aus in uns angelegt. Schon gleich nach der Geburt bemerken Kinder, wenn etwas nicht passt. »Nicht in Form einer Vorstellung, einer Idee, einer Überzeugung oder gar einer Forderung, sondern als ein sehr zartes und das gesamte Kind durchströmendes Gefühl, eben als eine subjektive Empfindung. Das ist es«, schreibt der Neurobiologe Gerald Hüther, »was alle Kinder schon mit auf die Welt bringen und was ihnen von Anfang an hilft, nicht alles mit sich machen zu lassen: ihr feines Gespür dafür, wie es richtig wäre.«[62]

Dieses »feine Gespür« geht uns leider in der Regel unter den vielen Anforderungen des Alltags und vor allem im Stress verloren. Wenn wir unter Druck stehen und meinen, funktionieren zu müssen, kann es uns sogar lästig sein, wenn es sich meldet. Wenn wir seine Signale immer wieder verdrängen oder nicht beachten wollen, verlieren wir allmählich den Kontakt zu diesem wundervollen »inneren Frühwarnsystem«, das uns die Natur mitgegeben hat, und können dann nicht mehr in einer angemessenen Weise auf unser Wohlergehen achten.

Durch die Kultivierung des Nach-innen-Spürens, des Nachspürens in der Yogapraxis, durch ein meditatives, offenes und neugieriges Sich-Einlassen auf die Frage, wie wir uns in unserer aktuellen Befindlichkeit erfahren, können wir uns wieder spüren lernen. Und dadurch können wir wieder – wie in frühester Kindheit – erkennen, was uns guttut und was nicht. Wir entwickeln so – als Erwachsene nun auf einer bewussten Ebene – ein Gespür dafür, was wir brauchen, um zu heilen und heil zu bleiben, und finden gerade im Yoga viele Konzepte und Übungen, die uns in diesem Anliegen unterstützen.

Aktive Gesundheitsförderung

Yoga bietet uns aber auch konkrete Methoden der Gesundheitsförderung (Salutogenese) an. Viele Studien der letzten Jahre machen deutlich, dass bereits eine kurze, aber regelmäßige Yogapraxis unserer Gesundheit dient, denn sie bewirkt

[62] Hüther, Gerald: Würde; Pantheon 2018, S. 114

auf der rein körperlichen Ebene, dass wir langsamer und tiefer atmen, dass sich unser Blutdruck reguliert, dass wir überflüssige Anspannung schneller und nachhaltiger lösen können, dass unsere Verdauung regelmäßiger funktioniert und dass wir besser ein- und durchschlafen können. Unser Nervensystem lernt durch die Entspannungsangebote allmählich wieder, wie Abschalten geht, und kann sich dadurch auch wieder besser selbst regulieren. Vor allem aber lernen wir im Yoga, wie wir selbst unseren Geist in die Ruhe führen können.

Viele Menschen, die eine von Achtsamkeit und Wohlwollen geprägte Yogapraxis kultiviert haben, berichten, dass sie sich als stressresistenter erfahren, also Stress besser »wegstecken« und sich schneller wieder beruhigen und innerlich klären können. Forschungen zeigen, dass Menschen, die sich auf den Weg des Yoga einlassen, sich in der Regel bewusster und gesünder ernähren, sich mehr bewegen, mehr auf ihr Gewicht achten, weniger Suchtstoffe zu sich nehmen und das Zusammenleben mit ihren Mitmenschen aktiver gestalten.

Und deshalb sind sie auch seltener krank, heilen schneller, wenn sie krank sind, und altern oft auch weniger schnell. Und all das nicht, weil man es von ihnen als Yoginis und Yogis so erwartet, sondern weil sie achtsam und sorgsam mit sich umgehen.

Selbstfürsorge und Entfaltung des Potenzials

Wenn wir gut für unser geistiges, emotionales und körperliches Wohlergehen sorgen, geben wir uns die Chance, in unsere Kraft zu kommen und unsere Kraft lange zu behalten. In der Ruhe der Entspannungsübungen und der Meditation kann sich unser Geist klären, und wir können lernen zu erkennen, was unserem Leben eine gute Ausrichtung und einen Sinn gibt. Die Chance ist groß, dass wir uns unter diesen – von uns selbst erschaffenen (!) – Umständen Raum geben, unsere Potenziale zu entfalten und sie zu leben. Dadurch gestalten wir nicht nur unser eigenes Leben.

Ein Mensch, der sein Leben achtsam gestaltet, der seinen Ressourcen verbunden ist, der sich seiner Potenziale bewusst ist und der sich damit der Welt schenkt, strahlt aus in die Welt. Er erschafft einen Resonanzraum, in dem sein Wohlwollen, sein Mitgefühl, sein Einfühlungsvermögen, aber auch seine Gestaltungskraft spürbar werden.

Zufriedenheit und Glück

Im Yoga und im Buddhismus werden Gier *(Raga)* und das ihr zugrundeliegende Mangelbewusstsein als kraftvolle Störfelder angesehen. Das Gefühl des Mangels lässt uns die Erfahrung machen, dass es – was immer es ist – nie genug ist.

Dadurch entsteht die Triebkraft der Gier, weil wir meinen, dass wir dann, wenn wir mehr von etwas hätten, endlich zufrieden und glücklich sein könnten. Dass sich diese unbewusste Erwartung niemals erfüllt, weiß jede und jeder von uns aus ihrer und seiner Lebenserfahrung.

Deswegen legt uns bereits das *Yogasutra* ans Herz, dass wir unseren inneren Kompass anders ausrichten. Patañjali erörtert in seinen Reflexionen über unsere inneren Einstellungen (den *Yamas* und *Niyamas),* wie sie beschaffen sein sollen, damit sie uns darin unterstützen, ein zufriedenes und glückliches Leben zu führen. Förderlich sind »Nichtbegehren oder die Fähigkeit, uns von dem Wunsch nach Dingen, die uns nicht gehören, zu lösen *(Asteya),* Mäßigung in all unserem Tun *(Brahmacharya)* und die Fähigkeit, uns auf das zu beschränken, was wir brauchen, und nur das anzunehmen, was uns zusteht *(Aparigraha).«* *(Yogasutra* 2,30)

Und Patañjali gibt uns auch eine Erklärung, warum uns solche inneren Einstellungen glücklich machen können: »Wenn ein Mensch nichts begehrt, was anderen gehört, so werden andere Menschen alles mit ihm teilen wollen, so kostbar es auch immer sein mag. Durch Mäßigung wird ein Mensch die gesamte Kraft und Vitalität, die in ihm ruht, erfahren. Jemand, der sich auf das beschränken kann, was er braucht und was ihm zusteht, fühlt sich sicher. Ein solcher Mensch findet Zeit zum Nachdenken, und er wird ein vollkommenes Verständnis von sich selbst gewinnen.« *(Yogasutra* 2,37–39)[63]

Der Text macht deutlich, dass wir dann, wenn wir uns nicht mehr (so sehr) von unseren Begierden antreiben lassen, endlich Zeit finden, uns um uns selbst zu kümmern, indem wir zum Beispiel mal wieder ausgiebig spazieren gehen, Yoga üben, meditieren oder Muße pflegen, und dass auch unsere Gesundheit davon profitiert, weil wir zurück in unsere Kraft und Vitalität finden.

Dankbar sein

In der Wahrnehmung der Zufriedenheit schwingt immer auch eine Empfindung von Dankbarkeit mit – oder anders gesagt: Wenn wir dankbar sind und uns an dem erfreuen, was uns gegeben wurde, was wir können und was uns an Möglichkeiten zur Verfügung steht, dann sind wir zufrieden.

In der Dankbarkeit erkennen wir zum Beispiel, wie oft unser Organismus bereits seine Selbstheilungskräfte wirken ließ, denn jede und jeder von uns ist schon ohne Folgen von der einen oder anderen schweren Krankheit genesen. Wir alle haben schon Schmerzen erfahren oder unter einer Infektion gelitten, die wir als sehr leidvoll empfanden. Dann wurde unser »innerer Arzt« aktiv

[63] In der Übersetzung von T. K. V. Desikachar in: Freiheit und Meditation; S. 85

und hat – vielleicht mit der Unterstützung geeigneter Behandlungen und Medikamente – die Heilung eingeleitet.

Diese uns innewohnenden Heilkräfte anzuerkennen und dankbar zu sein, dass sie in uns wirken wollen, unterstützt erwiesenermaßen gerade diese Kräfte. Wenn wir krank sind, können wir uns in Dankbarkeit auf alles ausrichten, was in uns gesund ist und uns zur Verfügung steht. Das verbindet uns wieder mit unseren Ressourcen und unterstützt die Genesung.

Entfaltung des Wir-Gefühls

Wenn wir – vielleicht sogar chronisch - krank sind, stellt sich schnell die Überzeugung ein, dass wir die Einzigen sind, die solch ein Leid erfahren. Yoga und Buddhismus sagen aber, dass jede und jeder von uns im Laufe des Lebens Leid erfährt, entweder auf der körperlichen oder der psychischen Ebene und manchmal auch auf beiden Ebenen gleichzeitig. Wir sitzen also alle im selben Boot!

Wenn wir uns auf diese Empfindung von Verbundenheit einlassen, sind wir plötzlich nicht mehr so allein mit unserem Leid.

Die Leiter psychosomatischer Kliniken, die ich kenne, berichten übereinstimmend, dass mit die stärksten therapeutischen Impulse und Wirkungen in den Selbsthilfegruppen zu beobachten sind, in denen Menschen sich untereinander über ihre sehr speziellen leidvollen Erfahrungen (wie Krebs, Depression, Lähmungen) austauschen. Sowohl das Reden über die eigenen Erfahrungen und Gefühle als auch die Sicherheit, dass die anderen uns verstehen werden, weil sie ja weitgehend ähnliche Erfahrungen machen, entlasten enorm und beruhigen den Geist. Teilnehmer solcher Gruppen fühlen sich verstanden und in ihrem Leid gesehen. Das spendet Trost, nährt das Mitgefühl und lenkt den Fokus der Aufmerksamkeit von der eigenen Befindlichkeit auf die der anderen.

Zum Wohle aller Wesen

Die aktive und achtsame Kultivierung unseres Wohlergehens trägt in sich die Chance, dass wir uns dem Leid unserer Mitmenschen und Mitgeschöpfe öffnen. Wenn wir selbst gut für uns sorgen, mögen wir auch eher für andere sorgen und darüber reflektieren, was jede und jeder von uns tun kann, um Heilsames und Gutes zu bewirken.

Wenn ich mir in der Maitri-Meditation (Seite 232) sage: »Möge ich glücklich sein. Möge ich sicher und geborgen sein. Möge ich gesund sein. Möge ich sorgenfrei leben«, dann wünsche ich das mehr und mehr allen Wesen. Und ich verstehe mein Heilwerden und Gesundbleiben als etwas, was nicht nur mir, sondern allen Wesen dient.

Dank

Ich danke zunächst von Herzen Dr. Reiner Leister, der mich jahrelang im Herder Verlag betreut hat und der die Realisation dieses Buchprojekts möglich gemacht hat.

Dr. Holger Cramer hat mir geholfen, mich (wieder einmal) auf ein Fachgebiet einzulassen, in dem ich nicht ausgebildet bin, dem aber schon lange mein großes Interesse gilt: der Rolle des Nerven- und Immunsystems bei den Prozessen der Selbstheilung. Ich danke ihm sehr für seine kompetente Unterstützung.

Katharina Middendorf als Illustratorin hat mich mit ihrem Sachverständnis, ihrer Zuverlässigkeit und ihrem schnellen und intuitiven Verständnis für meine Texte sehr unterstützt. Herzlichen Dank dafür!

Mein besonderer Dank gilt wieder einmal meiner langjährigen Lektorin Felicitas Holdau für ihr Mitdenken, ihre klugen Textbearbeitungen, ihre klärenden Fragen und ihre gelungene Umsetzung meines Textes ins Layout. Herzlichen Dank an dich!

Und schlussendlich danke ich meinen KursteilnehmerInnen, die mir mit ihrem offenen und vertrauensvollen Feedback geholfen haben, immer sicherer in der Annahme zu werden, dass Yoga einen großartigen Beitrag zur Selbstheilung beizusteuern vermag – mental, körperlich und vor allem nachhaltig!

Hilfreiche Adressen

Berufsverband der Yoga-Lehrenden in Deutschland e. V. (BDY)
Bürgerstraße 44, D-37073 Göttingen
info@yoga.de, www.yoga.de

Prana Yoga Anna Trökes
Singener Weg 23, D-14163 Berlin
info@prana-yoga-berlin.de, www.prana-yogaschule.de
Viele Übungsvideos und Meditationen von Anna Trökes finden Sie hier: www.yogaeasy.de

Matten, Kissen, Sitzbänkchen etc. können Sie bestellen bei:
Bausinger GmbH
Gottlieb-Daimler-Str. 2, D-72479 Straßberg
info@bausinger.de, www.bausinger.de

Sachregister

I/J

K

L

M

N

O

P

R

S

Literatur

Banzhaf, Harald / Schmidt, Stefan: *Meditieren heilt;* Herder 2018

Bauer, Joachim: *Wie wir werden, wer wir sind;* Blessing 2019

Benson, H. / Klipper, M.: *The Relaxation Response;* New York: HarperTorch 2000

Chia, Mantak: *Tao Yoga des Heilens: Die Kraft des inneren Lächelns und die sechs Heilenden Laute;* Heyne 2009

Cramer, Holger: *Wirksamkeit von Yoga bei chronischen Nackenschmerzen;* KVC Verlag 2013

Damasio, Antonio R.: *Descartes' Irrtum;* List 2004

Damasio, Antonio R.: *Der Spinoza -Effekt. Wie Gefühle unser Leben bestimmen;* List 2003

Dana, Deb: *Die Polyvagal-Theorie in der Therapie. Den Rhythmus der Regulation nutzen;* G. P. Probst 2019

Davidson, Richard / Begley, Sharon: *Warum regst Du Dich so auf? Wie die Gehirnstruktur unsere Emotionen bestimmt;* Goldmann 2016

Descartes, R.: *Meditationen. Mit sämtlichen Einwänden und Erwiderungen;* übersetzt und herausgegeben von Christian Wohlers. Felix Meiner 2009

Desikachar, T. K. V.: *Über Freiheit und Meditation. Das Yoga Sutra des Patañjali;* Via Nova 1997

Esch, Tobias: *Der Selbstheilungscode. Die Neurobiologie von Gesundheit und Zufriedenheit;* Beltz 2018

Esch, T. / von Bernus, L.: *»Selbstregulation: Die physiologischen Grundlagen«;* in: Dobos, G. / Paul, A. (Hrsg.): *Mind-Body-Medizin;* Elsevier 2019:13–25.

Fredrickson, Barbara: *Die Macht der guten Gefühle;* Campus 2011

Galuska, Joachim: *»Das Potential der Achtsamkeit«;* Vortrag auf dem Kongress »Achtsamkeit« der Akademie Heiligenfeld, Mai 2019, DVD bei Auditorium Netzwerk

Germer, Christopher: *Der achtsame Weg zum Selbstmitgefühl;* Arbor 2015

Gould, K. L. / Ornish, D. / Scherwitz, L. et al.: *»Changes in myocardial perfusion abnormalities by positron emission tomography after long-term, intense risk factor modification«;* in: JAMA 1995;274:894–901.

Hanson, Rick / Mendius, Richard: *Meditationen, um das Gehirn zu verändern;* Windpferd Audio 2009

Hüther, Gerald: *»Die Sicht der Neurobiologie: Heilung ist immer Selbstheilung«;* in: Dobos, G. / Paul, A.: *Die Kraft der Selbstheilung;* BLV 2016

Hüther, Gerald: *Würde;* Pantheon 2018

Kort, R. / Caspers, M./ van de Graaf, A. / van Egmond, W. / Keijser, B. / Roeselers, G.: *»Shaping the oral microbiota through intimate kissing«;* Microbiome 2014;2:41.

Metz, Gerhard: *»Vom individuellen Jetzt zu einer achtsamen Kultur«;* Vortrag auf dem Kongress »Achtsamkeit« der Akademie Heiligenfeld, Mai 2019, DVD bei Auditorium Netzwerk

Michalsen, Andreas: *Heilen mit der Kraft der Natur;* Insel 2017

Padgett, D. A. / Glaser, R.: *»How stress influences the immune response«;* Trends Immunol. 2003 Aug;24(8):444–448, gefunden in: www.ncbi.nlm.nih.gov/pubmed/12909458

Paul, Anna: *Die Kraft der Selbstheilung;* blv 2016

Porges, Stephen W.: *Die Polyvagal-Theorie. Neurophysiologische Grundlagen der Therapie;* Jungfermann 2010

Rankin, Lissa: *Mind over Medicine – Warum Gedanken oft stärker sind als Medizin;* Kösel 2015

Rosenberg, Stanley: *Der Selbstheilungsnerv. So bringt der Vagus-Nerv Körper und Seele ins Gleichgewicht;* VAK 2018

Rosenberger, C. / Schedlowski, M.: *»Funktioneller Zusammenhang zwischen Stress, Immunsystem und Erkrankungen«;* in: Dobos, G. / Paul, A. (Hrsg.): *Mind-Body-Medizin;* Urban & Fischer 2011:77–82.

Russ, T. C. / Stamatakis, E. / Hamer, M. / Starr, J. M. / Kivimäki, M. / Batty, G. D.: *»Association between psychological distress and mortality: individual participant pooled analysis of 10 prospective cohort studies«;* in: BMJ 2012;345:e4933

Schleip, Robert: *Faszien-Fitness;* Riva 2018

Schubert, Christian: *Psychoneuroimmunologie und Psychotherapie;* Schattauer 2015

Schubert, Christian: *Was uns krank macht – was uns heilt. Aufbruch in eine neue Medizin. Das Zusammenspiel von Körper, Geist und Seele besser verstehen;* Fischer & Gann 2016

Steiner, Ronald: *Der Yoga-Doc;* Riva 2019

Svatmarama: *Hatha-Yoga-Pradipika;* übersetzt von Beate Glet und Anna Trökes. Eigenverlag 2014

Trepel, M.: *Neuroanatomie. Struktur und Funktion;* Urban & Fischer 2004

Trökes, Anna: *Anti-Stress-Yoga;* Herder 2015

Trökes, Anna: *Das große Buch vom Yoga;* Gräfe und Unzer 2019

Trökes, Anna / Knothe, Bettina: *Neuro-Yoga;* O. W. Barth 2014

Trökes, Anna / Knothe, Bettina: *Yoga-Glück;* Gräfe und Unzer 2016

Trökes, Anna: *Yoga bei Depression;* Herder 2017

Trökes, Anna: *Yoga für den Rücken;* Gräfe und Unzer 2015

Trökes, Anna: *Yoga-Hausapotheke. Die besten Übungen gegen die häufigsten Alltagsbeschwerden;* Gräfe und Unzer 2018

Trökes, Anna: *Yoga der Verbundenheit;* O. W. Barth 2017

Trökes, Anna: *Yoga-Meditation für Anfänger. Einfach meditieren lernen, Schritt für Schritt;* Via Nova 2011

Trökes, Anna: *Yoga-Nidra;* Gräfe und Unzer 2014

Wolff, Christiane / Larsen, Christian: *Medical Yoga;* Trias 2019

Über die Autoren

Anna Trökes

Die Yogalehrerin BDY/EYU, Heilpraktikerin und Autorin von mehr als 30 Publikationen zum Thema Yoga unterrichtet seit 1974. Ihr besonderes Interesse gilt der Zusammenschau des alten Yogawissens mit den modernen Neurowissenschaften und allen Aspekten der Gesundheitsförderung.
www.prana-yogaschule.de

Dr. Holger Cramer

Privatdozent Dr. rer. medic. Holger Cramer ist Forschungsleiter der Klinik für Naturheilkunde und Integrative Medizin der Evang. Kliniken Essen-Mitte sowie Wissenschaftler an der Universität Duisburg-Essen und der Universi Technology Sydney, Australien. Er hat über 200 Artikel über Yoga, Med tion und integrative Medizin in wissenschaftlichen Fachzeitschriften publizi